Erlebnispädagogische Ansätze

Neue Wege in der Gesundheitsförderung von Typ 2 Diabetikern

Inaugural-Dissertation zur Erlangung des Doktorgrades
der Philosophisch-Pädagogischen Fakultät

der

Katholischen Universität Eichstätt

vorgelegt von

Margit Dolatschek
Eichstätt

2001

ziel

ZIEL – Zentrum für interdisziplinäres
erfahrungsorientiertes Lernen GmbH
Augsburg 2002

Dissertation an der Katholischen Universität Eichstätt 2001
Gefördert von der Hanns-Seidl-Stiftung e.V. aus Mitteln des BMBF

Bibliografische Information Der Deutschen Bibliothek
Die Deutsche Bibliothek verzeichnet diese Publikation in der
Deutschen Nationalbibliografie; detaillierte bibliografische Daten
sind im Internet über *http://dnb.ddb.de* abrufbar.

ISBN 3-934214-81-9

Erlebnispädagogische Ansätze
Neue Wege in der Gesundheitsförderung von Typ 2 Diabetikern

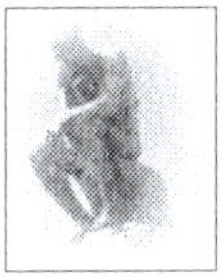

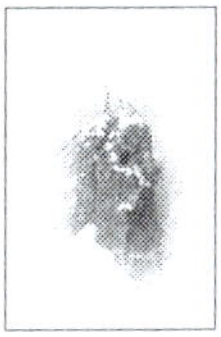

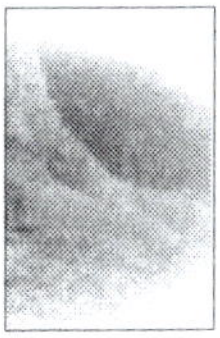

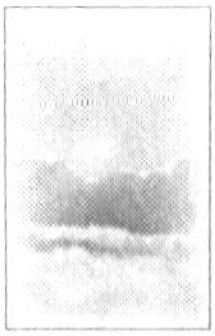

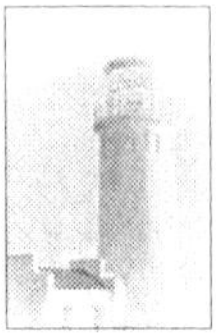

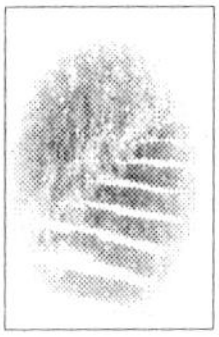

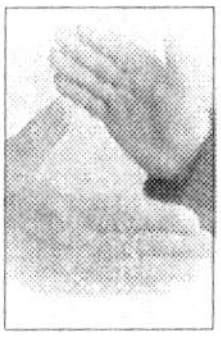

Vorwort

Die Herausforderungen der Gesundheitsförderung für die kommenden Jahre sind gewaltig. Sogenannte Zivilisationskrankheiten wie Bluthochdruck oder Diabetes sind trotz zunehmender Aufklärungsarbeit weiterhin auf dem Vormarsch. Schon heute sind in Deutschland mehr als 3,5 Millionen Menschen vom Typ 2 Diabetes betroffen. Damit führt dieses Krankheitsbild die traurige Hitliste der chronischen Erkrankungen an. Für die kommenden Jahre werden Prävalenzen von 10 Millionen Betroffenen und mehr geschätzt. Unter diesem Blickwinkel gewinnen Prävention und Früherkennung durch Gesundheitsförderung sehr an Bedeutung.
Die Lösungen im Kampf gegen diese Volkskrankheit sind bekannt. Gewichtsreduktion durch eine gesundheitsbewußte Lebensführung, das heißt vor allem Selbstkontrolle, gesunde Ernährung und ausreichend Bewegung. Auf diese Weise können medikamentöse Behandlungsformen durch orale Antidiabetika und Insulin wirksam eingeschränkt, zum Teil sogar komplett abgewendet werden. Folgeerkrankungen wie Herzinfarkt, Nierenversagen, Erblindung oder Fußamputationen fordern nicht nur einen gigantischen finanziellen Tribut von unserer Gesellschaft (allein für die Behandlung des Typ 2 Diabetes wurden 1999 ca. 31,4 Milliarden DM ausgegeben), sondern bedeuten vor allem für die Betroffenen selbst eine enorme Einschränkung der Lebensqualität.
Doch wie so oft reicht die Bedrohung durch mögliche Gesundheitsrisiken nicht aus, den eigenen Lebensstil zu ändern. Mediziner, Berater, Therapeuten und die Betroffenen haben einen steinigen Weg vor sich. Denn es geht um nichts Geringeres als um die Veränderung gewohnter Verhaltensweisen, liebgewonnener Eigenheiten und mit Vehemenz vertretener Grundsätze der persönlichen Lebensführung. Wer Ess- und Bewegungsverhalten zu verändern versucht, nimmt auf den „ganzen Menschen“ Einfluß - seine Persönlichkeit, sein soziales Umfeld, seine Einstellungen und Überzeugungen.
Gerade im Bereich der Diabetestherapie wurde hier in den vergangenen Jahren enorme Pionierarbeit geleistet. Die Zahl der Studien, Workshops und Seminare mit dem Ziel der Optimierung der Diabetesschulungsangebote ist kaum noch zu übersehen. Dennoch droht eine gewisse Phase der Stagnation. Zwar ist die Diabetesschulung heute ein fester Bestandteil aller Versorgungs- und Strukturverträge in Deutschland. Dementsprechend geht es auch nicht mehr um die Frage, ob Patienten geschult werden sollen. Es geht vielmehr um

die zentrale Frage nach Wegen und Methoden dauerhafter, gesundheitsbewußter Verhaltensveränderungen und dies zu einem Zeitpunkt der Diagnose, an dem die betroffenen Menschen oft schon das 60ste Lebensjahr überschritten haben.

So tut sich eine Lücke auf zwischen Anspruch und Wirklichkeit, zwischen Bedarf und Angebot, zwischen gewünschtem und erzieltem Ergebnis. Diese Lücke gilt es, in den kommenden Jahren zu schließen, auf der praktisch-umsetzenden wie auf der theoretisch-forschenden Ebene. Genau in diesem Bestreben begründet sich die vorliegende Arbeit.

Dank

Mein besonderer Dank gilt Frau Professor Dr. Margret Fell, die diese Arbeit mit großem Sach- und Fachwissen betreut und begleitet hat. Herrn Professor Dr. Hans-Ludwig Schmidt danke ich für die wohlwollende Betreuung. Die Herren Professoren Dr. Dr. Dr. hc. Philipp Eggers und Dr. Ernst G. Wehner haben die Nebenfächer beim Rigorosum geprüft. Ich danke dafür.

Zudem möchte ich mich ganz herzlich bei Herrn Dr. Helmut Schmidbauer und Herrn Dr. Peter Borchert für die freie Verfügbarkeit der technischen Einrichtungen und die hilfreiche Unterstützung bedanken. Sehr dankbar bin ich Herrn Prof. Dr. Hartmut Paffrath, der durch seine Initiative auf den Erlebnispädagogikkongressen in Augsburg 1998 und 2000 für mein Forschungsvorhaben ein bereicherndes Diskussionsforum eröffnet hat.

Ausdrücklich und besonders danken möchte ich Herrn Klaus Holetschek, 1. Bürgermeister der Stadt Bad Wörishofen, Mitglied des Deutschen Bundestages von 1998-2002, der mir den Zugang zu grundlegenden Informationsquellen des Deutschen Bundestages ermöglicht hat.

Herzlich bedanken möchte ich mich auch bei Frau Dr. M. Beda Rauch, Bettina Wagner und Claudia Borchert für engagiertes Korrekturlesen vorliegender Studie. Nicht vergessen möchte ich Herrn Dipl. Theol. Dipl. Kat. Psychotherapeut Oskar Randak, der mit seiner Darstellung zur ganzheitlichen Erfassung des Menschen in seinem individuellen Lebenskontext eine wichtige Verständnisgrundlage für die Lösungsansätze meiner theoretischen Ausführungen geboten hat.

Nicht zuletzt sage ich meinen Eltern aufrichtigen Dank für ihre Unterstützung und ihr stetes Interesse an meinem beruflichen Werdegang.

O. Kapitel

Ziel und Aufbau der Arbeit

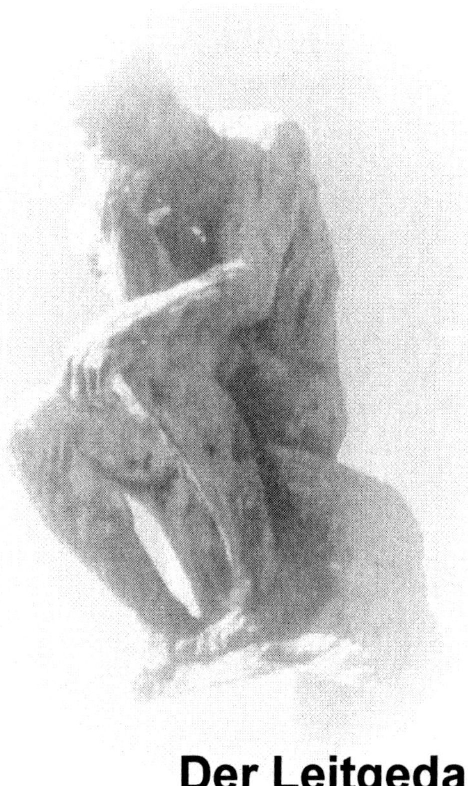

Der Leitgedanke

0. Ziel und Aufbau der Arbeit

Stand der Forschung

In Deutschland sind ca. 5% der Bevölkerung an Diabetes mellitus erkrankt. Bei einer Gesamtbevölkerung von etwa 80 Millionen entpricht dies immerhin etwa 4 Millionen Diabetikern. Davon entfallen 10% auf Typ 1 Diabetiker, 90%, entsprechend 3,6 Millionen, sind Typ 2 Diabetiker. Die Zahl der Neuerkrankungen steigt besonders bei Typ 2 Diabetes mellitus drastisch. In den nächsten Jahren wird eine Verdoppelung der Zahlen erwartet.

Die große Chance einer erfolgversprechenden Therapie liegt im Gegensatz zu Diabetes mellitus Typ 1 in erster Linie im verhaltensorientierten Therapieansatz begründet. Aus medizinischer Sicht ist klar, daß bei der Mehrzahl aller Typ 2 Diabetespatienten durch strukturierte Verhaltensänderung eine normnahe Stoffwechseleinstellung erreichen läßt. Dies bedeutet, daß als therapeutische Maßnahmen zur Reduzierung der angeborenen Insulin-Resistenz in erster Linie kontinuierliche körperliche Tätigkeit sowie Gewichtsabnahme gelten. Für eine zusätzlich gegebenenfalls erforderliche medikamentöse Therapie stellen Ernährungs- und Bewegungstherapie stets die unentbehrlichen Basisbehandlung dar.

Durch den schleichenden Krankheitsverlauf liegt die besondere Schwierigkeit für den Typ 2 Diabetes Patienten darin, dan kausalen Zusammenhang zwischen dem Aufwand, den er für seine Gesundheit betreiben soll, den Zielen, die er mit Hilfe der Schulungsarbeit anstrebt, und dem effektiven gesundheitlichen Nutzen, den er davonträgt und zu spüren bekommt, zu erkennen.

Die große Herausforderung an die Gesundheitsförderung von Typ 2 Diabetespatienten liegt hauptsächlich darin, dem Patienten die Krankheitssituation ins Bewußtsein zu rücken und ihn zu einem aktiven Umgang mit seiner Erkrankung zu befähigen. Ist dies gelungen, hat der Patient seine Handlungen und die ihnen zugrunde liegenden Werte innerlich akzeptiert und außerdem sich zu ihnen in ein Verhältnis gesetzt. Dies ist wiederum die Grundlage dafür, daß der Patient in der Lage ist, seine Lebensführung zielgerichtet und geplant, aus einer inneren Einsicht heraus, im vollen Bewußtsein und in Freiheit zu entscheiden. Dem Patienten soll eine aktive Rolle bei der Gestaltung seines Lebens zukommen. Autonomie, d.h. Maximierung der persönlichen Freiheit

kann nicht vom Arzt verordnet werden, dies würde dem Selbstverständnis eines ganzheitlichen Menschenbildes, wie es hier gefordert ist, in sich widersprechen.
Anliegen meiner Ausführungen ist es, Lösungswege aufzuzeigen, wie es gelingen kann Betroffene mit Hilfe geeigneter Maßnahmen zu aktivieren und insbesondere durch Übung zu befähigen, gesundheitsförderndes Verhalten selbstverantwortlich zu realisieren. Hier bieten erlebnispädagogisch orientierte Gesundheitsförderungsangebote eine Vielzahl noch ungenutzter Potenziale.

Ziel der Arbeit

Ziel der vorliegenden Arbeit ist, auf Basis der gemachten Erfahrungen im Bereich der klassischen Diabetes Typ 2 Schulung einen neuen, diese klassischen Angebote ergänzenden Weg der Gesundheitsförderung theoretisch abzuleiten und in ein beispielhaftes Umsetzungskonzept münden zu lassen.
Dieser neue Weg besteht darin, interdisziplinäre Erkenntnisse aus den Bereichen der Psychologie, Pädagogik und Andragogik zusammenzuführen und mit den praktischen Methoden und Konzepten der Erlebnispädagogik zu vereinen.

Themenabgrenzung

Bei den psychologischen Konzepten konzentriert sich die Arbeit auf die Grundsätze der Humanistischen Psychologie und therapeutischer Ansätze des Selbstmanagements. Diese Ansätze weisen schon in ihrem Begriffsrepertoire eine deutliche Wesensverwandtschaft zum erlebnispädagogischen Selbstverständnis auf. Beide Konzepte, die Humanistische Psychologie wie die systemische Selbstmanagementtherapie, liefern einen theoretisch begründeten Begriffs- und Erklärungsrahmen, der die eher pragmatischen Ansätze der Erlebnispädagogik synergistisch untermauert. Im Mittelpunkt der Betrachtung stehen vor allem die zentralen Themen ganzheitliches Menschenbild und der Selbstmanagementgedanke.
Die Betrachtung der Diabetesproblematik aus Sicht der Gesundheitspsychologie lenkt die Blickrichtung insbesondere auf die Compliancethematik im Umgang mit chronischen Erkrankungen und die Wahrscheinlichkeit der Umsetzung von empfohlenem Gesundheitsverhalten. Hier konzentriert sich die Arbeit ausschließlich auf das Health-Belief-Model nach Becker, da sich hier die Forschung explizit mit dem Diabetes beschäftigt hat. Somit läßt sich eine un-

mittelbare Relevanz für das Thema Gesundheitsförderung und Diabetestraining herstellen, wohl wissend, daß die Gesamtthematik „Motivation" ein wesentlich breiteres Spektrum an Erklärungsansätzen bietet.
Eine Spezifizierung erfährt das Thema insoweit, als zentrale Aspekte der Krankheitsverarbeitung problematisiert und durch allgemeine Copingstrategien erörtert werden. Hier konzentriert sich die Arbeit auf das grundlegende Konzept der Abwehrmechanismen, da auch hier ein sinnvoll abzugrenzender Verständnisrahmen geschaffen wird, der Ziele, Planung und Vorgehensweisen von erlebnispädagogisch orientierten Maßnahmen zur Gesundheitsförderung theoretisch begründet.
Das erlebnispädagogische Konzept der Arbeit bezieht sich vor allem auf die Ausführungen von Kurt Hahn, der als Vater der Erlebnispädagogik bezeichnet wird. Dies hat vor allem zwei Gründe. Zum einen kann damit ein unmittelbarer Bezug zu den originären Quellen der Erlebnistherapie hergestellt werden. Zum anderen bildet die Gesamtheit aktueller erlebnispädagogischer Konzepte, Ansätze und Angebote einen sehr diffusen Hintergrund, der sich auf unüberschaubare und nur bedingt darstellbare Quellen stützt, in den Kernaussagen jedoch immer wieder auf Kurt Hahn zurückgeführt wird.

Methodisches Vorgehen

Die Arbeit ist ihrem Wesen nach hermeneutisch-literaturwissenschaftlich angelegt. Es geht um das Herstellen von Sinnzusammenhängen interdisziplinärer wissenschaftlicher Darstellungen zu zentralen Begriffen der erlebnisorientierten Trainingsarbeit im Bereich der Diabetologie. Durch die Zusammenführung und Interpretation verschiedener Modelle zur Erklärung menschlichen Verhaltens werden neue Erkenntnisse zur Gestaltung von Maßnahmen der Gesundheitsförderung gewonnen.
Zunächst werden die Kernprobleme der Versorgung des Typ 2 Diabetes erörtert. Der Bogen spannt sich von der Pathophysiologie zu den grundlegenden therapeutischen Behandlungskonzepten. Auf diesem Wege werden auch die Grenzen aktueller Diabetes-Schulungsprogramme herausgearbeitet, die einen wichtigen Bezugspunkt für die Gestaltung und Weiterentwicklung neuer Formen der Gesundheitsförderung bilden.
Im nächsten Schritt orientiert sich die Arbeit an den Ergebnissen des Vorkapitels, nämlich der pädagogischen Betrachtungsweise der diabetologischen

Herausforderung „Diabetesschulung". Thematisiert werden grundsätzliche Aspekte der Gesundheitsförderung aus Sicht der Zielgruppe Typ 2 Diabetiker. Die Darstellung mündet in der zentralen Thematik der Motivation zur Verhaltensänderung. Im Rückgriff auf die Ansätze der humanistischen Psychologie sowie des Health Belief Modells nach Becker wird ein theoretischer Verständnisrahmen geschaffen, der die notwendige Basis liefert, erlebnispädagogische Strategien motivationstheoretisch zu begründen.
Der nachfolgende Abschnitt Selbstmanagement baut die Brücke zwischen Theorie und Praxis, denn das Konzept der Selbstmanagementtherapie führt zu definierten Wirkvariablen, die letztendlich in die Initiierung und Gestaltung von konkreten Veränderungsprozessen münden.
Damit wird ein Forum zur Darstellung der Grundzüge der Erlebnispädagogik geschaffen. Dies erfolgt in zwei Schritten. Ein geschichtlicher Abriß dokumentiert die Verwurzelung und Vielfältigkeit erlebnispädagogischer Ansätze in der Entwicklung alternativer pädagogischer Wege. Diese Wege führen letztendlich zu Kurt Hahn, der zwar nie wissenschaftlich gearbeitet, doch als erster die Säulen der Erlebnispädagogik niedergeschrieben hat. Ihre Aktualität ist ungebrochen und dient als zentraler Orientierungspunkt des im Schlußkapitel folgenden Konzepts eines erlebnisorientierten Diabetes Typ 2 Trainings.
Hier findet in bewußt pointierter und akzentuierter Form die eigentliche Synthese der theoretischen Ableitungen und Interpretationen der bisherigen Arbeit mit praktischen Überlegungen zur erlebnisorientierten Trainingsgestaltung statt. Diese Reduktion der zuvor dargestellten Komplexität wird zur notwendigen Voraussetzung für die Ausarbeitung des beispielhaft ausgearbeiteten Trainingskonzepts.
Da die einzelnen Elemente und Methoden des Trainings jedoch theoretisch begründet und in Zusammenhang mit der Gesamtproblematik „Verhaltensänderung" gestellt sind, kann das vorgestellte Konzept durchaus als eine Art Prototyp für neue, erlebnisorientierte Wege in der Gesundheitsförderung betrachtet werden.

Layoutgestaltung der Arbeit

Die Gestaltung des Layouts in dieser Arbeit ist gewiß zunächst ungewöhnlich. Indes steht sie in direktem Zusammenhang zur erlebnispädagogischen Fundierung der Studie. Denn ein wesentliches Ziel der Erlebnispädagogik (vgl.

Kap. 5) ist das Ansprechen möglichst vieler Sinne im bzw. deren Einbeziehung in den Lernprozeß. In lesedidaktischer Hinsicht kann diesem Aspekt vieuell z. B. dadurch Ausdruck verliehen werden, indem jedem Kapitel ein Bild mit symbolischen Bedeutungsgehalt zugrundegelegt wird. Schon aus der Kunsterziehungsbewegung, die als eine Wurzel der Erlebnispädagogik betrachtet werden kann, ist bekannt, daß Bildungsprozesse durch Bilder positiv unterstützt werden können. So sollen die ausgewählten Symbole bereits auf den ersten Blick ins Inhaltsverzeichnis für die jeweilige Thematik sensibilisieren. Zugleich finden diese Symbole Wiederaufgriff zu Beginn eines jeden Kapitels, sowie am Schluß der Arbeit, im Konzept eines beispielhaften Gesundheitsförderungsprogramms.

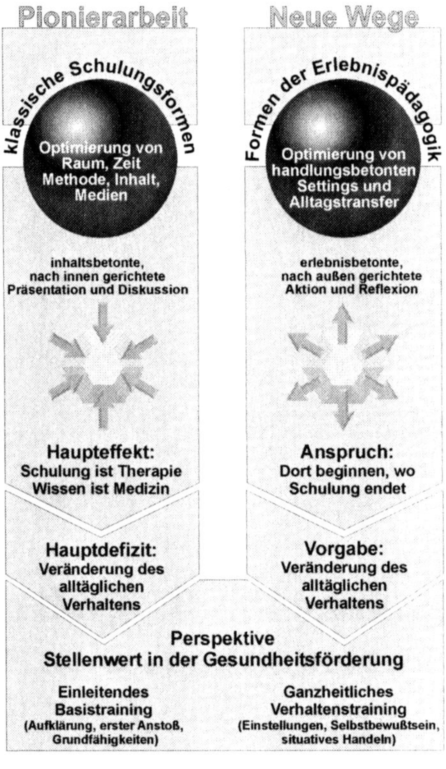

Die vorliegende Studie wurde gefördert durch die Hanns-Seidl-Stiftung, aus Mitteln des BMBF.

1. Kapitel

Von der Pathophysiologie zur Therapie

des Diabetes mellitus Typ 2b

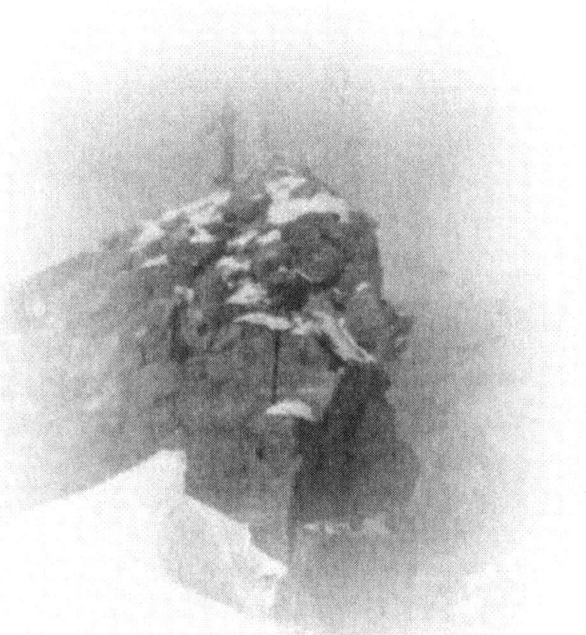

Die Herausforderung

1. Von der Pathophysiologie zur Therapie des Diabetes mellitus Typ 2b

1.1 Klassifikation von Diabetes mellitus

θωυμα το διαβητεω πανος

„Der Diabetes ist eine rätselvolle Krankheit"
(Schadewaldt, H., 1975, S. 1)

Diese Aussage des griechischen Arztes Aretaios von Kappadozien ca. 100 Jahre nach Christus hat bis in die heutige Zeit an Aktualität kaum eingebüßt. Ohne Zweifel hat sich seitdem Vieles in der Diabetologie gewandelt und verändert. Trotzdem sind längst nicht alle Fragen um die Entstehung und Behandlung des Diabetes geklärt.

Die Krankheitsbezeichnung „Diabetes" stammt aus dem griechischen Sprachgebrauch, abgeleitet vom Zeitwort „diabeinein", und bedeutet soviel wie „hindurchfließen". Diese Namensgebung war an den auffälligen äußeren Hauptsymptomen orientiert, dem Durst und der Harnflut. Über Ursachen und Behandlungsmethoden der Krankheit existierten keine Vorstellungen: es wurde viel geforscht und spekuliert, der Krankheitsverlauf endete in jedem Fall tödlich. Eine Erweiterung erfuhr der Name „Diabetes" im 17. Jahrhundert mit dem Adjektiv „mellitus" (aus dem lat.: honigsüß), nachdem der englische Arzt Thomas Willis dem Harn von Diabeteskranken einen süßen Geschmack zuschrieb.

In Deutschland sind derzeit ca. 5% der Bevölkerung an einem Diabetes mellitus erkrankt. Bei einer Gesamtbevölkerung von etwa 80 Millionen entspricht dies etwa 4 Millionen Diabetikern. Davon entfallen 10% auf Typ 1 Diabetiker;

90%, entsprechend 3,6 Millionen der diabetischen Patienten sind dem Typ 2 Diabetes zuzuordnen. Bis zum Jahr 2010 werden schätzungsweise mehr als 215 Millionen Patienten weltweit betroffen sein (vgl. Novonorm, 1998, S. 8).
Aktuell wird Diabetes folgendermaßen definiert:
„Der Diabetes mellitus ist eine erbliche chronische Stoffwechselkrankheit, die auf einem absoluten oder relativen Mangel an Insulin beruht und in deren Folge - zumeist nach längerer Krankheitsdauer - Schäden vornehmlich an Blutgefäßen und Nervensystem auftreten können" (Mehnert, H., 1998, S. 13).
Produziert wird Insulin in der Bauchspeicheldrüse:

Abb. 2: Insulinproduktion

(Mehnert, H., Standl, E., 1987[4], S. 13)

2a: Die Langerhansschen Inseln in der Bauchspeicheldrüse.

2b: Eine Langerhanssche Insel mit verschiedenen Zellen (einschließlich der insulinproduzierenden B-Zellen) unter dem Mikroskop.

2c: Eine sogenannte B-Zelle in einer Langerhansschen Insel (etwa 10.000-fach vergrößert). In den langgezogenen Schläuchen im Bild unten wird das Insulin hergestellt, in den zusammenhängenden oberhalb des Zellkerns wird es verpackt und in den Bläschen im Bild ganz oben gespeichert. Von dort wird es bei Bedarf in die Blutbahn abgegeben.

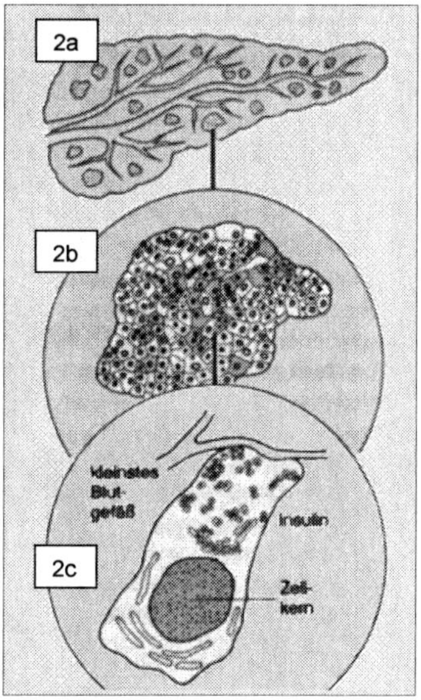

Allgemein lässt sich Diabetes als Gruppe von Stoffwechselstörungen beschreiben, die primär durch eine krankhafte Erhöhung des Blutzuckerspiegels (Hyperglykämie) gekennzeichnet sind. Der Anstieg des Blutzuckers hat eine Entwicklung von Abnormitäten im Kohlenhydrat-, Protein- und Fettstoffwechsel zur Folge. Genauer betrachtet weist Diabetes mellitus kein einheitliches Krankheitsbild auf. Unterschiedliche Ursachen, Krankheitsverläufe und Vererbungswahrscheinlichkeiten charakterisieren die Differenzierung verschiedener Diabetestypen. Die zwei Hauptformen sind Diabetes Typ 1 und Diabetes Typ 2. Diabetes Typ 1 möchte ich der Vollständigkeit halber und zum besseren

Verständnis erwähnen, ausführlicher behandle ich aufgrund der Schwerpunktsetzung meiner Arbeit das Krankheitsbild Diabetes Typ 2. Grob unterschieden manifestiert sich Diabetes mellitus Typ 1 vor dem 40. Lebensjahr, Typ 2 Diabetes mellitus etwa ab dem 40. Lebensjahr; genaue Altersabgrenzungen existieren jedoch nicht. Die wichtigsten Unterscheidungsmerkmale sind:

Übersichtstabelle der wichtigsten Unterscheidungsmerkmale		
Merkmal	Typ-1	Typ-2
andere Bezeichnungen	Juveniler Typ, insulinabhängiger Diabetes mellitus	Erwachsenen-Typ, nicht insulinabhängiger Diabetes mellitus
bevorzugtes Manifestationsalter	Jugend, frühes Erwachsenenalter	mittleres und hohes Erwachsenenalter
Manifestation	rasch, unter Umständen dramatisch	verzögert, oft unbemerkt
Übergewicht bzw. Adipositas	selten	häufig
Insulin im Blut	niedrig	zu Beginn normal bis erhöht
Stoffwechsel	oft labil, Neigung zu Ketose, insulinempfindlich	Neigung zu Dislypoproteinämie Insulinresistenz
Vererbbarkeit / genetische Disposition	vergleichsweise geringer Einfluß auf Auftretenswahrscheinlichkeit	Vergleichsweise starker Einfluß auf Auftretenswahrscheinlichkeit
grundlegende Therapieansätze	erforderlich	je nach Fortgang der Krankheit: Ernährung, Bewegung, Tabletten, Insulin

Tab. 1: Unterscheidung Typ 1 und Typ 2 Diabetes

Diabetes Typ 1

Diabetes Typ 1, auch juveniler Diabetes genannt, entsteht durch verminderte Produktion der Insulin bildenden B-Zellen (vgl. Abb. 2) in der Bauchspeicheldrüse. Ausgelöst durch genetische Faktoren, Virusinfektionen oder als Folge von Autoimmunmechanismen führt die Krankheit letztendlich zu einem absoluten Insulinmangel; aus diesem Grund muß dem Körper Insulin in künstlicher

Form zugeführt werden, um eine normnahe Stoffwechseleinstellung gewährleisten zu können.

Als Erstsymptome lassen sich Polyurie (gesteigerter Harndrang, häufiges Wasserlassen), Polydipsie (starkes Durstgefühl), Leistungsknick, Gewichtsverlust und schließlich Ketoazidotisches Koma (vorwiegend bei Typ 1 Diabetikern auftretende Stoffwechselentgleisung, bei der die freien Fettsäuren im Blut im Gegensatz zur Glukose nicht vollständig verbrannt werden können; dies führt zu einer Übersäuerung des Blutes, die ein Absinken des pH-Wertes hervorruft) feststellen. Der weitere Symptomverlauf erfolgt sehr schnell und dramatisch. In 5% bis 15% der Fälle manifestiert sich die Krankheit durch Ketoazidose.

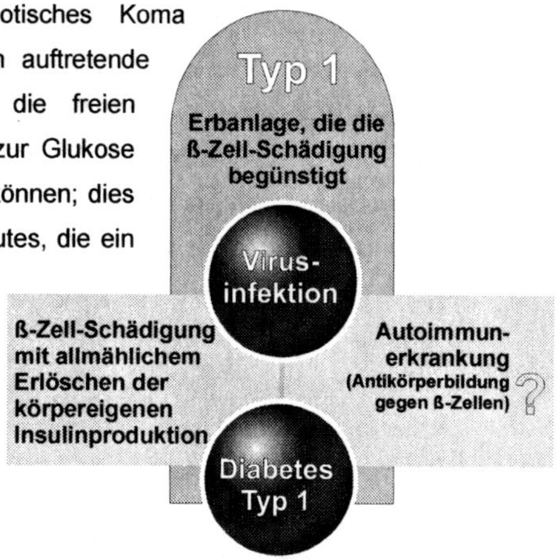

Abb. 3: Wirksame Faktoren bei der Entstehung des Typ 1 Diabetes (nach Weber, R., 1994, S. 676)

Diabetes Typ 2

Die Erstsymptome bei Typ 2 Diabetikern können denen an Typ 1 Diabetes Erkrankten ähneln, sind zumeist jedoch bereits Folgeschäden, da der Krankheitsverlauf asymptomatisch und schleichend erfolgt. Typisch für die Erstmanifestation ist die zufällige Diagnose Diabetes mellitus Typ 2 im Rahmen einer Routineuntersuchung beim Hausarzt; oft wird die Krankheit aber auch durch hyperosmolares Koma (Überzuckerungskoma) festgestellt. Als Hauptursache für das Ausbrechen des Diabetes mellitus Typ 2, auch Alters- oder Erwachsenendiabetes genannt, gilt Überernährung (90% der Typ 2 Diabetespatienten sind davon betroffen); maßgeblich an der Entstehung beteiligt sind auch Lebensweise und zunehmendes Alter. Dazu kommt, daß im Gegensatz zu Typ

Diabetes die erbliche Penetranz des genetisch heterogenen Typ 2 Diabetes deutlich stärker ausgeprägt ist[1].

Bei Typ 2 Diabetespatienten liegt eine Insulinsekretionsstörung bzw. Insulinresistenz vor, d. h. es besteht eine Störung der insulinvermittelten Glukoseaufnahme im peripheren Gewebe, besonders in der Skelettmuskulatur durch Abnahme der Empfindlichkeit der Insulinrezeptoren. Im Gegensatz zum Typ 1 Diabetes besteht beim Typ 2 Diabetes kein Insulinmangel, sondern im Gegenteil eine Hyperinsulinämie (erhöhter Insulinspiegel). Dies erklärt auch den Umstand, warum beim Typ 2 Diabetes trotz erhöhtem (!) körpereigenen Insulinspiegel keine normalen, sondern erhöhte Blutzuckerwerte vorliegen. Da sich durch Gewichtsreduktion die Empfindlichkeit der Insulinrezeptoren wieder normalisieren läßt, besteht bei diesem Krankheitsbild grundsätzlich die Möglichkeit der weitgehenden Besserung bzw. des völligen Verschwindens der Zuckerkrankheit. Die auftretenden Krankheitssymptome lassen sich bei 90% aller Patienten sehr gut durch Verhaltensänderung – kalorienreduzierte Ernährung, Bewegung – ausgleichen; hierbei stellen motivationale Aspekte ein zentrales Moment dar. Erst in einem zweiten Schritt sollte durch die Einnahme oraler Antidiabetika (die Insulinproduktion steigernde Medikamente) und schließlich durch Spritzen von Insulin eine optimale Stoffwechseleinstellung angestrebt werden.

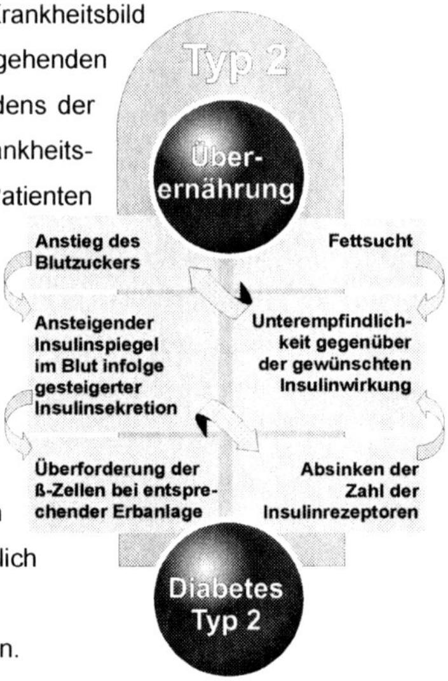

Abb. 4: Wirksame Faktoren bei der Entstehung des Typ 2 Diabetes (vgl. Weber, R., 1994, S. 676)

[1] Das heißt in Zahlen ausgedrückt, daß beispielsweise bei Kindern eines Typ 1 diabetischen Elternteils die Auftretenswahrscheinlichkeit im Laufe ihres Lebens bei nur 2-8% liegt. Dagegen beträgt die Wahrscheinlichkeit einer späteren Typ 2 Diabeteserkrankung bei Kindern eines Typ 2 diabetischen Elternteils bis zu 50%. (vgl. Mehnert, H., 1998, S. 21)

Die besondere Schwierigkeit im Vergleich zu Typ 1 Diabetikern, die bei Fehlverhalten eine unmittelbare Verschlechterung ihres Wohlbefindens erleben, so möchte ich zusammenfassend hervorheben, liegt darin, daß der Diabetes mellitus Typ 2 Patient sich zunächst auch ohne Therapie nicht „krank" fühlt, da ihm das einschneidende Ereignis, das aufrüttelnde (Krankheits-)Erlebnis fehlt. Denn Typ 2 Diabetes ist durch einen schleichenden, eher asymptomatischen Verlauf charakterisiert. Dieses Phänomen läßt sich durch den Umstand erklären, daß, bevor die Manifestation des Typ 2 Diabetes eintritt, das sogenannte metabolische Syndrom[2] als prädiabetische Phase auftritt.

1.2 Grundlegende therapeutische Ansätze

Der entscheidende Unterschied zur Therapie von Typ 1 Diabetikern liegt, wie vorangehend näher beschrieben, darin, daß bei Typ 1 Diabetes Insulin in jedem Fall substituiert werden muß. Bei Typ 2 Diabetes liegt die große Chance einer erfolgversprechenden Therapie dagegen in erster Linie im verhaltensorientierten Therapieansatz begründet. Durch strukturierte Verhaltensänderung läßt sich eine normnahe Stoffwechseleinstellung erreichen. Als therapeutische Maßnahmen zur Reduzierung der angeborenen Insulin-Resistenz gelten in erster Linie (vgl. u. a. Berger, M., 2000; Mehnert., H., 1998) kontinuierliche körperliche Tätigkeit sowie Gewichtsabnahme (bei Übergewicht). Reicht diese Therapie nicht aus, werden unterschiedliche notwendig werdende Arzneimittel (Tabletten und schließlich Insulin) als Ergänzung vorgeschlagen. Um die erwünschte Verhaltensänderung bewirken zu können, steht in der Schulungsarbeit an erster Stelle die Motivation des Patienten zu einer gesunden Lebensführung. Wissensvermittlung allein löst keinesfalls eine Verhaltensänderung aus (vgl. Berger, M., 2000, S. 464 ff). Demnach zeichnet sich der eigentliche

[2] Das metabolische Syndrom, auch als „Wohlstands-Syndrom" bekannt, ist gekennzeichnet durch eine angeborene, vorwiegend muskuläre Unterempfindlichkeit gegenüber dem körpereigenem Insulin, die durch eine erworbene Insulin-Resistenz infolge von Übergewicht und Bewegungsmangel verstärkt wird. Als wichtigste diagnostische Merkmale nennt Mehnert Stammfettsucht, Arteriosklerose, Hypertonie, eine gestörte Glukose-Toleranz und Mikroalbuminurie (vgl. Mehnert, H., 1998, S. 15).

Kern der Problematik um Typ 2b Diabetes deutlich im medizinisch-therapeutischen Umgang mit der Erkrankung ab. Wie Mehnert betont, reicht die alte Joslin'sche „Troika“[3] für die Diabetes-Therapie, nämlich Diät, Muskelarbeit und Insulin als Behandlungsziel nicht mehr aus. Vielmehr bedarf es einer zeitgemäßen Interpretation der drei „Zugpferde“. Mehnert schlägt folgende Umbenennung vor:

1. Schulung des Patienten
2. Therapie der Stoffwechselstörung (im engeren Sinne mit Diät, Muskelarbeit, oralen Antidiabetika, Insulin) und
3. Sicherstellung des Therapieerfolgs durch Selbstkontrolle der Patienten (je nach Behandlungsart Blutzucker- bzw. Harnzucker-Selbstkontrolle sowie in jedem Falle Kontrolle des Körpergewichts; verstanden nicht als Ersatz der ärztlichen Untersuchungen, sondern in Ergänzung hierzu).

Laut Mehnert dominiert als wichtigste Grundlage der Behandlung des Typ 2 Diabetes die Ernährungs- und Bewegungstherapie. Hier wird eine vorangehende adäquate Schulung des Patienten als unabdingbare Voraussetzung für das Erlernen dieser wichtigen Behandlungsformen postuliert. „Die überwiegende Mehrzahl der zu 90% übergewichtigen Typ 2 Diabetiker könnte bei entsprechender Mitarbeit allein mit Änderungen der Ernährungsweise und der körperlichen Betätigung erfolgreich behandelt werden. Für eine zusätzlich gegebenenfalls erforderliche medikamentöse Therapie stellen Ernährungs- und Bewegungstherapie überdies stets die unentbehrliche Basisbehandlung dar“ (Mehnert, H., 1998, S. 7 f).

Die Behandlung muß auf die vorgegebenen Therapieziele der DDG und europäischer Gremien IDDM[4] (Insulin Dependent Diabetes Mellitus) bzw. NIDDM[5] (Non Insulin Dependent Diabetes Mellitus) Policy Group ausgerichtet sein; seit

---

[3] Weltweit wegweisend für entscheidende Fortschritte in der Entwicklung der Diabetestherapie waren die Erkenntnisse E.P. Joslins Anfang des letzten Jahrhunderts, der meist im klaren Gegensatz zu namhaften zeitgenössischen Diabetologen ganzheitliche Betreuungskonzepte entwickelte, evaluierte und propagierte. Die Grundpfeiler der Diabetestherapie waren für ihn: Diät, Insulin und körperliche Bewegung. Seine Maxime: „Jeder Diabetespatient muß sein eigener Arzt werden“ (vgl. Renner, R., 1995, S. 28) ist heute aktueller denn je.

[4] Asvall, J. E., Mayes, W., Krans, H. M. J., Consensus Guidelines For The Management Of Insulin-Dependent (TYPE I) DIABETES, European IDDM Policy Group, Brussels, 1993.

[5] Gries, F. A., Leitfaden für die Behandlung des nicht-insulinabhängigen Diabetes mellitus (NIDDM, Typ II), ein Beitrag zur praktischen Umsetzung der St. Vincent-Deklaration, Düsseldorf, 1994.

1998 auch auf die Ergebnisse der UKPDS-Studie[6]. Oberste Zielsetzung ist die Verbesserung der Lebensqualität, die durch eine Förderung der Eigeninitiative des einzelnen Patienten angestrebt wird. Hierbei kommt insbesondere der frühzeitigen Schulung des Patienten, dem Alter und Diabetestyp entsprechend, ein hoher Stellenwert zu. Die Häufigkeit der notwendigen Nachschulungen richtet sich nach der jährlichen Evaluation des Erfolgs der vorangegangenen Schulung.

Das Hauptanliegen meiner Arbeit besteht darin, neue Wege in der Bildungsarbeit mit dieser Patientengruppe aufzuzeigen. Die Zielsetzung meines Lösungsansatzes wird verstanden als notwendige, zugleich aber auch ergänzende Maßnahme zu bereits bestehenden Angeboten. Herkömmliche Schulungsangebote sind nicht grundlegend falsch formuliert und organisiert; sie sind nur zu sehr auf Wissensvermittlung konzentriert, was als Hilfestellung zur Verhaltensänderung bei den Patienten letztlich nicht ausreicht, um im Alltag selbständig mit ihrer Krankheit zurechtzukommen. Probleme entstehen bei bereits praktizierten Schulungsprogrammen u. a. deshalb, weil der Patient durch die Betonung der theoretischen Wissensvermittlung zu sehr auf seine kognitiven Fähigkeiten reduziert wird. Eine Umstellung grundlegender Lebensgewohnheiten, nichts anderes ist die Umstellung auf eine gesunde Lebensführung, betrifft den ganzen Menschen. Aus diesem Grund ist eine ganzheitliche Erfassung des Patienten in der Bildungsarbeit von größter Wichtigkeit. Konkret bedeutet dieses Verständnis die gleichwertige Einbeziehung von Pädagogik bzw. Andragogik als „wissenschaftliche, philosophische und handlungsorientierte Disziplin" (vgl. Duden, 1996[3], S. 2515) zur Gestaltung der Bildungsarbeit. Erst durch den interdisziplinären Dialog hauptsächlich von Medizin[7] und Pädagogik kann Bildungsarbeit, ausgehend von einem ganzheitlichen Menschenbild, patientenorientiert gestaltet werden.

Da das Grundproblem, die eigentliche Ursache der vom Körper fehlgesteuerten Krankheitswahrnehmung, gerade darin besteht, daß kein akutes Krank-

---

[6] United Kindom Prospective Diabetes Study; eine multizentrische Studie zu Effektivität und Sicherheit der Therapie (hauptsächlich ein Vergleich verschiedener Medikamente, auf die hier im einzelnen nicht näher eingegangen werden soll) des Typ-2-Diabetes mellitus (vgl. Berger, M., 2000, S. 479 ff).

[7] Medizin als „...Wissenschaft vom gesunden und kranken Menschen, von den Ursachen, Wirkungen und der Vorbeugung und Heilung der Krankheiten ..." (Zink, C., (Hg.), 1994[257], S. 950).

heitserleben stattfindet, liegt meiner Meinung nach gerade hier ein sehr wertvoller und interessanter Lösungsansatz. Die pädagogische Herausforderung liegt darin Erlebnisse hervorzurufen und zu ermöglichen, die den Patiente personal wie emotional festigen, um für die Umstellung auf eine gesunde Lebensführung bereit und stark genug zu sein. Bevor ich diese These als Lösungsansatz näher ausführe, ist es erst einmal wichtig, nach einer kurzen historischen Einführung aktuelle Therapieansätze im Sinne einer Bestandsaufnahme vorzustellen.

1.3 Systematische Erörterung der Patientenschulung

(nach Vorgabe der Deutschen Diabetes – Gesellschaft)

1.3.1 Entwicklung der Patientenschulung

Das erste strukturierte Schulungs- und Behandlungsprogramm zur Optimierung der Betreuung von Typ 2 Diabetikern ohne Insulinbehandlung in der Praxis des niedergelassenen Arztes wurde 1987 von M. Berger, u. a. in Zusammenarbeit mit E. Standl und H. Mehnert sowie der Firma Boehringer Mannheim GmbH erstellt. Ziel der Schulungsarbeit mit Patienten in der Arztpraxis war die Vermittlung von Kenntnissen, wie sie auch heute noch Gültigkeit haben, wenngleich sie mittlerweile ergänzt und differenziert wurden:

- Durchführung der Selbstmessung der Glukosurie mittels Teststreifen;
- Durchführung einer Reduktionskost (bei Adipositas) bis zum Erreichen des Therapieziels;
- zumindest zeitweise Absetzen oraler Antidiabetika im Sinne eines Auslaßversuches und als Prävention von sonst unter Gewichtsreduktion möglichen Hypoglykämien;
- Durchführung einer auf die Erkrankung abgestellten Fußpflege;

(Grüßer, M., et al., 1992, S. 230)

Basierend auf der Forderung von St. Vincent (vgl. Kap. 2, 2.2.3), eine Verbesserung der gesamten Schulungssituation anzustreben, wurden 1991 von der Deutschen Diabetes-Gesellschaft (Abkürzung: DDG) deutschlandweit gültige Richtlinien für Schulungsprogramme verabschiedet; eine Vereinbarung zwischen der Kassenärztlichen Bundesvereinigung und dem Bundesverband der Ersatzkassen zur Durchführung ambulanter Gesundheitsförderung, Honorierung qualitätssichernder und strukturverbessernder Maßnahmen bei der Betreuung, Behandlung und Schulung von insulinpflichtigen Diabetikern Typ 1 und Typ 2 zur Prävention diabetesbedingter Folgeschäden. Dieses Konzept sichert eine Abrechnung über die Krankenkasse und damit die Finanzierung der Schulungsarbeit. Auch für Privatversicherte und Selbstzahler gibt es entsprechende Empfehlungen. Weltweit handelt es sich bei dieser Eingliederung des Schulungsprogramms der DDG in die kassenärztliche Versorgung um eine einzigartige Neuheit. Auch die Einführung des Berufsbildes Diabetesberater betont und fördert die Notwendigkeit einer Schulungsarbeit.

Für die Schulungsarbeit nach den Richtlinien DDG müssen Einrichtungen vom Zentralinstitut für die kassenärztliche Versorgung geprüft und anerkannt werden. Anerkennung können Diabetesambulatorien, Tages- bzw. Nachtkliniken und Arztpraxen beantragen. Verpflichtende Voraussetzungen in Bezug auf personelle, räumliche, strukturelle Richtlinien, Inhalte, zeitlichen Ablauf, Einzelberatung und schließlich Antragstellung und Bearbeitung sind vorgegeben und müssen erfüllt werden.

Einrichtungen wie z. B. Beratungsstellen bei Krankenkassen, Gesundheitsberater, Heilpraktiker etc. ohne ärztliche Leitung sind grundsätzlich von einer Anerkennung durch die DDG ausgeschlossen, da die Patientenschulung als integraler Bestandteil des Therapiekonzeptes aus Kompetenzgründen zur Qualitätssicherung und -kontrolle nur unter ärztlicher Verantwortung und Leitung durchgeführt werden darf.

Eine Überarbeitung des Konzeptes für insulinpflichtige Diabetiker Typ 1 und 2 erfolgte 1995. Im gleichen Jahr wurde eine Erweiterung auf nicht insulinpflichtige Typ 2 Diabetiker in die vertragsärztliche Versorgung der DDG eingegliedert. Als langfristige Aufgaben zur Betreuung von Diabetikern, unter Berücksichtigung jedes Diabetes-Typs, werden eine fachgerechte Behandlung des Diabetes, die regelmäßige Vorsorge diabetesbedingter Folgeschäden und eine adäquate Patientenschulung gefordert.

Von diesen Maßnahmen wird von kassenärztlicher Seite eine erhebliche Kostensenkung erwartet. Derzeit liegen diabetesbedingte Kosten geschätzt bei 22 Mrd. DM pro Jahr. Gemeint sind Kosteneinsparungen für vermeidbare Arzneimittel, Krankenhausbehandlungen, stationäre Rehabilitationsmaßnahmen und Arbeitsunfähigkeitszeiten.

In Deutschland existieren zahlreiche Modelle für Schulungskurse für Typ 2 Diabetiker (z. B. ohne Insulin behandelte). „Allen derartigen Bemühungen ist gemeinsam, daß die so eminent wichtigen Schulungsinhalte „herübergebracht" werden sollen – von Arzt, Diabetes-Berater, Diabetes-Assistentin und Diätassistentin zum Patienten, dies alles in möglichst einfacher und überzeugender Form. ... Im wesentlichen geht es dabei um die Erklärung des Wesens der Stoffwechselstörung und der Vorteile der Behandlung, um die Diätberatung und den Umgang mit Arzneimitteln, um die Vermeidung einer allfälligen Hypoglykämie oder eines Komas, um die Fußpflege, um die Vermeidung von Komplikationen durch adäquate Lebensweise, Muskelarbeit und Sport sowie um sozialmedizinische Aspekte" (Mehnert, H., 1998, S. 30).

Schulungsprogramme gemäß den Anforderungen der DDG sind nicht starren Strukturen unterworfen, sondern unterliegen individuellen Ausprägungen. Es obliegt dem Schulungspersonal (u. a. Diabetes- und Diätberater oder -assistenten), orientiert an den besonderen Bedürfnissen der Schulungsteilnehmer Schwerpunkte in der Schulungsgestaltung vorzunehmen. Dies ist durchaus gewollt, um den Patienten nicht nur mit pauschalierten Lösungsstrategien zu begegnen, sondern zu einem gewissen Anteil individuelle Betreuung zu ermöglichen. Allerdings sind von Seiten der DDG übergeordnete Kriterien festgesetzt, die den grundlegenden Verlauf der Schulung kennzeichnen. Somit ist allen Schulungsmodellen für Typ 2 Diabetespatienten gemeinsam, daß ihnen übergeordnete Richtlinien der DDG verpflichtend zugrundeliegen.

1.3.2 Qualitätsrichtlinien für die Schulung von Typ 2 Diabetikern
(gemäß den Richtlinien der Deutschen Diabetes-Gesellschaft)

1.3.2.1 Begründung der Richtlinien

Typ 2 Diabetiker, vor allem im mittleren Lebensalter, sind in besonderem Ausmaß durch hyperglykämiebedingte (erhöhte Blutzuckerwerte) Komplikationen und durch arteriosklerotische Folgeschäden (Folgeschäden die durch krankhafte Veränderung der Arterien hervorgerufen werden, z. B. diabetischer Fuß, Nierenversagen) bedroht. Die Behandlung dieser Patienten muß daher sowohl auf eine optimale Diabeteseinstellung als auch auf die Prävention der arteriosklerotischen Schäden ausgerichtet sein.
Diese Behandlungsziele sind nur erreichbar, wenn sich auch der Diabetiker selbst eigenverantwortlich um die Erhaltung seiner Gesundheit bemüht. Dazu benötigt er eine ausführliche strukturierte Schulung. Nach den Richtlinien der Deutschen Diabetes-Gesellschaft (1993) soll daher jeder Typ 2 Diabetiker mittleren Alters frühzeitig, d. h. sofort nach Erkennung der Krankheit, an einem Schulungskurs teilnehmen, der speziell für diese Patientengruppe durchgeführt wird und dessen zeitlicher Umfang etwa der Schulung für Typ 1 Diabetiker entspricht.

1.3.2.2 Strukturierung der Schulung

Die Deutsche Diabetes-Gesellschaft empfiehlt folgende Strukturierung der Schulung für Typ 2 Diabetiker, wobei aus oben genannten Gründen besonderes Augenmerk auf das mittlere Lebensalter gelegt wird.

1. Übersicht: Häufigkeit, Einteilung, klinische Merkmale des Diabetes. Hinweis auf Folgeschäden. Notwendigkeit der Vorsorge. Eigenverantwortliche Mitarbeit des Patienten.
2. Regulation des Blutzuckers, Wirkungsweise des Insulins. Unterschiede Typ 1, Typ 2. Natürlicher Verlauf des Diabetes. Therapieziel hinsichtlich Diabetes: Blutzucker, HbA-1c.
3. Gefährdung durch Hyperglykämie: Infektneigung, Neuropathie, diabetischer Fuß, Retinopathie, Nephropathie.

4. Gefährdung durch Arteriosklerose. Was ist Arteriosklerose? Myokardinfarkt, zerebraler Insult, periphere Verschlußkrankheit.
5. Bedeutung der Risikofaktoren. Therapieziele zur Prävention der arteriosklerotischen Folgeschäden (Blutdruck, Lipide, Nikotin).
6. Gefährdung der Füße. Fußpflege.
7. Übersicht Diabetestherapie: körperliche Aktivität, Ernährungsumstellung, orale Antidiabetika, Insulin.
8. Körperliche Aktivität.
9. Übersicht Ernährung: Fett, Eiweiß, Kohlenhydrate, Ballaststoffe, Kalorien. Normgewicht, Übergewicht. Notwendigkeit der Gewichtsreduktion bei Übergewicht.
10. Kohlenhydrate: allgemeine Regeln. Verteilung auf die Mahlzeiten. Unterschiedliche Blutzuckerwirkung. Austausch. Saccharose, Süßungsmittel.
11. Erarbeitung eines persönlichen Ernährungsplanes.
12. Praktikum des Kohlenhydrat-Austausches.
13. Gestaltung einer fettarmen Kost.
14. Getränke, Alkohol. Ernährung unter besonderen Bedingungen: Restaurant, Ausland, akute Krankheit.
15. Stoffwechsel-Selbstkontrollen: Blutzucker, Harnzucker, Azeton.
16. Praktikum der Blutzucker- und Harnzucker-Selbstkontrolle.
17. Behandlung mit Insulin. Hypoglykämie.
18. Notwendigkeit regelmäßiger Vorsorgeuntersuchungen. Gesundheitspaß.
19. Zusätzlich stehen mit jeweils betroffenen Patienten folgende Themen zur Bearbeitung:
20. Möglichkeiten der Gewichtsreduktion
21. Technik der Insulininjektion.
22. Hypertonieschulung mit Praktikum der Blutdruck-Selbstmessung.
23. Motivation zur Nikotinabstinenz.

Der Schulungskurs umfaßt etwa 20 Stunden. Er kann durch weitere Aktivitäten, z. B. Kochkurs, Einkaufspraktikum, Restaurantbesuch erweitert werden.

Die Schulung erfolgt zweckmäßig in Gruppen zu 12 Patienten. Für die Erarbeitung eines persönlichen Ernährungsplanes (11) und für die Praktika (12,16) empfiehlt sich die Aufteilung in Kleingruppen zu je drei Patienten.

Den (Ehe-)Partnern der Patienten soll die Möglichkeit geboten werden, zumindest partiell am Schulungskurs teilzunehmen.

Abschließend soll jeder Kursteilnehmer – in der Kleingruppe oder individuell – die Möglichkeit haben, mit dem Schulungsarzt ein persönliches Gespräch zu führen.

Es ist notwendig, daß die Schulung nach einigen Monaten durch einen Auffrischungskurs vervollständigt wird. Dabei sollen die wichtigsten Schulungsinhalte wiederholt und vertieft werden. Für den Auffrischungskurs empfiehlt sich eine Dauer von 6 bis 8 Stunden.

1.3.2.3 Personelle und strukturelle Voraussetzungen

Der Schulungskurs soll unter ärztlicher Leitung von einem „Dreierteam“ – bestehend aus Arzt, Diabetesberaterin DDG (oder Schulungsschwester) und Diätassistentin – durchgeführt werden. Der leitende Arzt sollte Mitglied der Deutschen Diabetes-Gesellschaft sein.

Es müssen ein schriftlicher Stundenplan des Schulungsablaufs sowie schriftlich ausgearbeitete Leitlinien für das Schulungsteam vorliegen. Den Kursteilnehmern sollen schriftliche Unterlagen über die wichtigsten Schulungsinhalte ausgehändigt werden.

Für die Schulung der 12er-Gruppe muß ein geeigneter Raum mit den erforderlichen Unterrichtshilfen (Tafel, Overhead, Diaprojektor), bei Aufteilung in vier Kleingruppen eine entsprechende Anzahl von Räumen zur Verfügung stehen.

Jeder Typ 2 Diabetiker mittleren Alters soll regelmäßig Blutzuckerselbstkontrollen ausführen und protokollieren. Die richtige Technik der Selbstbestimmung des Blutzuckers muß während des Schulungskurses ausführlich dargestellt und eingeübt werden. Die Richtigkeit der Blutzuckerselbstkontrollen muß durch Parallelmessungen im Labor gesichert werden.

Schulungen dieser Art dürfen nur von Einrichtungen durchgeführt werden, die durch die Deutsche Diabetes-Gesellschaft anerkannt wurden und damit auch einer ständigen Qualitätskontrolle unterliegen. Die derzeit aktuelle Liste der von der DDG für Typ 2 Diabetes anerkannten Schulungszentren ist der Vollständigkeit halber im Anhang beigefügt.

1.4 Aktuelle Probleme der Patientenschulung

1.4.1 Die Situation der Schulung heute

Obwohl sich Diabetikerschulung in einer Vielzahl von Studien[8] als eine sinnvolle, effektive und effiziente Therapiemaßnahme herausgestellt hat, ist der momentane Stand der Evaluationsforschung in Bezug auf Schulungsmaßnahmen nicht zufriedenstellend. Problembereiche liegen unter anderem in der Messung des Erfolges bzw. der Wirksamkeit von Diabetikerschulung. Ein wesentliches Defizit ist das Fehlen von internen und externen Kriterien der Qualitätssicherung, mit Hilfe derer unter standardisierten Bedingungen die aktuelle Situation, Vor- bzw. Nachteile gleichermaßen, konkret aufgezeigt werden könnte.

Prinzipiell stellt die Diabetikerschulung zum einen aus ethisch verpflichtenden Gründen, zum anderen in der Compliance-Forschung begründet, eine notwendige Therapiemaßnahme zur Vermeidung diabetischer Akut- und Folgekomplikationen dar. Unbestritten ist eine Vielzahl positiver Effekte und Effizienzergebnisse der Diabetesschulung, z. B. eine durch verbessertes Wissen über den Diabetes optimale Stoffwechseleinstellung, Einsparung oraler Antidiabetika, verbesserte Compliance, verbessertes Arzt-Patienten-Verhältnis, verbesserte Krankheitsakzeptanz und -bewältigung, Verminderung der Anzahl stationärer Krankenhausaufenthalte, verbesserte Leistungsfähigkeit und Verminderung von Ausfallzeiten durch Arbeitsunfähigkeit, Kostenersparnis, Verminderung der Zahl lebensbedrohlicher Unterzuckerungen, Verringerung des Schweregrades diabetischer Folgeschäden, insgesamt eine Verbesserung der Lebensqualität und damit verbunden eine höhere Lebenserwartung. Allerdings muß angemerkt werden, daß diese Effektkriterien häufig unter nicht standardisierten Bedingungen erhoben wurden, weshalb Vergleiche schwer möglich

[8] vgl. u.a.: Davidson, J. K., et al., Assessment of program effectiveness at Grady Memorial Hospital, in: Steiner, G., Lawrence, P., Education diabetic patients, New York, Springer, 1981, S. 329-346.
Mazzuca, S. A., et al., The diabetes education study: A cotrolled trial of the effects of diabetes patient education, in: Diabetes care, Nr. 9, 1986, S. 1-10.

sind. Auch Beziehungen und Zusammenhänge der einzelnen Effektvariablen sind nicht offensichtlich.
Zwar herrscht bezüglich der Notwendigkeit der Typ 1 Diabetikerschulung Konsens in der Diabetologie, anders sieht es jedoch mit Schulungsmaßnahmen insbesondere für Typ 2 Diabetiker ohne Insulin aus. Kontroversen über Sinn bzw. Nutzen der Schulungsarbeit sowie Schulbarkeit der Typ 2 Patienten prägen die wissenschaftliche Diskussion.
Neben Schwierigkeiten bei der Wissensvermittlung stellt unzureichende Motivation ein großes aktuelles Problem dar, begründet im Fehlen von deutlichen Krankheitssymptomen, in den bisherigen Lebensgewohnheiten, im Grad der Compliance und der mangelhaften Einschätzung des Schweregrades der Erkrankung von Seiten des Patienten. Ein weiterer sehr kritischer Faktor liegt in der fehlenden Kompetenz zur flächendeckenden kontinuierlichen Versorgung, weshalb Patienten zwar in speziellen diabetologischen Einrichtungen punktuell gut versorgt werden, dagegen bei ihrem Hausarzt auf Grund mangelnder Fachkompetenz häufig nicht im notwendigen Umfang weiterbehandelt bzw. nachgeschult werden können; dieser Bruch zwischen diabetologisch qualifizierten Einrichtungen und in diesem Bereich noch viel zu häufig unzureichend ausgestatteten Arztpraxen übt durch diskontinuierliche Behandlung einen nachhaltig negativen Einfluß auf die Lebensqualität des Patienten aus. Auch lassen sich Fragen zu spezifischen Wirkvariablen und differentiellen Indikationskriterien einer Diabetesschulung zum gegenwärtigen Zeitpunkt nur sehr eingeschränkt begründen, so daß nicht eindeutig geklärt werden kann, welche Faktoren den Erfolg einer Schulungsmaßnahme bestimmen bzw. welche Vorgehensweise beim jeweiligen Diabetiker in Bezug auf bestimmte Erfolgskriterien gewählt werden muß.

1.4.2 Defizite traditioneller Schulungskonzepte

Wie bereits mehrmals erwähnt, sind die bisherigen Schulungskonzepte für Typ 2 Diabetiker immer noch mangelhaft. Laut Mehnert wird „der Typ-2-Diabetes ... zu spät diagnostiziert, kaum geschult und falsch behandelt“ (Vogel & Kulzer, 1997, S. 255). Die Deutsche Diabetes-Gesellschaft äußert sich in der Denkschrift „Diabetes in Deutschland“ zu diesem Umstand wie folgt: „Auf dem Gebiet des Typ-2-Diabetes reichen die Möglichkeiten zur Patientenschulung bei weitem nicht aus. Insbesondere ist das Problem einer ernährungsmedizinischen Betreuung nicht zufriedenstellend gelöst, obwohl die Diätetik hier der zentrale Bestandteil der Diabetes-Behandlung ist. ... Gerade auf dem Gebiet des Typ-2-Diabetes und des metabolischen Syndroms, dessen wichtigster Teilfaktor der Typ-2-Diabetes ist, müßte der Präventionsgedanke viel stärker betont werden. Dies gilt auch für die diabetesbedingten Folgeerkrankungen, deren Verlauf durch eine rechtzeitige Prävention entscheidend beeinflußt werden kann" (Deutsche Diabetes Gesellschaft, 1995, S. 14). Diese immer noch unzureichende Situation ergibt sich aus mehreren, sich gegenseitig ergänzenden Gründen (vgl. u. a. Vogel & Kulzer, 1997; Kulzer & Neumeyer, 1988; Hermanns & Kulzer, 1992, 1995; Kulzer, 1990; Bergis et al., 1996; Hasselkuss, 1989). Anzuführen ist in diesem Zusammenhang eine bereits vorab unklar definierte Leistungspflicht der Kostenträger (Kranken- oder Rentenversicherung) für die umfassende Schulung und Behandlung des Diabetes mellitus. Es ist nicht sinnvoll, an dieser Stelle Paragraphen gegeneinander zu stellen und zu diskutieren. Jedenfalls fehlen bislang klare Kriterien dafür, bei welchem Diabetiker in welchem Krankheitsstadium welcher Kostenträger (z. B. Kranken- oder Rentenversicherung) für die Behandlung zuständig ist. Dadurch hängt es häufig von der Überweisungspraxis des behandelnden Arztes ab, ob ein Diabetiker überhaupt Schulung erhält, in welcher Einrichtung diese stattfindet und welche Qualität und zeitliche Dauer die Schulungsmaßnahme aufweist.

Noch heute überwiegt bei Typ 2 Diabetikern der Anteil der Patienten, die keine strukturierte Schulung über die wichtigsten Aspekte der Krankheit erhalten haben, geschweige denn für einen adäquaten alltäglichen Umgang mit ihrer Krankheit befähigt wurden. Dies kann nicht auf fehlendes Interesse seitens der Patienten zurückgeführt werden; eher ist sie dem Umstand zuzuschreiben, daß bisher eine flächendeckende Versorgung mit Schulungsangeboten für Typ 2 Diabetiker nicht gewährleistet wird. Da die Notwendigkeit von Diabetesschulungen klar erwiesen ist und die aktuelle wissenschaftliche Diskussion sich außerdem um eine ständige Verbesserung der Qualität von Schulungen bis hin zu patientenadäquaten Förderungsmaßnahmen bemüht, steht die Frage nach der ethischen Vertretbarkeit im Raum, einem Patienten die Behandlungsform vorzuenthalten, die wesentlich dazu beitragen kann, Folgeschäden seiner Erkrankung zu vermeiden.

Für bestehende Schulungskonzepte ist es in Zukunft unumgänglich einige Verbesserungen vorzunehmen, um den Patienten zum Selbstmanagement, einem Umgang mit seiner Erkrankung in Autonomie und Eigenverantwortung, zu befähigen. In konventionellen Schulungsangeboten wird der Tatsache immer noch kaum Rechnung getragen, daß eine diabetesgerechte Lebensweise für Erwachsene im mittleren und höheren Erwachsenenalter häufig eine Veränderung grundlegender Einstellungen und Verhaltensweisen, z. B. Veränderung von Ernährungsverhalten, Gewichtsreduktion, körperliche Bewegung notwendig macht. Desweiteren wird viel zu wenig berücksichtigt, daß Lernen in diesem Lebensalter in besonderer Weise handlungsorientiert und lebensnah gestaltet werden muß. Zielführende Ergebnisse lassen sich nicht allein durch Wissensvermittlung erreichen, wie es klassische Schulungsangebote schwerpunktmäßig verfolgen, sondern bedürfen besonderer Hilfe zur Modifikation gewohnter Einstellungen und Verhaltensweisen. Wünschenswert wären in diesem Zusammenhang Programme, die als Ergänzung zur Wissensvermittlung - diese bleibt nach wie vor notwendig - vorhandene Ressourcen der Patienten aktivieren. Insgesamt müssen psychosoziale Aspekte der Erkrankung viel mehr in den Lernprozeß einbezogen werden, damit Inhalte und Ziele von Gesundheitsförderungsprogrammen in höherem Maße individuell auf den Patienten zugeschnitten werden können. Schulungsprogramme im Umfang von vier bis sechs Stunden, wie sie zur Zeit verbreitet sind, können diesen Anforderungen nicht gerecht werden; das Problem besteht im Grunde darin, daß solche Schulungsprogramme einen bereits motivierten Patienten voraussetzen, der die gesamte Tragweite seiner Erkrankung erfaßt und eine Verhaltensänderung anstrebt, um die Folgeschäden des Diabetes zu vermeiden. Wichtig wäre aber als erster Schritt von Förderprogrammen, ein angemessenes Krankheitsverständnis zu vermitteln, denn wie bereits mehrfach erwähnt ist das Fehlen unmittelbarer Krankheitssymptome oder Beschwerden bei Typ 2 Diabetes ein typisches Charakteristikum, das den Betroffenen dazu verleitet, seine Krankheit gar nicht ernst zu nehmen. Wesentlicher Bestandteil von Förderungsmaßnahmen sollte deshalb auch die Schaffung eines angemessenen Krankheitsbewußtseins sein, gleichzeitig muß die Reduzierung von Angst bzw. einer Abwehrhaltung seitens des Patienten thematisiert werden. Es liegt auf der Hand, daß die Verbesserung der Schulungssituation von fachlicher Seite ein vertieftes Wissen und ausgeprägte Kompetenz in Verhaltensmodifikation und Verhaltenstherapie, aber auch differenzierte ernährungsmedizinische Kenntnisse etc. voraussetzt. Ein solch umfangreiches Wissen wird weder in der Ausbildung von Ärzten, Diabetesberatern, Diätberatern, Arzthelferinnen u. a. vermittelt, wohl aber aufgeteilt in der Ausbildung verschiedener Berufsgruppen. Aus diesem Grund wäre es wünschenswert, zur fachlichen Unterstützung der Patienten in zunehmenden Maße Teamarbeit zu organisieren, um spezifische Kompetenzen einzelner Berufsgruppen (z. B. Arzt, Diabetesberater, Pädagoge, Psychologe, Ökotrophologe etc.) in gegenseitiger Ergänzung zu nutzen.

Aus den beschriebenen wesentlichen Defiziten klassischer Schulungsangebote ergeben sich bereits konkrete Ansatzpunkte, um die Gesundheitsförderung von Typ 2 Diabetes zu verbessern. Fakt ist, daßTyp 2 Diabetiker im wesentlichen zur Krankheitseinsicht, zum Aufbau einer dauerhaften Motivation sowie bei der Veränderung von gesundheitsbezogenen Einstellungen und Verhaltensweisen unterstützende Hilfe benötigen; Wie zahlreiche Untersuchungen belegen (vgl. u. a. Bott et al., 1992; Hirsch et al., 1992; Jörgens et al., 1990; Petermann & Wendt, 1995), sollte die Weiterentwicklung adäquater Behandlungskonzepte vor allem „die Prinzipien einer verhaltensmedizinischen Fundierung, der Interdisziplinarität, des Mehrperspektivenansatzes (Patient, Angehörige, Arzt) ... als allgemeine Postulate bzs. Basis“ (Lotz-Rambaldi, W., Koch, U., 1998, S. 196) berücksichtigen, um vorhandenen Defiziten etablierter Schulungsangebote entgegenzuwirken.

1.5 Problematisierung des Schulungsbegriffs

Wie bereits angedeutet, weckt der Begriff Patientenschulung bei Diabetikern ohne Schulungserfahrung Erwartungen, die sich im nachhinein weder bestätigen noch den Zielen entsprechen, die von medizinischer Seite vorgegeben werden. Am Beispiel eines Patienten-Workshops[9] können einige markante

[9] Patienten-Workshop zur Evaluation der Patientenschulungen an der Diabetes-Klinik Bad Lauterberg; durchgeführt 1991 von Dr. Helmut Schmidbauer, Institut für Beratung, Training. Zur Beantwortung des Fragebogens stellten sich insgesamt 47 Schulungsteilnehmer (davon 20 Frauen und 27 Männer) zur Verfügung.

Aussagen, Assoziationen und Emotionen im Zusammenhang mit dem Schulungsbegriff wiedergegeben werden, wie sie von Seiten der Patienten formuliert wurden.

- Assoziationen von Patienten, die noch keine Schulung besucht hatten, zum Begriff "Schulung": "Lernen, Stundenplan, Noten, Vortrag; Vertiefen; keine Pause; theoretischer Unterricht; gewisser Zwang; Hörsaal; Weiterbildung, Information; Lebenshilfe; Neues lernen dürfen" (Institut, Dr. Schmidbauer, 1991, S. 5).
- Patienten nehmen vor der Schulung eine eher passive Haltung ein. Sie gehen fast ausnahmslos davon aus, daß der weitere Verlauf ihrer Krankheit von Schulungsreferenten und Schulungsinhalten gelenkt wird und damit in hohem Maße fremdbestimmt ist, ihrer eigenen Person jedoch nur wenig Handlungsspielraum zukommt. Verstärkt wird diese Annahme durch die Tatsache, daß für die Betroffenen im Rahmen von diabetesbedingten Krankenhausaufenthalten ein Anwesenheitszwang am Schulungsprogramm besteht. Der Arzt entscheidet über die Teilnahme an der Schulung, nicht der Patient (vgl. a.a.O., S. 6).
- Nach der Schulung wird die Situation von den Patienten jedoch anders empfunden. Die Schlagworte heißen: "Information, Bildung, Hilfe; nicht negativ; "dürfen"; Verhaltenstraining". Den Referenten wird großes Wissen zugeschrieben, sie werden als sehr engagiert und freundlich erlebt, was insgesamt eine gute Vertrauensbasis schafft (vgl. a.a.O., S. 7).
- Schulung als Behandlungsform wird von den Patienten durchaus positiv bewertet: "... kann ja nie schaden; ist das Beste, was zur Behandlung geboten wird; notwendige Informationen" (a.a.O., S. 10).
- Auch formulieren Patienten nach der Schulung konkrete Ziele und Erwartungen: "Verhaltenssicherheit; Information, Aktualisierung, Wissen; 'Der klare Blick'; zu Hause damit fertig werden; Lebensqualität steigern → Kettenreaktion; Selbstvertrauen; höhere Lebenserwartung; Akzeptanzsteigerung; 'Es geht um mich'; Motivation zur Aktivität; Zufriedenheit; Gesundheit; Vertrauen in die Klinik; 'wach werden' " (a.a.O., S.10).
- Zudem hatten die Patienten nach der Schulung den Eindruck, daß eigene negative Bewertungen und Ängste bezüglich ihrer Krankheit (z. B. zur Diät), die sie vor der Schulung hatten, im nachhinein nicht bestätigt wurden (a.a.O., S. 5).

- Wie die Patienten bei der Umfrage angaben, motivieren sie sich in erster Linie selbst zur Schulung (vgl. a.a.O., S. 9). Auch in diesem Bereich liegen noch zahlreiche ungenutzte Potentiale.
- Einen wichtigen Ansatzpunkt für dauerhafte Hilfen im Umgang mit der eigenen Erkrankung sehen die Patienten in der Lösung folgender Probleme:
- Klinik soll nicht goldener Käfig, sondern Brücke sein.
  Die anderen da draußen wissen nichts ⇨Information (vgl. a.a.O., S. 15).

- Um von vornherein negative Assoziationen zu mindern und evtl. Neugierde zu wecken, sollte der Anwesenheitszwang bei Schulungen in Frage gestellt werden. Die Patienten hatten folgende Vorschläge:
- Kombination aus Grundkurs (Pflicht) und Aufbaukurs (Einladung)
  ⇨"muß" ist nicht gut;
- Kurseinteilung nach neuen Kriterien, z. B. Familie - Single; Arbeit - Schule ...
- Akzeptanzmaßnahmen zur Steigerung der Freiwilligkeit:
  ⇨mehr Flexibilität bei den Zeiten
  ⇨mehr Attraktivität durch Information und Werbung
  ⇨mehr den <u>Wert</u> betonen - "es geht um mich"
  (vgl. a.a.O., S. 15).

- Die Patienten wünschen sich ausdrücklich mehr psycho-soziale Unterstützung:
  ⇨autogenes Training, Entspannung, Meditation;
  ⇨Selbstbewußtseinstraining;
  ⇨Psychologen in die Schulung einbauen; anonyme Fallbesprechung
- Der Psychologe ist weitgehend unbekannt, es gibt eine enorme Hemmschwelle zu ihm zu gehen.
  ⇨bessere Eigendarstellung (persönlich + Anschlagtafel);
  ⇨Trauerarbeit;
  ⇨im Alltag: Argumentationshilfen geben (vgl. a.a.O., S. 16).

Befragungsergebnisse eines Workshops halten sicherlich wissenschaftlichen Studienkriterien nicht stand, vermitteln jedoch einen Eindruck von den Wandlungen in der Einstellung zum Diabetes. Im Ganzen zeichnet sich für alle Betroffenen, Teilnehmer wie Referenten, eine äußerst schwierige Situation ab, die aus der Vielschichtigkeit der Unsicherheit vor Schulungsbeginn, dem subjektiv erlebten Schulungsprozeß/-ergebnis und den oft kaum abzuschätzenden Konsequenzen der Veränderungen im eigenen Alltag entsteht, falls die angebotenen Schulungsinhalte in die Tat umgesetzt werden sollten.

Im Zuge der Darstellung der Patienteneindrücke kann die Diskussion einer alternativen Umschreibung des Schulungsbegriffs ein erster Schritt sein, die Rollenverteilung zwischen Schulungsteilnehmer und Referent, Medizin und Patient zu überdenken und neu zu definieren. Die Begegnung von Lernenden und Lehrenden und nicht die Entmündigung und Fremdbestimmung der Lernenden durch die Lehrenden sollte nach den geschilderten Patientenäußerungen Bestandteil dieser Diskussion sein.

Gerade Bezeichnungen wie Schulung bzw. Patientenschulung rufen bei vielen älteren Menschen Erinnerungen an die eigene Schul- und Ausbildungszeit hervor. Erinnerungen, die häufig mit negativen Assoziationen wie dem mühevollen Aneignen von Wissen, der Angst sich zu blamieren oder der Allmacht der Lehrer verknüpft sind. Menschen im mittleren bzw. höheren Erwachsenenalter - die höchste Neuerkrankungsrate für Typ 2 Diabetiker liegt im Durchschnitt bei 65 Jahren (vgl. Hoechst, 1995, S. 11) - die im Lauf ihres Lebens keinen oder nur wenig Kontakt mit Weiterbildung bzw. Bildungsinstitutionen hatten, werden häufig von derartigen Bezeichnungen abgeschreckt. Im bisherigen Verlauf meiner Arbeit habe ich den Begriff der "Schulung" bzw. „Patientenschulung" zunächst bewußt unhinterfragt verwendet, da dieser von der Deutschen Diabetes-Gesellschaft als offizielle Bezeichnung für Bildungsmaßnahmen bezüglich der Krankheit Diabetes geführt wird; zudem haben sich diese Begrifflichkeiten in der medizinischen Fachliteratur etabliert und werden üblicherweise verwendet. Problematisch geworden sind derartige Begriffe in neuerer Zeit jedoch durch die geänderten Anforderungen an den Patienten von Seiten der Medizin. Schulungsmaßnahmen waren „früher vorwiegend vom medizinischen Denken geprägt, ... orientierten sich in erster Linie am Individuum und beschränkten sich weitgehend auf die Vermittlung von Wissen" (Wipplinger, R., Amann, G., 1998, S. 36). Bildungsarbeit mit Schwerpunktsetzung auf Wissensvermittlung verpackt ihr Anliegen sehr gut in Bezeichnungen wie Patientenschulung; nichts anderes ist gemeint als Patienten durch Unterricht bestimmte Kenntnisse über ihre Krankheit zu vermitteln. Ein geändertes Schulungsverständnis braucht jedoch neue Begrifflichkeiten, denn mit Begriffen werden immer auch bestimmte Anliegen geäußert. Bezeichnungen wie Patientenschulung o. ä. sind bereits wegen des zugrundeliegenden Menschenbildes problematisch, weil sie „meist konkret auf die Befolgung ärztlicher Verordnungen und Ratschläge (compliance) ausgerichtet sind. ... Es wird mit vielen dieser Begriffe eine asymmetrische Konnotation verbunden, die den Patienten unfrei und möglicherweise unmündig erscheinen läßt." (Schmidt, L. R., Dlugosch, G. E., 1997, S. 23). Die aktuelle Situation hat sich bezüglich des Bildungsverständnisses dahingehend geändert, daß als oberstes Ziel sämtlicher Maßnahmen das Ziel angestrebt wird, den Patienten so zu stärken, daß er aus eigenem Antrieb befähigt ist, durch Verhaltensänderung dauerhaft eine gesunde Lebensführung im Alltag zu praktizieren, im Sinne von Selbstmanagement. Dieses Verständnis bahnt sich bereits Anfang der 80-er Jahre mit Beginn der Schulungsarbeit in Deutschland an; Squyres erwähnt „patient education" als „eine Maßnahme, die Patienten darin unterstützen soll, ihr Verhalten so zu verändern, daß es ihre Gesundheit fördert" (Petermann, F., 1997[2], S. 3). Nach Gergen und Goldstein setzt Patientenschulung „an einem neuen Verständnis von Gesundheitsversorgung an, indem die Beteiligten partnerschaftlich miteinander kooperieren ... Patienten werden als Experten in der Selbstversorgung angesehen, wobei professionelle Helfer (Ärzte, Psychologen, Pflegepersonal u. a.) die Vorgänge zur Gesundheitsförderung steuern" (a.a.O., S. 4). Gesundheitsförderung, ein durchaus allgemein gehaltener, damit auch umfassender, aber trotzdem aussagekräftiger Begriff ohne negative Konnotation wird u. a. in der neueren interdisziplinären Diskussion multidimensionaler Tätigkeitsfelder verwendet. Gemeint sind grundsätzlich „alle Strategien und Bemühungen zur Verbesserung und Unterstützung der Gesundheit" (Wipplinger, R., Amann, G., 1998, S. 37). Gesundheitsförderung ist auf die Krankheit Diabetes Typ 2 bezogen eine durchaus adäquate, sehr gelungene Bezeichnung sämtlicher Bildungsmaßnahmen des Patienten, gerade weil dieser Begrifflichkeit ein ganzheitliches Menschenbild zugrundeliegt, dem das Bildungsziel einer gesunden Lebensführung im Sinne von Selbstmanagement entspricht. Gesundheitsförderung ist darauf ausgerichtet, immer auch Lebens-, Arbeits- und Umweltbedingungen der betreffenden Menschen in den Bildungsprozeß mit einzubeziehen. Auch definiert Gesundheitsförderung Ge-

sundheit nicht als Ziel der Maßnahmen, „sondern als Mittel, Menschen zu befähigen, ihr Leben positiv zu gestalten. Dementsprechend sollte Gesundheitsförderung unter der aktiven Beteiligung der jeweiligen Zielpersonen und Berücksichtigung ihrer Lebensumstände erfolgen. Gesundheitsförderung wird hier als Prozeß verstanden, der den Menschen ein höheres Maß an Selbstbestimmung über ihre Gesundheit ermöglichen soll. Jeder Mensch sollte in der Lage sein, ein persönliches Gesundheitsverständnis und persönliche Ziele für sich zu entwickeln" (Wipplinger, R., Amann, G., 1998, S. 36).
Kernaussagen, die sich als Verständnisgrundlage zur Maßnahmenplanung uneingeschränkt auf die Bildungssituation der Diabetes Typb 2 Patienten übertragen lassen. Gerade bei chronischen Krankheiten, hier konkret Diabetes, kann Gesundheit niemals als Bildungsziel aufgestellt werden, da es vom medizinischen Standpunkt aus gar nicht möglich ist, diese Krankheit auszuheilen. Gewünscht ist vielmehr eine dauerhafte gesunde Lebensführung des Patienten, verstanden als Mittel, um obige Formulierung zu verwenden, das bei 90% der Typ-2-Diabetiker völlig ausreicht, die Krankheit ohne Medikamente oder Insulin in den Griff zu bekommen. Allerdings ist es längst nicht damit getan, durch ein neues Schulungsverständnis dem Patienten mehr Freiheiten und Gestaltungsmöglichkeiten einzuräumen. Es geht in einer auf Selbstmanagement ausgerichteten Bildungsarbeit verstärkt darum, den Patienten zum richtigen Umgang mit seiner Krankheit im Alltag zu befähigen. Die Umsetzung eben genannter Anliegen bedeutet notwendigerweise eine auf den Patienten ausgerichtete Gestaltung von Bildungsmaßnahmen; befähigt werden Patienten durch einen zielgerichteten Lernprozeß, bei dem sie ganzheitlich, d. h. als Person und eingebunden in ihre Umweltbezüge, wahrgenommen und ernstgenommen werden. „Der Mensch ist nicht absolut frei, seine Entscheidungs- und Handlungsspielräume sind durch ererbte, natürliche und umweltbedingte soziokulturelle Einflüsse eingeengt. Der Mensch vermag jedoch zu den sein Verhalten bestimmenden Kausalreihen durch eigene Daseinsentwürfe und freie Selbstbestimmungsakte eine weitere Determinante beizusteuern und durch sie die nicht von ihm ausgelösten Kausalprozesse zu beeinflussen. So kann der Mensch z. B. bei drohenden oder bereits eingetretenen erbbedingten Krankheiten durch eigene Entscheidungen sein Verhalten entsprechend regulieren und eine persönliche Einstellung zu seinem Leiden gewinnen, die darüber entscheidet, wie er es erträgt." (Weber, E.,1994, S. 34) Schlägt man hier

wieder den Bogen zur eigentlichen Zielsetzung der Bildungsarbeit mit Typ 2 Diabetikern, geht es für den Patienten zuerst darum, ein persönliches Gesundheitsverständnis und persönliche Ziele zu entwickeln, um auf dieser Basis die Gestaltung einer gesunden Lebensführung im Alltag zu thematisieren. Da die eben genannten Ziele und Begrifflichkeiten ihre Entsprechung in Formulierungen und Zielsetzungen von Gesundheitsförderung finden, werde ich im weiteren Verlauf meiner Arbeit den Schulungsbegriff durch Gesundheitsförderung ersetzen und bezogen auf Lernprozesse mit Typ 2 Diabetikern mit Inhalt füllen. Spätestens dann nämlich, wenn Lernprozesse näher untersucht und geplant werden, ist die Diskussion um einen adäquaten Schulungsbegriff unumgänglich, im besonderen wenn weiterführende Themen wie Lernfreude, Mut zur Veränderung oder Verhaltenssicherheit, um nur einige vorweg anzudeuten, ins Spiel kommen. Dann muß das Phänomen des menschlichen Lernens näher durchleuchtet werden.
"Wer nicht genau weiß, wie der Mensch lernt, der ist auch nicht imstande, dafür geeignete Unterrichtsprozesse zu planen und zu gestalten; der kann auch nicht lerngerecht lehren! 'Darum sage mir, wie der Mensch lernt, und ich sage Dir, wie Du lehren mußt!'" (Döring, 1990[3], S. 37). Ich meine, daß sich die Bedeutung pädagogischer Erfahrungen und Erkenntnisse für die Entwicklung weiterführender Konzepte der Gesundheitsförderung mit Typ 2 Diabetikern kaum treffender formulieren läßt.

1.6 Fazit

Allgemein versteht man unter Diabetes mellitus eine chronische Stoffwechselerkrankung, die kein einheitliches Krankheitsbild aufweist; grundsätzlich kann man zwei Formen unterscheiden, Diabetes Typ 1 und Typ 2. Bei Typ 2 Diabetes, einer typischen Zivilisationskrankheit, handelt es sich um das „relative Versagen“ der Insulinsekretion; dies bedeutet eine zunehmende Unempfindlichkeit der Körperzellen (z. B. im Muskel, Leber- und Fettgewebe) gegen die Insulinwirkung. Der Krankheitsbeginn liegt zumeist jenseits des vierten Lebensjahrzehnts. Zumeist handelt es sich nicht um ein isoliertes Krankheitsbild, sondern um ein sehr heterogenes und komplexes Krankheitssyndrom, das in der Regel Schädigungen der Nervenbahnen, der Blutgefäße, der Augen, der

Nieren, etc., als typische Folgeschäden nach sich zieht. Beim nicht mit Insulin behandelten Typ 2 Diabetiker (90% aller Patienten könnten so erfolgreich behandelt werden) stellt die Umstellung auf eine gesunde Lebensführung, d. h. richtige Ernährung und ausreichend Bewegung, die primäre Therapieform dar. Schwierigkeiten bei der Verhaltensänderung lassen sich vor allem darauf zurückführen, daß dem Typ 2 Diabetespatienten durch den schleichenden Verlauf der Erkrankung das einschneidende Ereignis, das aufrüttelnde (Krankheits-)Erlebnis fehlt. Zudem sind die bisherigen Schulungskonzepte für Typ 2 Diabetiker immer noch mangelhaft. Die große Herausforderung neuer Gesundheitsförderungsmaßnahmen liegt vor allem darin, den Patienten zur Krankheitseinsicht sowie zur dauerhaften Veränderung von gesundheitsbezogenen Einstellungen und Verhaltensweisen zu motivieren. Ziel einer so verstandenen Schulungsarbeit ist es, Menschen mit Diabetes zu befähigen, ihr Leben selbstverantwortlich zu gestalten. Denn der Verlauf dieser chronischen Erkrankung ist in entscheidender Weise vom Patienten selbst mitbestimmt.
Ein solches Verständnis von Bildungsarbeit macht aber auch einen adäquaten Schulungsbegriff, z. B. „Gesundheitsförderung" unumgänglich, gerade wenn Themen wie Lernfreude, Mut zur Veränderung oder Verhaltenssicherheit in den Mittelpunkt von Lernprozessen rücken.

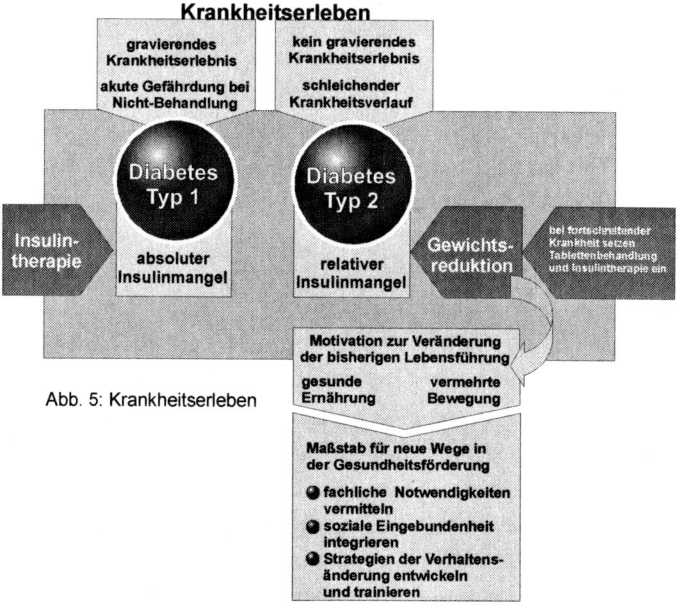

Abb. 5: Krankheitserleben

2. Kapitel

Grundsätzliche Aspekte der Gesundheitsförderung

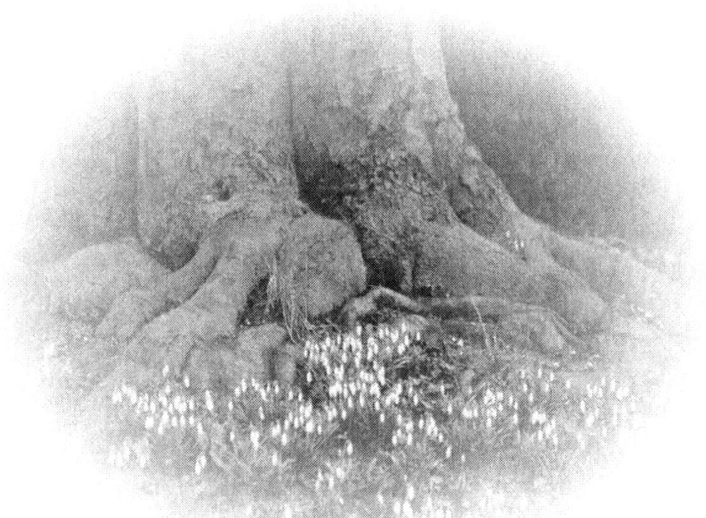

Die Wurzeln

2. Grundsätzliche Aspekte der Gesundheitsförderung

2.1 Terminologische Grundlegung

Da sich in der Diskussion um einen adäquaten Schulungsbegriff für Typ 2 Diabetiker begründetermaßen Gesundheitsförderung als sehr geeignete Formulierung herausgestellt hat, steht nun als nächster Schritt die begriffliche Auseinandersetzung mit der Bedeutung von Gesundheit an; diese definitorische Annäherung aus sozialwissenschaftlicher und medizinischer Sicht ist als Ausgangsbasis für weitere Diskussionen zum Thema um so notwendiger, als eine Vielzahl an Vorstellungen über den Bedeutungsgehalt von Gesundheit existiert, die eine einheitliche Begriffsklärung nahezu unmöglich macht.

2.1.1 Definition der Gesundheit

Seinen sprachlichen Ursprung hat das deutsche Adjektiv „gesund" in den germanischen Begriffen „swend(i)a" bzw. „(ga)sund", die übersetzt etwa „stark, kräftig und geschwind" bedeuten (vgl. Haug, C.V., 1991, S. 21). Wichtig ist es allerdings derartige Begriffe nicht als allgemeingültig anzunehmen, denn das Verständnis von Gesundheit ist immer an kulturelle, gesellschaftliche und individuelle Bedingungen gebunden und unterliegt aus diesem Grund Veränderungen. Nach Schipperges hängt jedes Gesundheitsverständnis von bestimmten Werten ab, denen in unterschiedlichen Gesellschaften bzw. von verschiedenen Personen je ein anderer Bedeutungsgehalt beigemessen werden muß (vgl. Schipperges, H., 1994, S. 31 ff). „Das, was Individuen unter Gesundheit verstehen, welche Ursachen sie Gesundheit und Krankheit zugrundelegen und welcher Stellenwert Gesundheit für sie besitzt, hat mit ihrem gesellschaftlich beeinflußten Lebenslauf und ihrer sozialen Lage zu tun" (Gawatz, R., 1993, S. 155). Je nachdem aus welchem Blickwinkel bzw. aus welcher wissenschaftlichen Perspektive, gebunden auch an die jeweilige Epoche, Gesundheit beschrieben wird, ist die Bedeutung Veränderungen unterworfen.

Eine aktuelle, sehr allgemeine Formulierung beschreibt Gesundheit als natürlichen Zustand, mit dem wir alle bereits Erfahrungen gemacht haben (vgl. Wipplinger, R., Amann, G., 1998, S. 36 ff). Ein erster Erklärungsversuch, gegen den sicherlich kein Einwand vorgebracht werden kann, der allerdings auch nicht sehr aussagekräftig ist. Heißt die Aufgabe jedoch eine konkret formulierte, trotzdem einheitliche Definition von Gesundheit zu geben, die überdies noch wissenschaftlichen Ansprüchen genügt, wird es schon schwieriger. Der Grund liegt darin, daß unterschiedlichste Aspekte von Gesundheit mit einem äußerst vielschichtigem Begriff vom Menschen in Bezug auf seine Lebensgestaltung vereint.
Interessant ist in diesem Zusammenhang die Untersuchung von Franke (1993). Franke fokussiert die Bereiche Literatur, Philosophie, Medizin, Soziologie, Psychologie und Psychiatrie; an Hand exemplarisch ausgewählter Definitionen aus den genannten Bereichen gelingt es, sieben Dimensionen als gemeinsamen Nenner (eine oder mehrere dieser Dimensionen sind mit Sicherheit bei jeder Definition zu finden) herauszufiltern: Störungsfreiheit, Leistungsfähigkeit, Rollenerfüllung, Homöostase, Flexibilität, Anpassung und Wohlbefinden. In diesem Fall wird auch dem ideologischen Hintergrund der jeweiligen Definition Beachtung geschenkt. Es existiert die Meinung, daß der Gesundheitsbegriff auf Wertentscheidungen bzw. Normen beruht und damit auch werttheoretische Überlegungen Beachtung finden müssen. Daher wird Gesundheit häufig als kaum definierbar angesehen und dementsprechend eine präzise definitorische Erörterung des Gesundheitsbegriffes oft weitgehend vermieden. Vor dem Hintergrund der angedeuteten Schwierigkeiten erscheint es trotz oder gerade auf Grund der Multidimensionalität von „Gesundheit" sinnvoll, sich konstruktiv um eine Definition zu bemühen, um dem Facettenreichtum des Begriffs gerecht zu werden und gleichzeitig eine bewußte Annäherung an den Bedeutungsgehalt anzustreben; was nicht zuletzt eine interessante interdisziplinäre Diskussion eröffnet.
Nach Bengel und Belz-Merk (vgl. Bengel, J., Belz-Merk, M., 1997; auch zum Folgendem) vollziehen sich die Definitionen von Gesundheit und Krankheit im Spannungsfeld verschiedener Wirkvariablen. Genannt werden gesellschaftlicher Kontext, medizinisches bzw. psychosoziales Gesundheitssystem (im Sinne von Expertensystem), individuelle Befindlichkeit, Symptomaufmerksamkeit und soziales Umfeld (im Sinne von Laiensystem). „Innerhalb des medizi-

nischen Systems sind die Mehrzahl der Expertendefinitionen von Gesundheit Negativbestimmungen; sie verstehen Gesundheit als Abwesenheit bzw. Freisein von Krankheit und verschieben das Problem auf die Definition von Krankheit. Allen Definitionsversuchen und Begriffserklärungen gemeinsam ist die Schwierigkeit einer Grenzziehung zwischen Normalem und Anormalem, zwischen Gesundem und Krankem" (Bengel, J., Belz-Merk, M., 1997, S. 23). Konsens besteht in der wissenschaftlichen Diskussion jedoch darüber, daß Gesundheit als mehrdimensionales Konzept abgehandelt werden muß. Als mögliche unterscheidbare Kriterien einer Definition werden von Andersen (1984) und Franke (1993) folgende Überbegriffe favorisiert: körperliches Wohlbefinden[1] und psychisches Wohlbefinden[2], Bewältigung von Lebensaufgaben, Erfüllung von Rollenerwartungen, Selbstverwirklichung und außerdem die bereits genannten Begriffe: Sinnfindung, Störungsfreiheit, Leistungsfähigkeit, Rollenerfüllung, Homöostase, Flexibilität, Anpassung und schließlich Wohlbefinden. Vom Grundsatz her gibt es die Unterscheidung von subjektiven und objektiven Definitionen. Subjektive Definitionen stellen die eigene Einschätzung des Gesundheitszustandes in den Mittelpunkt. Objektive Definitionen entspringen dem sachlichen Kontext einer medizinisch-klinischen Abklärung durch die Arzt-Patient-Interaktion. Die Entwicklung der Medizin im 20. Jahrhundert legte den Grundstein für die aktuelle Situation. Mit fortschreitendem wissenschaftlichem Erkenntnisgewinn der modernen Medizin entwickelten sich die Experten- und Laienvorstellungen von Gesundheit und Krankheit immer weiter auseinander. Differenzierteres Wissen zum menschlichen Körper und dessen organischen Funktionen leiteten einen Perspektivenwechsel in der Medizin ein. In zunehmendem Maße richtete sich die Aufmerksamkeit auf immer kleinere und isoliertere Zusammenhänge, dies stellte weitreichendere und umfassendere Konstellationen in den Hintergrund. Mittlerweile ist, wie oben bereits angesprochen, aufgrund von Multidimensionalität eine vollständige, konsensfähige Definition von Gesundheit kaum noch zu erreichen. Laut Gochman (1988) gibt es neben der Differenz von Laien- und Expertenvorstellungen noch andere wesentliche Tatbestände, die eine einheitliche Definition nahezu unmöglich machen. Zu nennen wären: eine Vielzahl an definie-

---

[1] gemeint ist hauptsächlich ein positives Körpergefühl sowie das Fehlen von Beschwerden und Krankheitsanzeichen.
[2] z. B. Freude, Glück, Zufriedenheit oder das Fehlen von Belastungen.

renden Disziplinen, Widersprüche innerhalb der einzelnen Fächer, unterschiedliche definitorische Ebenen, verschiedene theoretische Grundannahmen sowie international unterschiedliche Gesundheitsversorgungssysteme. Im Rahmen meines Themas würde es jedoch zu weit führen, näher auf die Hintergründe und Entwicklungen von Gesundheitsdefinitionen aus der Sicht der einzelnen wissenschaftlichen Disziplinen einzugehen. Vielmehr muß auf die Wichtigkeit der dialogischen Zusammenarbeit verschiedener am Thema beteiligter Wissenschaftsbereiche hingewiesen werden. Zukünftige Entwicklungen, nicht nur bezogen auf Gesundheitsvorstellungen, sondern im besonderen die Ausgestaltung von Förderungskonzepten leben von der gegenseitigen Bereicherung der wissenschaftlichen Teildisziplinen. Die Wichtigkeit eines kontinuierlichen Dialogs zwischen den einzelnen Wissenschaften heben Bengel und Belz-Merk in aller Deutlichkeit hervor: „Gleichwohl müssen in einem ständigen Dialog zwischen und innerhalb von Philosophie, Medizin und Sozialwissenschaften definitorische Merkmale kommuniziert werden. Die impliziten und expliziten Definitionen haben einen bedeutenden Einfluß darauf, welche Maßnahmen und Verhaltensweisen als kurativ notwendig und gesundheitsförderlich erachtet werden und welche Einflußmöglichkeiten und Verantwortlichkeiten dem Individuum zugeschrieben werden. Sie determinieren, welche technologischen, professionellen, sozialen, kulturellen, ökonomischen und ökologischen Ressourcen als angemessen und notwendig für Wiederherstellung, Erhalt und Förderung von Gesundheit angesehen werden“ (Bengel, J., Belz-Merk, M., 1997, S. 24).
Mit der gestiegenen Bedeutung von Gesundheit hat sich ein grundlegender Wandel im Hinblick auf das allgemeine Verständnis von Gesundheit und Krankheit vollzogen. Gesundheit wird nicht mehr über die „Abwesenheit von Krankheit“ erfaßt, „sondern ein positives „salutogenetisches Gesundheitsverständnis“ steht dabei im Mittelpunkt der neueren sozialwissenschaftlichen Denkweise und Forschung“ (Opper, E., 1998, S. 12). Interessanterweise leitete die WHO-Definition von Gesundheit bereits 1946 die heute aktuelle Auffassung eines „positiven Gesundheitsverständnisses“ ein und ist im aktuellen Kontext der neuesten Literatur noch immer eine vielfach zitierte Definition geblieben. Vor diesem Hintergrund habe ich als Beispiel einer allgemeinen, d. h. an keine wissenschaftliche Teildisziplin gebundenen Definition die der Welt-

gesundheitsorganisation gewählt, da sie mir am geeignetsten scheint, um im übergeordneten Sinn ein aussagekräftiges Exempel zu statuieren.
„Gesundheit ist der Zustand des vollständigen körperlichen, geistigen und sozialen Wohlbefindens und nicht nur das Freisein von Krankheit und Gebrechen." (WHO, zit. n. Wipplinger, R., Amann, G., 1998, S. 20; auch zum Folgenden).
Das entscheidende dieser Definition ist, daß Gesundheit nicht mehr vom Krankheitszustand abgegrenzt wird, sondern positiv, d. h. auf das körperliche, seelische und soziale Wohlbefinden eines Menschen in allen Lebensbereichen ausgerichtet formuliert wird; geschichtlich bedeutsam ist diese Ausrichtung deshalb, da die medizinische Wissenschaft in den früheren Jahrhunderten (bereits seit Hippokrates[3]) gleichfalls durch eine umfassende und systemische Sichtweise von Gesundheit und Krankheit geprägt war. Aus der Tatsache, daß diese grundsätzliche Auffassung durch bestimmte zeitlich bedingte Ereignisse (z. B. den wissenschaftlichen Fortschritt im 19. Jhd., der einen Perspektivenwechsel herbeiführte) nur kurzfristigen Veränderungen unterworfen war, läßt sich durchaus als Bestätigung deuten. In der Auseinandersetzung mit der WHO-Definition von 1946 wurden in neuerer Literatur (vgl. Kickbusch, 1982; Lohaus, 1993; Kolip & Hurrelmann, 1994) durchaus auch kritische Aspekte geäußert; ich möchte die Kritikpunkte an dieser Stelle anführen, um verschiedene Blickwinkel des Definitionsfindungsprozesses und dessen Weiterentwicklung aufzuzeigen.

- „Diese Definition bezieht sich auf den Zustand der Gesundheit, ist statisch angelegt und schließt somit jeden möglichen dynamischen Prozeß aus, der sich unter einer entwicklungspsychologischen Perspektive zwangsläufig ergibt.
- Als problematisch wird auch die ausschließlich subjektive Betrachtungsweise von Gesundheit angesehen, die jegliche objektivierbaren Daten übergeht. So könnte z. B. trotz eines subjektiven Wohlbefindens auch eine objektive gesundheitliche Gefährdung vorliegen.

[3] Hippokrates (460-377), bekannt auch als „Vater der Medizin" ging es um die Behandlung des ganzen Körpers und nicht um die Heilung einzelner Teile des Körpers (vgl. Opper, E., 1998, S. 25).

- Die Akzentuierung des vollkommenen Wohlbefindens engt den Bedeutungsumfang dieser Definition deutlich ein. Sie stellt daher eher eine Idealnorm dar, der ein utopischer Charakter zukommt.
- Ein vierter Kritikpunkt bezieht sich auf die Operationalisierbarkeit des in der Definition enthaltenen Begriffes des Wohlbefindens. Offen bleibt, wie dieses Wohlbefinden eigentlich aussehen sollte“ (Wipplinger, R., Amann, G., 1998, S. 20).

Interessant ist es natürlich aus dem Blickwinkel der neueren und neuesten Literatur weitere Ansätze und Entwicklungen in Bezug auf die WHO-Definition und ihre Kritikpunkte zu diskutieren, um die Prozesse und Probleme um den aktuellen Gesundheitsbegriff aus sozialwissenschaftlicher Sicht greifbar darzulegen.

2.1.1.1 Kritik der statischen Betrachtung des Gesundheitsbegriffs

Antonowsky greift die positive Grundausrichtung der WHO-Definition auf, führt sie aber noch einen Schritt weiter. In seinen Schriften (1979, 1987a, 1987b, 1993) legt er als Vorreiter eingehend seinen salutogenen Ansatz dar, der im Kern besagt, daß Gesundheit aus der dynamischen Interaktion zwischen zahlreichen belastenden und schützenden bzw. unterstützenden Faktoren entsteht. Die Dichotomie von Gesundheit und Krankheit wird aufgelöst; somit gelten die beiden Größen nicht mehr als einander ausschließende Entitäten, sondern werden als Endpunkte auf einem Kontinuum angenommen. Damit sind sie nicht mehr voneinander isoliert, sondern stehen in fortdauernder gegenseitiger Abhängigkeit. Erwähnenswert ist außerdem, daß für Antonowsky keine extremen Ausprägungen auf beiden Seiten des Kontinuums zustande kommen, denn er geht davon aus, daß kein Mensch im Laufe seines Lebens völlig gesund oder krank ist. Der tatsächliche Gesundheitszustand einer Person läßt sich anhand bestimmter Kriterien, z. B. Vorhandensein/Fehlen von Schmerzen oder Beeinträchtigungen, der Prognose von Gesundheitsexperten und der Notwendigkeit von präventiven bzw. kurativen Maßnahmen auf diesem angenommenen Kontinuum festlegen. Das Gesundheitsniveau wird somit aus dem aktuell festgelegten Verhältnis zwischen Risiko- und Schutzfaktoren, die innerhalb und außerhalb der Person liegen, gebildet; dieses Verhältnis gilt als veränder- und beeinflußbar. Zusammenfassend zielt Antonowskys salutogenetische Perspektive auf die Frage nach den Bedingungen gesunder Lebensführung, nach Protektivfaktoren (Schutzfaktoren) und nach Invulnerabilität (Unverwundbarkeit) ab. Ausgehend von diesem Gedanken gibt es zahlreiche weitere Ausprägungen, die ebenfalls den Prozeßcharakter von Gesundheit und Krankheit unterstreichen, im Sinne eines positiven und umfassenden Gesundheitsverständnisses.[4] Es würde zu weit führen, hier ausführlicher auf sämtliche Entwicklungen einzugehen; allenfalls einige wichtige aktuelle Ansätze können hier, um einen Einblick zu geben, genannt werden.

Insgesamt läßt sich jedoch feststellen, daß dieses positive und umfassende Gesundheitsverständnis von der Gesundheitspsychologie allgemein aufgegriffen wird; konkret bedeutet dies, daß die bisher vernachlässigte Analyse subjektiver Vorstellungen von Gesundheit und die Vorsorge von Nichtexperten des Gesundheitswesens als Forschungsgegenstand zunehmend an Bedeutung gewinnt (vgl. Bengel, J., 1993; Faltermaier, T., 1995).

2.1.1.2 Objektivierbarkeit des Gesundheitsbegriffs

Wie von Kickbusch, Kolip & Hurrelmann und Lohaus kritisiert (vgl. 2.1.1) wurde, wäre eine ausschließliche subjektive Betrachtungsweise von Gesundheit in ihren Auswirkungen äußerst problematisch, da sie objektivierbare Daten übergeht; außerdem wird in der Kritik ausdrücklich darauf hingewiesen, daß z. B. trotz eines subjektiven Wohlbefindens auch eine objektive gesundheitliche Gefährdung vorliegen kann. Eine Situation wie sie bei Typ 2 Diabetes idealtypisch gegeben ist. Allerdings muß man sich bei Typ 2 Diabetes stets vor Augen führen, daß aus medizinischer, d. h. objektiver Sicht die Situation längst geklärt ist; in diesem Fall ist es notwendig, sich im Sinne einer Ergänzung intensiv mit subjektiven Vorstellungen von Gesundheit und Krankheit auseinanderzusetzen, um dem Patienten nicht nur Handlungsfreiräume zu geben, sondern ihn konkret auf den Umgang mit seiner Krankheit (gesunde Lebensführung auf der Basis von Selbstmanagement) vorbereiten zu können. Gesund-

---

[4] z. B.: Belz-Merk, M., Bengel, J. & Strittmacher, R., 1992; Bengel, J., Stößel, U., 1988; Faltermaier, T., 1994 u. 1995; Franzkowiak, P., Sabo, P., 1993

heit wäre in diesem Prozeß nach Hurrelmann der „Zustand des objektiven und subjektiven Befindens einer Person, der gegeben ist, wenn diese Person sich in den physischen, psychischen und sozialen Bereichen ihrer Entwicklung im Einklang mit den Möglichkeiten und Zielvorstellungen und den jeweils gegebenen äußeren Lebensbedingungen befindet" (Hurrelmann, K., 1994, S. 16). Hurrelmann verfolgt ein integratives Gesundheitsverständnis, das physische, psychische und soziale Anteile gleichermaßen in ihrer Wechselwirkung wahrnimmt. Beeinträchtigungen des Gesundheitszustandes sind demnach darauf zurückzuführen, daß in einem oder mehreren dieser Bereiche an die Person Anforderungen gestellt werden, die sie nicht erfüllen bzw. bewältigen kann. Um hier Abhilfe schaffen zu können, ist es in der Folge notwendig z. B. Bewältigungsstrategien vor dem Hintergrund eines interdisziplinären Kontextes zu diskutieren, d. h. physische, psychische und soziale Aspekte des Betroffenen gleichrangig mit einzubeziehen, um subjektiven sowie objektiven Aspekten gleichermaßen Rechnung zu tragen. Besondere Bedeutung wird außerdem dem funktionalen Charakter beigemessen, der dem Gesundheitsverständnis nach Hurrelmann zugrundeliegt. Gesundheit wird nicht mehr als eine Idealnorm angenommen, die es zu erreichen gilt, sondern ist erst bezogen auf die Möglichkeiten und Zielvorstellungen der jeweiligen Personen erfahrbar. Somit versteht Hurrelmann unter Gesundheit nichts anderes als eine gelungene Abstimmung zwischen Anforderungen und Bedürfnissen, die sich aus physischen, psychischen und sozialen Bestimmungsfaktoren, genannt werden Körper und Selbst, soziale Lebenswelt und Umwelt zusammensetzen. Gesundheit vollzieht sich nach diesem Verständnis als aktuelles Ergebnis eines andauernden dynamischen Prozesses, basierend auf der subjektiven Verarbeitung und Bewältigung eben genannter Bereiche (vgl. Wipplinger, R., Amann, G.,1998, S. 22).

2.1.1.3 Absolutes Wohlbefinden und Gesundheit

Auch wenn in der Kritik zu Recht geäußert wurde (wie oben näher ausgeführt), subjektive und objektive Aspekte von Gesundheit seien grundsätzlich gleichwertig in einer Definition zu erwähnen, wird im konkreten Fall das Augenmerk verstärkt auf subjektive Konzepte von Gesundheit gerichtet; denn zu

Unrecht wurden subjektive Konzepte von Gesundheit lange Zeit vernachlässigt. Gerade bei Krankheitsbildern, bei denen eine Verhaltensänderung seitens des Patienten eine Verbesserung der Situation nach sich zieht, ist eine individuenorientierte Sichtweise unter Einbeziehung der jeweiligen kulturellen Gegebenheiten gefragt. Die Weltgesundheitsorganisation bahnt mit ihrer Definition 1946 eine Entwicklung an, die das Interesse der persönlichen und subjektiven Sichtweise von Betroffenen (Nichtexperten) an ihrem Gesundheitszustand ins Zentrum der wissenschaftlichen Forschung rückt, wie zahlreiche Studien bezeugen (vgl. Wipplinger, R., Amann, G., 1998, S. 23). Sämtlichen Studien ist die Grundannahme gemeinsam, daß „der Mensch ... selbst seine Gesundheit beeinflussen und sich nach Bedarf Wissen und Erkenntnisse über die Erhaltung von Gesundheit und die Bewältigung von Krankheit aneignen" kann (a.a.O.).

2.1.1.4 Operationalisierbarkeit des Gesundheitsbegriffs

Als weiterer Kritikpunkt an der WHO-Gesundheitsdefinition wird die mangelnde Operationalisierbarkeit angeführt (vgl. a.a.O, S. 20 ff.; auch zum Folgenden). Lohaus schlägt als Lösungsansatz vor Teilziele anzustreben, um dem Ziel des physischen, psychischen und sozialen Wohlbefindens schrittweise näher zu kommen. Bei diesem Vorgehen ergibt sich dann ein Problem, wenn als erstes Teilziel beispielsweise „relatives Freisein von Krankheit" angestrebt wird. Zwar sieht Lohaus den Vorteil dieser Vorgehensweise im Verschmelzen der beiden Definitionsmöglichkeiten von Gesundheit, d. h. der negativen und positiven Formulierung; bei näherer Betrachtung des ersten Teilzieles „Freisein von Krankheit" zeigt sich, daß der von Lohaus eingeräumte Vorteil gleichzeitig seinen Nachteil mit sich bringt: da mit diesem ersten Teilschritt bereits eine Verschiebung des Problembereichs Gesundheit auf den Krankheitsbereich erfolgt, würde auf diese Weise im Grunde nicht Gesundheit definiert und operationalisiert, sondern Krankheit.
Becker und Minsel stellen abweichend davon verschiedene Indikatoren im Sinne von „Gesundheitszeichen" bzw. „Krankheitszeichen" auf, an Hand derer der Zustand von Gesundheit oder Krankheit einer Person festgelegt werden kann. Hingewiesen wird besonders darauf, daß Gesundheit als Zustand nicht

nur durch das Fehlen von Krankheitszeichen, sondern im besonderen durch das Auftreten von Gesundheitszeichen charakterisiert ist. Umgekehrt gilt natürlich, daß Krankheit nicht nur über das Fehlen von Gesundheitszeichen definiert wird, sondern das Auftreten von Krankheitszeichen eine ebenso wichtige Rolle spielt. Diese Indikatoren beziehen sich gleichermaßen auf Zustände von Gesundheit und Krankheit (vgl. Wipplinger, R., Amann, G., 1998, S. 25). Anzumerken ist allerdings, daß die Autoren ihren Interessenschwerpunkt auf seelische Gesundheit richten. Die hier sehr schlagwortartig verwendeten Begriffe zur Erklärung seelischer Gesundheit sind äußerst interessant im Hinblick auf Kapitel zwei, in dem verschiedene Verhaltensansätze eingehender diskutiert werden. Erfassen läßt sich seelische Gesundheit nach Becker und Minsel über die Komponenten seelisch-körperliches Wohlbefinden, Selbstaktualisierung und selbst- bzw. fremdbezogene Wertschätzung. Mit Selbstaktualisierung sind die Bereiche Expansivität und Autonomie gemeint. Selbst- und fremdbezogene Wertschätzung definiert sich über Selbstwertgefühl und Liebesfähigkeit.

Insgesamt läßt sich feststellen, daß das Hauptproblem der Operationalisierung aus der multidimensionalen Natur des Konstruktes „Gesundheit" entspringt. Um den geeignetsten Weg herauszufinden Gesundheit zu operationalisieren, muß zum einen beachtet werden, wie Gesundheit definiert wurde, zum anderen spielen Ziel und Zweck der Maßnahme eine wichtige Rolle. Von der Anzahl und Komplexität der Variablen, die als Indikatoren für Gesundheit angenommen werden, hängt es letztendlich ab, wie aufwendig und schwierig der gesamte Operationalisierungsprozeß gestaltet wird. Da also keine allgemeingültige Definition von Gesundheit vorliegt, kann dementsprechend auch keine allgemein anerkannte Operationalisierung von Gesundheit existieren.

2.1.2 Gesundheitsförderung

Ausgehend von den Überlegungen zur Erfassung des Gesundheitsbegriffs Ähnlich wie bei der Begriffsdefinition von Gesundheit verhält es sich mit Maßnahmen der Gesundheitsförderung. Es kommt in jedem Fall auf den Blickwinkel der Betrachtung an. Wurde Gesundheit als „Fehlen von Krankheit" definiert, war die Planung von Förderungsmaßnahmen an den Risikofaktoren,

d. h. Variablen, die für die Entstehung und Aufrechterhaltung von Krankheit angenommen werden, orientiert. Solche Maßnahmen orientierten sich zwar am Individuum, waren jedoch hauptsächlich vom medizinischen Denken geprägt und vor allem auf Prävention, Früherkennung und Gesundheitserziehung ausgerichtet, wobei sie sich weitgehend auf die Vermittlung von Wissen beschränkten. Demgegenüber stehen Förderungsmaßnahmen, denen ein positiver und umfassender Gesundheitsbegriff zugrundeliegt. In diesem Fall rücken Faktoren in den Mittelpunkt des Interesses, die das Individuum darin bestärken gesund zu bleiben und Belastungssituationen positiv zu bewältigen, sogenannte Protektivfaktoren. Derartige Maßnahmen beziehen Lebens-, Arbeits- und Umweltbedingungen gleichwertig in den Förderungsprozeß ein. Unterschieden werden hier verhaltens- und verhältnisbezogene Maßnahmen. Mit verhaltensbezogenen Maßnahmen ist gemeint, daß sie individuenzentriert bei personenbezogenen Faktoren ansetzen, um Kognitionen, Emotionen, letztendlich das Verhalten einer Person zu verändern. Verhältnisbezogene Maßnahmen richten sich dagegen auf externe Faktoren, d. h. sie sind auf das Lebensumfeld der jeweiligen Person gerichtet.
Als Antwort auf den wachsenden Bedarf neuer Gesundheitskonzepte, einhergehend mit gestiegenen Erwartungen an eine neue öffentliche Gesundheitsbewegung wurde 1986 in Ottawa die erste Internationale Konferenz zur Gesundheitsförderung einberufen. Im Mittelpunkt der Diskussion standen die Erfordernisse der Industrieländer, erörtert wurden aber auch Probleme aller anderen Regionen. Als Ergebnis der Konferenz wurde am 21. November 1986 ein Aufruf zum aktiven Handeln mit dem Ziel „Gesundheit für alle“ verabschiedet, der im Anhang im Detail zu lesen ist.
Zusammenfassend läßt sich nach Wipplinger und Amann (vgl. Wipplinger, R., Amann, G., 1998, S. 17 ff) Gesundheitsförderung als sozial-ökologisches Gesundheits- und Präventivmodell beschreiben. Gesundheit wird dabei nicht als Ziel angestrebt, sondern ist als Mittel anzusehen, um Menschen zu befähigen ihr Leben positiv zu gestalten. In diesem Sinne sind Maßnahmen gefordert, die eine aktive Beteiligung der Zielpersonen unter Berücksichtigung ihrer Lebensumstände fördern. Gesundheitsförderung vollzieht sich demnach als Prozeß, um mit Betroffenen ein höheres Maß an Selbstbestimmung über ihre Gesundheit zu trainieren. Ein wichtiger Bestandteil dieses Trainingsprozesses ist es, für jeden Betroffenen ein persönliches Gesundheitsverständnis zu entwi-

ckeln, aus dem er realistische, seiner Person gemäße Ziele formulieren kann. Franzkowiak und Sabo (vgl. Franzkowiak, P., Sabo, P., 1993) sprechen von „empowerment" als einem wesentlichen Ziel der Maßnahmen, eine wie ich meine sehr gute Formulierung, um noch einmal den Bedeutungsgehalt von Selbstbestimmung zu unterstreichen. Menschen sollen ermächtigt werden, ihre Lebensweise und Lebensräume aktiv nach ihren Wünschen und Bestrebungen zu gestalten. Leitprinzipien, die auf dieser Grundlage für Gesundheitsfördermaßnahmen formuliert werden, zielen darauf ab, jeden Patienten in seinen persönlichen Kompetenzen zu unterstützen, Selbsthilfepotentiale mittels Gemeinschaftsaktionen zu stärken sowie gesundheitsförderliche Lebenswelten zu schaffen (beispielsweise Gesundheitsdienste neu zu organisieren und zu koordinieren). Insgesamt verstehen Laaser, Hurrelmann und Wolters (vgl. Laaser, U., u. a., 1993) unter Gesundheitsförderung, insbesondere bei chronisch Kranken (vgl. Typ 2 Diabetes), sämtliche Maßnahmen, die die Lebensqualität der Menschen positiv beeinflussen. Diese Aktivitäten können in unterschiedlichen Bereichen (medizinisch, hygienisch, psychisch, sozial, kulturell, ökologisch, etc.) umgesetzt werden; sie können ebenso verhaltensbezogen wie verhältnisbezogen erfolgen und dienen neben der Gesundheitserhaltung (d. h. dem Schutz vor Risiken und Krankheiten) auch der Verbesserung und Steigerung von Gesundheit.

Grundlage meiner Arbeit ist ein umfassendes positives Verständnis von Gesundheitsförderung, das seine Umsetzung, in Ergänzung zu den bisher hauptsächlich auf Wissensvermittlung ausgerichteten „Diabetesschulungen", in erlebnispädagogischen Maßnahmen erfährt.

Die theoretische Herleitung dieser Ansätze, wie in den folgenden Kapiteln eingehender erläutert wird, entspringt im Kern dem Gedankengut der humanistischen Psychologie. Durch die Übertragung und Anwendung dieser Ergebnisse auf das Health-Belief-Modell nach Becker und die zusätzliche Bereicherung durch den Selbstmanagementansatz nach Kanfer wird schließlich die Ableitung von erlebnispädagogischen Ansätzen in Form von konkreten Handlungsanweisungen im letzten Kapitel ermöglicht. Bevor das theoretische Fundament meiner Arbeit in Kapitel 3 gelegt wird, sind im Anschluß an die Begriffsklärung von Gesundheit und Gesundheitsförderung vor allem die Begründungen themenrelevanter Gesundheitsförderungsmaßnahmen von Interesse. Oberstes Ziel dabei ist eine Verbesserung der Schulungssituation.

2.2 Herausforderung: Verbesserung der Patientenschulung

Auf Grund der gesamten Situation - ungleiche Handhabung des Schulungsanspruches von Typ 1 und Typ 2 Diabetikern, zu inhaltsorientierte Schulungsarbeit, einhergehend mit mangelnder emotionaler Betreuung des Patienten (z. B. Aspekte der Betroffenheit, Krankheitsverarbeitung, individuelle Lebenssituation), fehlende kompetente Einrichtungen zur flächendeckenden kontinuierlichen Versorgung - wird deutlich, daß bei Typ 2 Diabetespatienten im besonderen Maße pädagogische und andragogische Ansätze gefordert sind, um dauerhafte Verhaltensänderungen zu initiieren.
Wie in Kapitel 1.2 bereits dargestellt, trägt das eigene Verhalten des Patienten gerade bei übergewichtigen Typ 2 Diabetikern in hohem Maße zu einem günstigen bzw. ungünstigen Krankheitsverlauf bei. Bevor eine Kompensation des relativen Insulinmangels mit Hilfe oraler Antidiabetika bzw. Insulin erfolgt, sollten zunächst verhaltenstherapeutische Möglichkeiten, insbesondere die konsequente Reduktion von Übergewicht und die Einhaltung einer diabetesgerechten Diät ausgeschöpft werden. Es gibt die Auffassung, daß der Umgang mit oralen Antidiabetika bzw. Insulin von Seiten der Ärzte viel zu häufig, frühzeitig und freizügig gehandhabt wird; dies führt oft zu einem vorzeitigen Versagen der körpereigenen Insulinreserven und Hyperinsulinismus (vermehrte Insulinbildung und dadurch Gefahr der Unterzuckerung), einhergehend mit Appetitanregung und unerwünschter Gewichtszunahme. Andererseits betrachten viele übergewichtige Typ 2 Diabetiker blutzuckersenkende Tabletten als bequeme Therapieform und Alternative zu der langfristig angelegten, zwar effektiveren und gesünderen, aber unangenehmeren Änderung der Ernährungsgewohnheiten (vgl. Kulzer, B., Neumeyer, T., 1988, S. 327 f).
Schätzungsweise benötigt höchstens 1/3 aller Typ 2 Diabetiker Antidiabetika. Insulinpflichtig sind in Wirklichkeit nur ca. die Hälfte aller momentan insulinspritzenden Typ 2 Diabetiker. Der überwiegende und meist übergewichtige Teil der Typ 2 Diabetiker könnte durch geeignete verhaltenstherapeutische Maßnahmen, insbesondere kohlenhydratbewußte Ernährung und Bewegung, eine normnahe Stoffwechsellage erreichen (vgl. a.a.O.). Patienten, die sich nicht "krank" fühlen, durch kalorienreduzierte, bewußte Ernährung und Bewegung vor Folgekrankheiten zu schützen, darin wird in Zukunft die besondere

Herausforderung pädagogischer und motivationaler Ansätze in der Schulungsarbeit liegen.
„Die Diät ist die wichtigste Grundlage der Therapie des Typ 2 Diabetes" (Mehnert, H., 1998, S. 33). Der umfassende Gehalt dieser Aussage läßt sich nur durch die etymologische Herleitung des Begriffs „Diät" in seiner gesamten Bandbreite erfassen. Denn „der altgriechische Begriff der diaita meint mitnichten nur eine bestimmte Ernährungsweise, sondern er umfaßt die Kunst der Lebensführung überhaupt, also die Gestaltung der Umwelt, den Rhythmus des Alltags, das Gleichgewicht von Anstrengung und Muße, die Körperpflege, den Umgang mit Gefühlen und Kreativität, eine gesunde Nahrungskultur und eben auch Spiritualität" (Mittag, O., 1998, S. 189). Diese Empfehlungen werden als Lehre von einer vernunftgemäßen Lebensweise verstanden, ausgerichtet auf das körperlich-seelische Wohlbefinden.
Für den Typ 2 Diabetiker bedeutet dieses grundlegende Verständnis einer gesunden Lebensführung den Therapierahmen. Denn es geht darum, Kompetenzen, wie sie oben genannt wurden, zu erwerben und einzuüben, um sie im Alltag regelmäßig und ausdauernd umsetzen zu können. In der Schulungsarbeit bilden die zwei Säulen Ernährungstherapie und Bewegungsbehandlung gleichermaßen den Hauptschwerpunkt. Denn „natürlich ist die Ernährungstherapie ... unentbehrlich insbesondere beim Typ-2b-Diabetes, also jener Form der Zuckerkrankheit, die mit Übergewicht einhergeht und 80 bis 90% der Typ-2-Diabetiker erfaßt. Die Ernährungstherapie hat allen zusätzlichen medikamentösen Behandlungsformen voranzugehen und ist durch körperliche Tätigkeit (mindestens zweimal wöchentlich 10-20 min. „schweißtreibende" körperliche Betätigung mit Pulswerten von 180 minus Lebensalter sowie weitere, weniger anstrengende Bewegung) zu ergänzen" (Mehnert, H., 1998, S. 34 f).
Ergänzend zur Ernährungstherapie ist außerdem zu erwähnen, daß sie in jedem Fall positive Wirkung zeigt, auch wenn in der Therapie zusätzlich Arzneimittel zur Anwendung kommen. Denn weder Tabletten noch Insulin können als Ersatz für Ernährungs- und Bewegungstherapie die Stoffwechsellage vergleichsweise günstig beeinflussen; zumal durch eine Reduktionskost die einzige Möglichkeit gegeben ist, wenigstens den erworbenen Anteil der bereits beschriebenen Insulin-Resistenz (vgl. Kap. 1) zu bekämpfen und die übrigen Parameter des metabolischen Syndroms und des Typ 2 Diabetes zu verbessern.

Die pädagogische bzw. andragogische Herausforderung liegt bei der Bildungsarbeit mit Typ 2 Diabetikern im Kern darin, beim Patienten dauerhafte Verhaltensänderungen, wie bereits beschrieben, hervorzurufen. Bildungsmaßnahmen, die auf dauerhafte Änderungen von Verhaltensweisen abzielen, müssen die Besonderheiten der jeweiligen Zielgruppe berücksichtigen und Lernprozesse darauf ausrichten. An dieser Stelle ist es noch einmal wichtig, sowohl die Besonderheiten der Zielgruppe als auch das Phänomen der Verhaltensänderung kurz und konkret zu benennen, um die Ausgangsbasis für eine intensivere Bearbeitung zu legen.

2.2.1 Lernen im mittleren und höheren Erwachsenenalter

Die Zielgruppe der Schulungsarbeit für Typ 2 Diabetiker sind „Junge Alte" bzw. „Neue Alte". „Gemessen an Lebensjahren entspricht dies in etwa einem Lebensalter zwischen 55 und 70 Jahren (es gibt keine eindeutige Abgrenzung oder Definition)" (Dettbarn-Reggentin, J., 1992, S. 33). Insgesamt ist Altern ein sehr individueller und komplexer Prozeß, charakterisiert durch eine Fülle an Formen und Einflußfaktoren. Neben der kalendarischen Erfassung spielen nach Frankenstein biologische, psychologische und soziologische Aspekte im Alternsprozeß eine wesentliche Rolle.

Biologisches Altern, eine endogen bedingte Veränderung des Körpers, geht oft mit einer Leistungsminderung einher. Psychologisches Altern ist mit einer Veränderung im Verhalten und Erleben unseres Selbst und unserer Umwelt verbunden, bedeutet aber nicht Degeneration. Manche Fähigkeiten verschlechtern sich, andere bleiben unverändert und wieder andere können sich auch verbessern. Die Zuordnung eines gesellschaftlichen Altenstatus, verbunden mit einer veränderten Erwartungshaltung und einer neuen Rollenzuweisung, wird als soziologisches Altern bezeichnet.

„Eine Klassifizierung „Alter" sollte ... nicht vorgeprägte normative Begrifflichkeiten aufnehmen. Individuelle Unterschiede (biologische Eigenzeit, soziale Zeit), Milieu und chronologisches Alter werden zusammen berücksichtigt werden müssen. Der Fähigkeit, bis ins späte Alter intra- und individuelle Variabilitäten im Hinblick auf die eigene Lebenssituation zu entwickeln, kann nur ein Alternsbegriff gerecht werden, der eine dynamische Perspektive des Alterns- und Lebensgestaltungsprozesses offenlegt“ (Dettbarn-Reggentin, J., 1992, S. 33).

2.2.1.1 Altersspezifische Determinanten der Lernfähigkeit

Lernfähigkeit unterliegt in jeder Altersstufe einem komplizierten Zusammenwirken von Erbanlagen, Umweltbedingungen, Sozialisationsbedingungen, Lern- und Entwicklungsfaktoren, gebunden an eine jeweils spezifische Lebens-, Kultur-, Berufs- oder Schulsituation. Mit zunehmendem Alter unterscheidet sich Lernen aufgrund multidimensionaler Veränderungsprozesse graduell, aber nicht prinzipiell vom Lernen in anderen Altersstufen.
Bei einer dem älteren Patienten adäquaten Schulungsarbeit sollte zur Steigerung der Schulungseffektivität und -effizienz der Förderung der Lernfähigkeit besonderes Augenmerk geschenkt werden. In diesem Zusammenhang haben sich als wichtige Einflußbereiche auf die Lernleistung u. a. Wahrnehmungsprozesse, psychomotorische Leistungen, kognitive Fähigkeiten, Gedächtnisveränderungen sowie Intelligenzveränderungen herauskristallisiert (vgl. Faltermaier, T., u. a., 1992, S. 155 ff). Eine kurze Thematisierung dieser Stichworte skizziert die wichtigsten Aspekte für die Bildungsarbeit im Alter.

Wahrnehmungsprozesse
In der Regel ergeben sich im höheren Erwachsenenalter Veränderungen in den Leistungen der Sinnesorgane. Davon betroffen sind insbesondere Auge und Ohr. Strukturelle Veränderungen des Auges ziehen funktionelle Veränderungen des Sehvermögens nach sich (vgl. Faltermaier, T., u. a., 1992, S. 157 f). Höhere Blendempfindlichkeit, schlechtere Farbwahrnehmung, verschlechterte Akkomodationsfähigkeit und Nahpunktdistanz, beeinträchtigte Tiefenwahrnehmung sowie die Verminderung der Sehschärfe sind mögliche Folgen. Etwa ab dem 55. Lebensjahr kommt es durch die Begrenzung des von einem Auge aus sichtbaren Bereiches der Umwelt zur Einengung des Gesichtsfeldes.
Auch strukturelle Veränderungen des Gehörs (z. B. Abnutzungserscheinungen des Innenohrs) ziehen Leistungseinbußen der Hörfähigkeit älterer Men-

schen nach sich (vgl. ebd., S. 158). Besondere Problembereiche stellen Hochfrequenztöne und Hintergrundgeräusche dar.
Derartige Beeinträchtigungen in den Wahrnehmungsleistungen beginnen im allgemeinen unbemerkt bereits im mittleren Erwachsenenalter. Charakterisiert durch große intra- bzw. interindividuelle Unterschiede, vollzieht sich der Verlauf der Leistungsveränderungen allmählich. Anpassungs- und Kompensationsmaßnahmen kleinerer Verminderungen in den Wahrnehmungsleistungen (prothetische Hilfen, z. B. Hörgerät, Lesebrille, individuelle Ausgleichshandlungen) ermöglichen einen weitgehend normalen Vollzug von Alltagshandlungen.

Psychomotorische Leistungen

Im allgemeinen läßt sich mit zunehmendem Alter eine Verlangsamung der Reaktionsgeschwindigkeit auf Umweltreize verzeichnen. Als Hauptursache wird weniger ein Nachlassen der Leistungsfähigkeit der Sinnesorgane angenommen als eine vielmehr durch fortschreitendes Alter bedingte unterschiedliche Art und Weise der Informationsverarbeitung. Neben der Reaktionsverlangsamung kristallisieren sich im Alter deutlich bestimmte Verhaltenstendenzen heraus. Ältere Menschen neigen bei komplexeren Reaktionen zur genauen Überwachung ihrer Verhaltensweisen, um etwaiges Fehlverhalten bewußt auszuschließen (vgl. Faltermair, T., 1992, S. 160).
"Die Motivation bei der Erledigung einer Aufgabe, Persönlichkeitsmerkmale, Intelligenzgrad etc. tragen zu interindividuellen Unterschieden in psychomotorischen Leistungen älterer Menschen wesentlich bei" (ebd., S. 160).

Kognitive Fähigkeiten

Unter zahlreichen kognitiven Faktoren sind zwei spezifische Bereiche im Hinblick auf Schulungsarbeit von besonderem Interesse: Zum einen Gedächtnisleistungen im Alter als zentraler geronto-psychologischer Forschungsbereich. Zum anderen Intelligenzentwicklung im Alter, da durch dieses Thema ersichtlich wird, daß altersbedingte Veränderungen kognitiver Fähigkeiten nicht als reiner Abbau, sondern als dynamisches Wechselspiel von Abbau und Entwicklung verstanden werden müssen.

Gedächtnisveränderungen im Alter

Altersbedingte Leistungsveränderungen der Sinnesorgane (z. B. Verschlechterung des Hör- und Sehvermögens) bedingen eine größere Anstrengung bei der Wahrnehmung von Reizen aus der Umwelt. Wesentlich häufiger als bei jüngeren Menschen sind bei älteren Menschen Störungen der äußeren Umwelt Ursache von Konzentrations- und Aufmerksamkeitsschwierigkeiten.

Nicht die Kapazität der einzelnen Gedächtnisspeicher (Kurz- und Langzeitgedächtnis), sondern vor allem ablaufende Arbeitsprozesse des Gedächtnisses werden mit zunehmendem Alter beeinträchtigt. So wird die Gedächtnisspanne im Alter reduziert, das Aufnahme- und Verarbeitungstempo von Informationen verlangsamt und der Abruf von gespeicherten Gedächtnisinhalten häufig erschwert und unsystematisch. Allerdings lassen aus entwicklungspsychologischer Perspektive die genannten Ergebnisse keinen Rückschluß auf allgemeine oder individuelle Entwicklungsverläufe von Gedächtnisfunktionen und -leistungen zu. Aus diesem Grund ist der zeitliche Verlauf von Veränderungen der Informationsverarbeitung nicht geklärt. Inwieweit Veränderungen bereits im mittleren Erwachsenenalter einsetzen und sich bis ins höhere Alter weiterentwickeln, darüber kann nur spekuliert werden (vgl. Faltermaier, T., u. a., S. 161 f).

Intelligenzentwicklung im Alter

Schaie konnte in seinen Untersuchungen (vgl. Fleischmann, U. M., Gunzelmann, Th., 1992, S. 39 f) wichtige empirische Befunde zur Intelligenzentwicklung im höheren Lebensalter aufzeigen.

Im allgemeinen werden mit fortschreitendem Alter Leistungsverminderungen geschwindigkeitsgebundener, wahrnehmungsabhängiger Dimensionen am deutlichsten sichtbar. Allem Anschein nach besteht, unabhängig vom Lebensalter, ein enger Zusammenhang zwischen Herz-Kreislauferkrankungen sowie ungünstigen räumlich-sozialen Umweltbedingungen und einer Verminderung intellektueller Fähigkeiten bzw. Intelligenzleistungen. Schaie postuliert in seinen Untersuchungen eine positive Korrelation zwischen Herz-Kreislauferkrankungen und Intelligenzabfall. Bis ins hohe Alter nehmen unterschiedliche Umweltbedingungen nachhaltigen Einfluß auf interindividuelle Leistungsdifferenzen der Intelligenzentwicklung. Zudem ist "der ontogenetisch bedingte Altersabfall der Intelligenz der meisten Fähigkeiten im Verhältnis zu

den Unterschieden zwischen den Alterskohorten relativ klein" (Schaie, K. W., 1984, S. 232).
Nach Schaie geht die umfassendste Längsschnittstudie zur psychometrischen Intelligenz im Erwachsenen- und höheren Lebensalter auf das Jahr 1956 zurück. Über einen Zeitraum von 21 Jahren wurden im US-Bundesstaat Washington im Abstand von jeweils 7 Jahren verschiedene Intelligenzkomponenten (sprachliches Verständnis; räumliche Beziehungen; schlußfolgerndes Denken, arithmetische Operationen und Sprachflüssigkeit) erhoben.
Schaie greift 1983 bei seinen Untersuchungen auf die Festlegung Wechslers (1956) zurück, die besagt, daß bei normal verteilten Intelligenzwerten 50% aller Probanden einer Altersstufe im Bereich ± 2/3 Streueinheiten um den Mittelwert liegen. Bedeutsam wird für Schaie der Abbau verschiedener Intelligenzkomponenten dann, wenn ihr Testwert dem unteren Viertel der Leistungsverteilung 25-jähriger Probanden zuzuordnen ist.
Schaie veranschaulicht graphisch die Entwicklung der intellektuellen Grundfunktionen "sprachliches Verständnis", "schlußfolgerndes Denken" und "Sprachflüssigkeit" sowohl längs- als auch querschnittlicher Erhebungen.
Allgemein läßt sich feststellen, daß bei Längsschnittuntersuchungen durch den früheren Abbruch leistungsschwacher Probanden ein eher optimistisches Bild entsteht. Allerdings weist Schaie darauf hin, daß sich Längsschnittanalysen zutreffend auf die Population jener älteren Menschen übertragen lassen, die in Gesundheit und unter günstigen Lebensumständen alt werden. Dagegen werden kognitive Bereiche, die tatsächlich Altersveränderungen unterliegen, durch Querschnittanalysen eher überschätzt, da hier Probanden mit ungünstigen Lebensumständen und krankheitsbedingten Minderleistungen vermehrt mit einbezogen werden.

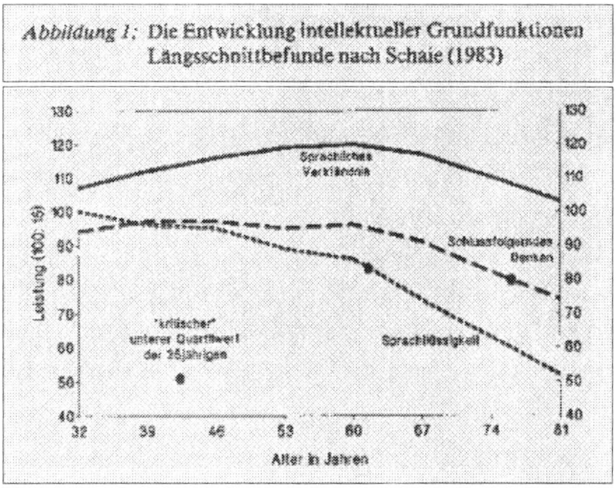

Abb. 6: Die Entwicklung intellektueller Grundfunktionen nach Schaie (Längsschnittbefunde); (entnommen aus: Fleischmann, U. M., Gunzelmann, Th., 1992, S. 39).

In der Altersgruppe der durchschnittlich 67-jährigen zeichnet sich deutlich eine Leistungsminderung der Variablen "Sprachflüssigkeit" ab. Vergleichbare Defizite für den Bereich „Schlussfolgerndes Denken" sind durchschnittlich 14 Jahre später zu beobachten. Im Gegensatz dazu zeigt die Komponente "sprachliches Verständnis" weitgehend Leistungsstabilität.

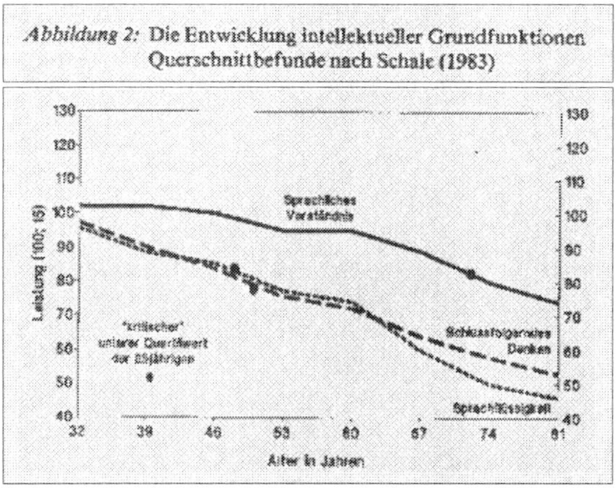

Abb. 7: Die Entwicklung intellektueller Grundfunktionen nach Schaie (Querschnittsbefunde) (entnommen aus Fleischmann, U. M., Gunzelmann, Th., 1992, S. 40)

Zu einem früheren Zeitpunkt und deutlicher zeichnen sich Leistungseinbußen auf der Basis eines querschnittlichen Vergleichs unabhängiger Alterskohorten ab. Im Hinblick darauf betont Schaie, daß seine Querschnittsbefunde den tatsächlichen Altersentwicklungen in der Bevölkerung am ehesten entsprechen. Ein "kritischer" unterer Quartilwert der Leistungsverteilung der 25-jährigen läßt sich in den Querschnittanalysen bei den Variablen „Schlussfolgerndes Denken" und "Sprachflüssigkeit" bereits ab dem 53. Lebensjahr beobachten. Deutliche Leistungsminderungen im Bereich "Sprachliches Verständnis" entwickeln sich ab dem 74. Lebensjahr.

Wenn man die Grundfunktionen der Intelligenz in ihrer Gesamtheit betrachtet, läßt sich ein dimensions- und individuumsübergreifender defizitärer Entwicklungsverlauf erst ab dem 80. Lebensjahr beobachten.

Schaies Ergebnisse stehen weitgehend in Übereinstimmung mit der größten im deutschsprachigen Raum durchgeführten Längsschnittstudie zur Intelligenzentwicklung im Alter, der Bonner Längsschnittstudie nach Lehr/Thomae (1987) (vgl. Fleischmann, U. M., Gunzelmann, Th., 1992, S. 41).

Neben Schaie kamen u. a. Cattel (1963) und Horn (1982) zu wichtigen Ergebnissen in der gerontologischen Intelligenzforschung. Nach Cattel und Horn werden die primären geistigen Fähigkeiten auf zwei grundlegende Dimensionen, die fluide und kristallisierte Intelligenz, zurückgeführt. Fluide Intelligenz umfaßt Abstraktions- und Kombinationsvermögen, Umstellungsfähigkeit, Orientierung in neuen Situationen. Unter kristallisierter Intelligenz werden dagegen erfahrungsabhängige Lösungsstrategien, Allgemeinwissen, Sprachverständnis u. ä. verstanden. Der Verlauf beider Dimensionen ist charakterisiert durch differentielle Entwicklungsprozesse in verschiedenen Phasen des Lebensalters (vgl. Fleischmann, U. M., 1990, S. 106, sowie Faltermaier, T., u. a., 1992, S. 162 f).

Baltes (1984) (vgl. Faltermaier, T., u. a., 1992, S. 163) postuliert bis zum frühen Erwachsenenalter für beide Dimensionen eine positive Entwicklung. Während sich die kristallisierte Intelligenz bis ins späte Erwachsenenalter weiterentwickelt, wird im Gegensatz dazu für die fluide Intelligenz im Durchschnitt ein relativ früher Abbau im Erwachsenenalter angenommen.

Einige Einflußfaktoren sind im besonderen Maße für die Herausbildung interindividueller Unterschiede für die Entwicklung der Intelligenz im höheren Erwachsenenalter bedeutsam. Nach Faltermaier (vgl. ebd., S. 164) stehen ein

gutes gesundheitliches Allgemeinbefinden und die möglichst lange Erhaltung bzw. ein verzögerter Abbau intellektueller Fähigkeiten in direktem Zusammenhang. Stimulierende Umweltbedingungen begünstigen ebenfalls die intellektuelle Entwicklung bis ins höhere Alter. Personen mit hohem sozioökonomischen Status zeigen in der Regel bis ins hohe Alter sowohl für verbale als auch für handlungsbezogene Fähigkeiten ein stabileres Leistungsniveau. Ähnlichen Einfluß hat der Bildungsstand auf die Intelligenzleistung im Alter. Je höher die Schulbildung ist, desto besser verläuft die Entwicklung der kristallisierten Intelligenz bis ins hohe Alter (vgl. a.a.O., S. 165).
Neben derSchulbildung stellt die Berufsentwicklung einen entscheidenden Faktor für den Grad der Erhaltung intellektueller Fähigkeiten dar. Optimale Vorbereitung auf das Alter wäre ein möglichst breites Spektrum an Grundfertigkeiten und -fähigkeiten, die bis ins höhere Alter die Übertragung bestimmter Kompetenzen auf andere kognitive Problembereiche ermöglichen und fördern (vgl. Kruse, A., Lehr, U., 1989, S. 398).

2.2.1.2 Wichtige Einflüsse auf den Lernprozeß im fortgeschrittenen Erwachsenenalter

Es ist sicherlich nicht ganz unproblematisch, Einflußfaktoren des Lernens im Alter zu definieren, die die Gesamtheit der Senioren umfassen und dabei dennoch dem individuellen Lernen des einzelnen Menschen gerecht werden.
Ich will mich bei der folgenden Auflistung auf Faktoren beschränken, die in der Literatur (vgl. u. a. Faltermaier, T., u. a., 1992; Mayring, Ph., 1990; Veelken, L., 1990; Dettbarn-Reggentin, J., 1992, Bd. 1 und 2; Geißler, E. E., 1990) unstrittig behandelt werden und z. T. schon in obigen Ausführungen angeklungen sind. Zum anderen will ich mich auf Einflußfaktoren konzentrieren und sie in kurzen Worten konkretisieren, die tatsächlich auch in eine Schulungskonzeption einfließen können.

Störanfälligkeit

Mit zunehmendem Alter sinkt, bedingt durch erhöhte Störanfälligkeit, in der Regel die Konzentrationsfähigkeit während der Lernphasen. Besondere Schwierigkeiten bereitet die Speicherung verschiedenartiger Informationen sowie das Erledigen mehrerer Aufgaben zur gleichen Zeit. Störungsfreie Schulungszeiten kommen besonders älteren Teilnehmern entgegen.

Einstellungen

Im Gegensatz zu Kindern und jüngeren Erwachsenen verfügen ältere Menschen über ein ausgeprägtes Netzwerk von Erfahrungen, Erwartungen, Einstellungen und Meinungen. Wichtig für den Referenten ist es, daß jedes Lernangebot daran gemessen und danach beurteilt wird.
Lebensgeschichtlich erworbene Einstellungen (bezogen auf Arbeit, Familie, Gesellschaft, zur eigenen Person und zum Leben allgemein) rufen in der Schulungsarbeit häufig Widerstand hervor und behindern sowohl die Aneignung als auch die Reproduzierung des Lernmaterials erheblich.

Ängste

Hinter derartigen Widerständen verbirgt sich oft die Angst vor Mißerfolg, vor Veränderung, vor Neuem und das Wissen um die Schwierigkeiten, die eigene soziale Umgebung mit Neuem zu konfrontieren. Indem die Patientenschulung zunächst eine neue Sicht der gewohnten Lebensweise aufzeigt, widerspricht sie dem ausgeprägten Streben älterer Menschen nach Sicherheit. Ängste, welche Ursache auch immer dahinter steht, schlagen sich in physischen Reaktionen nieder. Auf den Lernprozeß bezogen, verursacht eine erhöhte Ängstlichkeit eine Übererregung des autonomen Nervensystems, wodurch eine effektive Enkodierung der Gedächtnisinhalte erheblich behindert wird.

Zeitdruck

Offensichtlich wenden Menschen im fortgeschrittenen Lebensalter im Lernprozeß besonders unter Zeitdruck schlechtere Enkodierungsstrategien und Mnemotechniken an, strukturieren und ordnen die Lerninhalte schlechter und entwickeln eine höhere Anfälligkeit gegen störende Reize. Zudem wird Ängstlichkeit und Unsicherheit in Leistungssituationen unter fremdbestimmten Zeitbegrenzungen in erheblichem Maß verstärkt.
Günstig wäre ein von den Teilnehmern selbst bestimmtes Lerntempo, was in besonderem Maß die Fähigkeit der Referenten fordert, Zeiten, Inhalte und Methoden der Gruppe anzupassen. Zeit zu haben bzw. sich Zeit zu nehmen scheint ein wesentlicher Charakterzug der Typ 2 Schulung zu sein.

Altersfallen

Unsere moderne Industriegesellschaft hat eine Art Altersstereotyp entwickelt, das dem Menschen im höheren Erwachenenalter ganz generell bestimmte Eigenschaften und Verhaltensweisen zuordnet, ohne nach individuellen Ausprägungen zu fragen. Stichworte, wie sie Schmidbauer zusammengetragen hat, verdeutlichen, daß diese "Altersfalle" im Kern auf einen "cirulus vitiosus" hinausläuft.

Typische Altersfallen
- Überbetonung der Werte Leistung, Jugend, Aktivität, Gesundheit, die dem älteren Menschen nicht/kaum zugetraut werden.
- Negative gesellschaftliche Bewertung des Alters.
- Dominanz negativer Altersklischees, die nicht mit der tatsächlichen Alterswirklichkeit übereinstimmen.
- Stereotype, negative Altenbilder zwingen ein normiertes Altenverhalten auf.
- Danach richten sich ältere Menschen und so werden negative Altenstereotypen zum Selbstläufer.
- Negative Erwartungen machen alte Menschen automatisch zu Problemgruppen.
- "Alte sind bildungsunfähig, starr, festgefahren, veränderungsunfähig."
- Leider passen sich alte Menschen oft diesen Einstellungen an und sind schließlich selbst von diesen Vorurteilen überzeugt.

(Schmidbauer, H., 1995, S. 82)

Fehlt der Glaube an die eigene Lernfähigkeit, wird das Lernen doppelt schwer, wenn nicht sogar unmöglich. Ein enormes Betätigungsfeld, das sich hier eröffnet. Natürlich kann die Diabetesschulung gesellschaftliche Defizite im Umgang mit Senioren nicht gänzlich ausgleichen. Aber sie kann Mut zum Lernen machen.

Lernmotivation

Die Lernmotivation ist ohne Zweifel eine entscheidende Einflußgröße im Lernprozeß eines jeden Menschen. Dennoch gibt es greifbare Unterschiede zwischen dem schulischen Lernen von Kindern, Auszubildenden, Studierenden und dem Lernen in freiwilligen Fortbildungs- und Schulungsveranstaltungen. So haben Erwachsene oft einen grundverschiedenen Planungshorizont, was Zeit, Geld und Aufwand für ein Lernangebot anbelangt. Was muß ich einbringen und was bringt mir das Ganze? Zwei Fragestellungen, denen wir u. a.

beim Health-Belief-Modell nach Becker (vgl. Kap. 3, 3.3) wieder begegnen werden, wie auch die gesamte Thematik der Motivation im nachfolgenden Kapitel eingehend behandelt wird. An dieser Stelle soll der Hinweis auf die Bedeutung der Lernmotivation im Allgemeinen sowie die Differenzierung der Lernmotivation im Alter genügen. Klar ist in jedem Fall, daß Motivation in diesem Kontext ohne Zweifel auf die Veränderung gewohnter Verhaltensweisen abzielt.

2.2.2 Verhaltensmodifikation

Eine Umstellung auf gesunde Lebensführung bedeutet für den Patienten im Kern nichts anderes als die dauerhafte Änderung gewohnter Verhaltensweisen durch Verhaltensmodifikation. Denn „Verhaltensmodifikation unterscheidet sich insofern von anderen Verfahrensweisen, als sie klar definierte problematische Realitäten mit dem Programm einer sorgfältig geplanten Prozedur behandelt" (Adameit, H., u. a., S. 28). Ein Prozeß, der in der Weiterbildung von Typ 2 Diabetikern gewünscht ist, um den Patienten zum persönlichen Umgang mit seiner Krankheit zu befähigen. Da das Krankheitsbild aus medizinischer Sicht weitgehend geklärt ist und ebenso feststeht, wie der Umgang mit der Krankheit im Optimalfall vom Patienten organisiert werden soll, handelt es sich um eine klar definierte problematische Realität. Klar ist außerdem, daß der Patient für den Umgang mit seiner Krankheit adäquate Bildungsmaßnahmen erhalten sollte; gemeint ist nichts anderes als das Programm einer sorgfältig geplanten Prozedur (vgl. Richtlinien der DDG). Allerdings wurde bisher noch kein Königsweg gefunden bzw. verwirklicht. An der Verbesserung von Gesundheitsförderungsmaßnahmen muß weiterhin gearbeitet werden, denn bisher bestehende Angebote werden von den Patienten noch nicht als echte Hilfe zur Alltagsbewältigung erlebt. „Gemessen am geschätzten Nutzen von Schulungsmaßnahmen ist die Umsetzung ... in die Praxis immer noch mangelhaft" (Vogel, H., Kulzer, B., 1997, S. 255). „Da es bei der Mehrzahl der Typ 2 Diabetiker in der Schulung um Hilfen zur besseren Krankheitseinsicht, um den Aufbau einer dauerhaften Motivation sowie um die Unterstützung bei der Veränderung von gesundheitsbezogenen Einstellungen und Verhaltensweisen geht, sollte die Weiterentwicklung der Behandlungskonzepte ... insbesondere

verhaltensorientierte Ansätze einbeziehen" (Vogel, H., Kulzer, B., 1997, S. 258). Hierin liegt eine große Aufgabe der Verhaltensmedizin.
Nach Kryspin-Exner (vgl. Kryspin-Exner, I., 1998, S. 115) stammt die verbreitetste Definition von Verhaltensmedizin von Schwartz und Weiss (1977). Demnach bezeichnet Verhaltensmedizin „ein interdisziplinäres Fach, das als Forschungs- und Anwendungsgebiet zu verstehen ist, in dem versucht wird, für Gesundheit und Krankheit relevante Kenntnisse und Techniken der Verhaltenswissenschaften und biomedizinischen Wissenschaften zu integrieren. Verhaltensmedizin beschäftigt sich mit der Anwendung dieser Erkenntnisse und Techniken in Hinsicht auf Prävention, Diagnose, Behandlung und Rehabilitation (Deutsche Übersetzung übereinstimmend in Traue, 1986; Milltner, Birbaumer & Gerber, 1986; Reinecker, 1987)" (Kryspin-Exner, I.,1998, S. 115). Interessanterweise rückt die Beschäftigung mit Verhalten bzw. Verhaltensänderung, ähnlich der Patientenschulung, im deutschsprachigen Raum auf dem Gebiet der Medizin erst Mitte der 80er Jahre in den Blickpunkt wissenschaftlicher Diskussion. Sichtbaren Ausdruck findet dieses Interesse, dies sei am Rande erwähnt, 1984 in der Gründung der „Deutschen Gesellschaft für Verhaltensmedizin und Verhaltensmodifikation".
Will man eine Veränderung von Verhaltensweisen erzielen, stellt sich vor allem die Frage nach verläßlichen Faktoren, die das Verhalten des Menschen beeinflussen, auslösen und aufrecht erhalten; damit ist wiederum die Analyse und Vorhersage menschlicher Verhaltensweisen verknüpft. Im Idealfall würden angestrebte Änderungen von Verhalten dann gezielt planbar und im Ergebnis erfolgreich voraussagbar. Um sich diesem Ziel anzunähern, ist die Diskussion über ein ganzheitliches Menschenbild unumgänglich, das den Patienten als Person, aber auch im Kontext seiner Umweltbezüge betrachtet. Nach Dlugosch basiert der größte Teil der Gesundheitsverhaltens-Modelle auf einem Menschenbild, bei dem „der Mensch ... als aktives, sich selbst und seine Umwelt beeinflussendes, bewußte Entscheidungen treffendes Wesen angesehen" wird (Dlugosch, G. E., 1994, S. 106). Eines der am meisten zitierten Gesundheitsverhaltens-Modelle, das Health-Belief-Modell nach Becker, wird im weiteren Verlauf der Arbeit u. a. als Instrumentarium vorgestellt, um Möglichkeiten und Grenzen der Voraussagbarkeit und Beeinflußbarkeit von erwünschten Verhaltensweisen zu diskutieren.

Inwiefern und auf welche Weise Schulung dazu beitragen kann, den eigenverantwortlichen Umgang der Patienten mit ihrer Krankheit zu fördern, soll im weiteren Verlauf meiner Arbeit, basierend auf der theoretischen Grundlage des Health-Belief-Modells, einem wissenschaftlich anerkannten Modell der Gesundheitspsychologie zur Einschätzung chronischer Krankheiten, und auf der Basis der Humanistischen Psychologie erläutert werden.

2.2.3 St. Vincent Deklaration – Forderungen nicht erfüllt

Um eine grundsätzliche Verbesserung der Versorgung von Diabetikern zu erreichen, wurde im Oktober 1989 die St. Vincent-Deklaration verabschiedet. Vertreter staatlicher Gesundheitsbehörden und Patientenorganisationen aus allen Ländern Europas trafen sich mit Diabetesexperten unter der Schirmherrschaft der Weltgesundheitsorganisation (WHO) und des internationalen Diabetesverbandes (IDF) im italienischen St. Vincent. Einstimmig wurden nachfolgende Ziele und Maßnahmen gefordert:

Generelle Ziele für Diabetiker (Kinder und Erwachsene)

Anhaltende Verbesserung des Befindens und ein Leben, das sich in Lebensqualität und Lebenserwartung der Norm nähert.
Prävention und Therapie des Diabetes und der damit verbundenen Komplikationen durch intensive Forschungsarbeit.

5-Jahresziele

Entwicklung, Ausführung und Auswertung umfassender Programme zur Diagnose und Kontrolle des Diabetes mellitus und seiner Komplikationen mit der Selbsthilfe und der Unterstützung durch die Gemeinschaft als Hauptkomponenten.
Weckung von Bewußtsein in der Bevölkerung und bei den Trägern des öffentlichen Gesundheitswesens über bestehende Möglichkeiten und zukünftige Notwendigkeiten zur Prävention der Komplikationen des Diabetes und des Diabetes selbst.
Organisation und Schulungen im Diabetesmanagement und zur Diabetesbehandlung für Diabetiker jeden Alters, für ihre Familien, Freunde und Kollegen sowie für ihre medizinischen Betreuer.
Sicherstellung, daß die Betreuung von Kindern mit Diabetes von Einzelnen oder Gruppen durchgeführt wird, die gleichermaßen im Management des Diabetes und in der Betreuung von Kindern Erfolg haben, und Sicherstellung der notwendigen gesellschaftlichen, wirtschaftlichen und emotionalen Unterstützung von Familien mit einem an Diabetes erkrankten Kind.

Unterstützung bereits bestehender Zentren, die sich bei der Diabetesbehandlung, -schulung und -forschung bewährt haben. Schaffung neuer Zentren, soweit Bedarf und Möglichkeit dazu bestehen.
Förderung der Selbständigkeit, Gleichstellung und Unabhängigkeit aller Diabetiker - der Kinder, Jugendlichen, Diabetiker im Erwerbsleben und der Älteren.
Beseitigung von Hindernissen zur bestmöglichen Integration des Diabetikers in der Gesellschaft.

Durchführung wirksamer Maßnahmen zur Vermeidung schwerwiegender Folgeschäden:

- Reduzierung der Zahl neuer diabetesbedingter Erblindungen um ein Drittel oder mehr.
- Reduzierung der Zahl neuer diabetesbedingter Fälle von terminalem Nierenversagen um mindestens ein Drittel.
- Reduzierung der Amputationen aufgrund diabetischer Gangrän um die Hälfte.
- Verminderung der Morbidität und Mortalität der diabetesbedingten koronaren Herzkrankheit durch energetische Programme zur Reduzierung der Risikofaktoren.
- Bemühung um ein Schwangerschaftsergebnis bei Diabetikerinnen, das dem Stoffwechsel gesunder Frauen entspricht.

Einrichtung von Überwachungs- und Kontrollsystemen unter Verwendung moderner Informationstechnologie zur Qualitätssicherung der Diabetesbetreuung sowie für labortechnische Verfahren zur Diagnostik, Behandlung und Selbstkontrolle des Diabetes.
Förderung der europäischen und internationalen Zusammenarbeit bei Forschungs- und Entwicklungsprogrammen im Bereich Diabetes durch nationale, regionale und WHO-Vertretungen und aktive Partnerschaft mit den Selbsthilfeorganisationen der Diabetiker.
Sofortiges Handeln im Sinne des WHO-Programms "Gesundheit für alle" zur Herstellung einer engen Verbindung zwischen WHO und IDF (Region Europa), zur Initiierung und Beschleunigung der Verwirklichung der Inhalte dieser Empfehlungen.

(Entnommen aus der Broschüre: Die St. Vincent-Deklaration, Ein Modell für Vorsorge und Selbsthilfe, St. Vincent (Italien), 10.-12. Oktober 1989, bezogen über: Boehringer Mannheim GmbH, Sandhofer Straße 116, D- 68305 Mannheim).

Seit der Verabschiedung der St. Vincent-Deklaration wurden vier Folgetreffen organisiert. 1992 in Budapest, 1995 in Athen, 1998 in Assisi und 1999 in Istanbul. Da vergleichbare Daten nicht oder nur teilweise und unvollständig vorliegen, ist es sehr schwierig festzustellen, inwieweit die in St. Vincent aufgestellten Ziele umgesetzt wurden bzw. werden. 1995 wurde vom Deutschen Diabetiker-Bund eine Fragebogenaktion durchgeführt, um auf Grund von Expertenmeinungen ein Bild zu bekommen, inwieweit die Forderungen der St. Vincent-Deklaration erfüllt werden konnten. Ausgangssituation war die Tatsache, daß sich die Fünf-Jahres-Zeit-Begrenzung als zu kurzfristig herausgestellt hat, um Fortschritte und Verbesserungen in der Diabetesversorgung zu erzielen. Die Expertenbefragung wurde initiiert, um konkrete Probleme herauszufinden und davon ausgehend Verbesserungsvorschläge mit Blick auf eine zukünftige Maßnahmenplanung der Diabetikerbetreuung abzuleiten. Von besonderem Interesse sind vor allem zwei Fragestellungen und die Antwort darauf:

- **Wieso konnten die Ziele der Erklärung von St. Vincent nicht durchgesetzt werden?**

  Bemängelt wurde allgemein die Tatsache, daß Vergleichszahlen als Basis bisher fehlen (beispielsweise die Reduzierung von Blindheit, des Nierenversagens und der Amputationen betreffend), und dadurch die Ziele bisher nicht meßbar sind. Kritisiert wurde mehrmals, daß die Inhalte und Ziele der St. Vincent-Deklaration sowohl vielen Diabetikern als auch zahlreichen am Thema interessierten bzw. zuständigen Ärzten nicht oder nur unzureichend bekannt sind. Hasche sieht es nicht als Aufgabe der behandelnden Ärzte, umfassende Informationsarbeit bei den Patienten zu leisten; seiner Meinung nach kommt den Medien die entscheidende Rolle bei der Verbreitung der Anliegen von St. Vincent zu.

  Mehnert fügt der mangelnden Publizität der Präventionsziele die Unterschätzung der Folgeschäden (von Patienten und Ärzten gleichermaßen) hinzu, solange keine pathologischen Veränderungen eingetreten sind.

  Chantelau führt als Grund schwerwiegende Interessenkonflikte zwischen Diabetikern, Pharmaindustrie, Ärzten und Krankenkassen an. Diabetiker sehen einen möglichst optimalen Umgang mit ihrer Krankheit im Alltag im Vordergrund, für die Pharmaindustrie zählen vor allem finanzielle Maßstäbe; ähnlich wie bei der Pharmaindustrie verhält es sich mit Ärzten und Krankenkassen.

  Laut Gries lag es nicht am guten Willen oder Ideenreichtum der Diabetologen, wenn die Ziele nicht erreicht werden konnten. Beweis genug stellt das St. Vincent-Register als solches dar. Als Gründe für nicht erfüllte Forderungen nennt er als erstes strukturelle. So ist die flächendeckende Versorgung von Diabetikern (beispielsweise durch Fußambulanzen, Versorgungszentren von Schwangeren etc.) längst noch nicht erreicht. Gefordert sind vielmehr interdisziplinäre Zentren, in denen Vertreter verschiedener Fachrichtungen und Berufsgruppen zusammenarbeiten. Eine weitere Schwierigkeit ergibt sich seiner Meinung nach aus wirtschaftlichen Gesichtspunkten. Zwar sei es streitig, daß die im Rahmen der St. Vincent-Deklaration geforderten Maßnahmen längerfristig betrachtet von großem wirtschaftlichen

Vorteil sind; jedoch unter den Bedingungen kurzfristiger und schneller Einsparungen fanden sie zu wenig Unterstützung. Negative Auswirkungen auf die Umsetzung der St. Vincent-Ziele sieht Gries außerdem in der Propaganda für gesundheitsschädigende Lebensweise, z. B. Raucherwerbung oder Fehlernährung.

Piwernetz bemängelt vor allem das Fehlen gemeinsamer Ausgestaltung und Umsetzung durch Ärzte, Diabetiker, Kassenärztliche Vereinigungen, Kostenträger und Gesundheitsministerien. Einige vereinzelte lokale und regionale Aktivitäten reichen längst nicht aus, um die angestrebten Ziele flächendeckend zu erreichen. Gefordert werden strukturierte Maßnahmen, Qualitätsmanagement und strukturierte Auswertung, um die gewünschten Erfolge zu erzielen.

- **Welche Rolle spielt die Tatsache, daß Typ 1 und Typ 2 Diabetes zwei grundlegend verschiedene Krankheiten sind?**

Mehrmals wurde die Antwort gegeben, daß der Unterschied von Typ 1 und Typ 2 Diabetes keine Bedeutung für die Nichterfüllung der St. Vincent-Forderungen hat.

Jäger macht allerdings darauf aufmerksam, daß gerade altersspezifische Besonderheiten bei der Maßnahmenplanung von Typ 2 Diabetikern berücksichtigt werden müssen, wenn die St. Vincent-Ziele in Zukunft erreicht werden sollen. Leider werden seiner Meinung nach die Folgeschäden bei Typ 2 Diabetikern immer noch unterschätzt, so daß eine gleichwertige Gewichtung beider Krankheiten noch nicht gewährleistet ist, was sich negativ auf die Umsetzung der Forderungen auswirkt.

Hasche spricht zwar kurz als Problem an, daß unsinnigerweise noch immer behauptet wird (er geht nicht näher darauf ein von wem und warum: Anm. d. Verf.), es sei besser, Typ 1 Diabetiker in der Klinik, Typ 2 Diabetiker jedoch in der Praxis zu schulen. Er persönlich erlebt in seiner Praxis die Betreuung der verschiedenen Diabetestypen als „wunderbares“ Nebeneinander und keinesfalls als Misere.

Für Gries ergibt sich durch das Nebeneinander verschiedener Diabetestypen kein wesentliches Problem. Weltweit seien sich alle Fachleute einig,

daß die Therapieziele der verschiedenen Diabetestypen die gleichen sind, deren Umsetzung jedoch vom jeweiligen Diabetestypus abhängt. Die Richtlinien der unterschiedlichen Maßnahmen sind bereits festgesetzt und allgemein bekannt.
Laut Küstner haben die verschiedenen Diabetestypen aufgrund der Tatsache, daß es sich um grundlegend verschiedene Krankheiten handelt, zwar keine großen Auswirkungen auf die Umsetzung der St. Vincent-Forderungen. Das Problem sieht sie vielmehr in einer generellen Vernachlässigung aller Diabetestypen. Wobei sie trotz dieser Aussage differenziert und anmerkt, daß Typ 2 Diabetes im Vergleich zu Typ 1 Diabetes einen schwereren Stand hat, da die Krankheit für gewöhnlich unterschätzt wird.
Nach Meier spielen die Unterschiede der Diabetestypen bei dem angesprochenen Mißstand insofern eine Rolle, als es Diabetes Typ 2 grundsätzlich an frühzeitiger, richtiger Behandlung fehlt und dieser Diabetestyp im speziellen immer noch völlig verharmlost wird.
Schmidbauer beantwortet die Fragen in Form einer allgemeinen Stellungnahme, die sich sehr gut als zusammenfassender Ausblick und als Basis für weiterführende Überlegungen zukünftiger Maßnahmenplanung zur Umsetzung der St. Vincent-Ziele eignet. (vgl. Nuber, G., 1995, S. 11 ff)

Die St. Vincent-Deklaration hat mit Sicherheit einen großen Beitrag dazu geleistet, daß es in der Bundesrepublik Deutschland eine so intensive Diskussion um neue Wege in der Diabetesversorgung gibt. Es ist weiterhin wichtig, diese Diskussion am Leben zu erhalten, denn es bedarf noch mehr der Bewußtseinsbildung und des Drucks seitens der Öffentlichkeit, damit Diabetes nicht Gefahr läuft verharmlost zu werden. Zwar sind die Zielvorstellungen von St. Vincent klar und einleuchtend formuliert; trotzdem bereitet die Umsetzung nach wie vor große Probleme. Wünschenswert wäre die Ausarbeitung und Umsetzung eines Diabetikerplans auf nationaler Ebene, basierend auf einer offenen und ehrlichen interdisziplinären Zusammenarbeit; diesen Prozeß sollten Patienten, Ärzte, Kassen, Politiker, Selbsthilfeorganisationen und Medien in Teamarbeit gemeinsam gestalten und ein flächendeckendes Versorgungsnetz sowohl mit ambulanten als auch stationären Betreuungsmöglichkeiten schaffen.

Grundsätzlich wird an dem Tatbestand Kritik geübt, daß immer noch eine Vielzahl an Ärzten und Krankenschwestern für die Diabetesbehandlung nur unzureichend ausgebildet ist, geringe Erfahrung besitzt und in der Regel ungenügend qualifiziert bleibt.
Ziel ist es in jedem Fall den Diabetiker nicht zu „behandeln", sondern ihn zu motivieren, seine Krankheit selber in die Hand zu nehmen. Denn zahlreiche Betroffene wissen nicht oder wollen nicht wahrhaben, daß mit ihrer Krankheit eine Veränderung des Lebensstils notwendig wird (insbesondere bei Typ 2 Diabetes). Wichtig ist es dabei Abhängigkeiten zu vermeiden und autonomes Verhalten des Patienten zu stärken. Zukunftsvision einer gelungenen Gesundheitsförderung bzw. eines gelungenen Krankheitsbewältigungsprozesses wäre, so Schmidbauer, der aktive, selbständig handelnde, motivierte und erstklassig geschulte Diabetiker.

2.3 Coping / Krankheitsverarbeitung

2.3.1 Allgemeine Grundlagen

Chronische Krankheiten wie Diabetes Typ 2 enthalten ein ganz bestimmtes Belastungspotenzial. Anders als bei akuten Krankheiten ist im Falle einer chronischen Erkrankung vom Patienten die lebenslange Auseinandersetzung mit seiner nicht heilbaren Krankheit gefordert. Der Betroffene muß lernen in vielfältigen Lebensbereichen besonderen Anforderungen gerecht zu werden, denn häufig stehen chronische Erkrankungen in Zusammenhang mit veränderten Umweltbedingungen und schädigenden Lebensweisen. Auch darf die weitere Gefährdung einer Multimorbidität nicht aus dem Bewußtsein gestrichen werden. Zudem ist immer wieder darauf hinzuweisen, daß bei diesen Erkrankungen eine echte Heilung nicht möglich ist, sondern nur eine symptombezogene, meist lebenslang dauernde Behandlung. Dies erfordert bei jedem Patienten einen individuellen Prozeß der Krankheitsverarbeitung und Krankheitsbewältigung. Hier stellt sich nun als erstes die Frage, was genau bewältigt werden muß und welche konkreten Belastungen daraus entstehen, damit unterstützende Maßnahmen daraus abgeleitet werden können.

Interessant ist es in Zusammenhang mit der Analyse des Belastungspotentials nochmals zu erwähnen, daß sich das Krankheitsspektrum im letzten Jahrhundert grundlegend verändert hat. Während akute Erkrankungen zurückgegangen sind, sind chronische Erkrankungen deutlich im Vormarsch. Diese Zunahme läßt sich zum einen durch die Veränderungen der Altersstruktur[1] erklären; zum anderen auch durch die verbesserten Möglichkeiten der Medizin, Lebensverlängerung ohne Ausheilung zu erreichen. Da chronische Erkrankungen das aktuelle Krankheitsgeschehen deutlich dominieren, ist es von besonderem Interesse, das Augenmerk speziell bei dieser Art der Erkrankung auf den Prozeß der Krankheitsverarbeitung zu richten, um in einem nachfolgenden Schritt hilfreiche Konsequenzen für die Gesundheitsförderung der Patienten ableiten zu können; mit Konsequenzen ist nichts anderes gemeint als konkrete Hilfestellung, die es dem Patienten erleichtert, einen lebenslangen alltäglichen und möglichst optimalen Umgang mit der Erkrankung zu praktizieren.

Grundlage meiner weiteren Überlegungen zum Thema Krankheitsverarbeitung sind im besonderen die Ausführungen von Salewski (vgl. Salewski, Ch., 1997, S. 42 ff), da hier untersucht wird, inwieweit die Metareflexion der Belastungsverarbeitungsforschung (z. B. nach Greve) auch für konkrete Belastungsbereiche hilfreich ist. Salewski geht hier der Frage nach, inwieweit eine übergeordnete Taxonomie für das Verständnis und die Vorhersage von Reaktionsformen nützlich sein kann, die im Falle einer chronischen Erkrankung auftreten; Salewski argumentiert überzeugend, daß es dabei zuerst notwendig ist, einen Schritt zurückzugehen, d. h. die Perspektive zu wechseln, um diese Zusammenhänge überprüfen zu können.

Sobald die Krankheit Typ 2 Diabetes diagnostiziert wird, steht der Betroffene zunächst vor der Tatsache, sich mit seiner Situation auseinanderzusetzen, in irgendeiner Form zu reagieren und den Umgang mit der Erkrankung in sein Leben zu integrieren. „Oberstes Ziel ist es dabei, ... Handlungsfähigkeit und Wohlbefinden herzustellen, soweit der erkrankte Mensch dies anstrebt und

[1] denn erstens steigt mit zunehmendem Alter die Anzahl chronisch kranker Menschen und zweitens verändert sich die Alterspyramide dahingehend, daß der Anteil älterer Menschen im Vergleich zum jüngeren Teil der Bevölkerung insgesamt ansteigt (vgl. Salewski, Chr., 1997, S. 42 ff).

soweit seine Handlungsmöglichkeiten und Umgebungsbedingungen es zulassen“ (Salewski, Ch., 1997, S. 44).
Da die Ziele Handlungsfähigkeit und Wohlbefinden recht abstrakt formuliert sind, empfiehlt Salewski als konkretere Analyseeinheiten z. B. die Aufgaben, die sich aus den Belastungen ergeben, näher zu betrachten, da Aufgaben und Ziele in wechselseitigem Zusammenhang stehen. Salewski weist darauf hin, daß ein Verständnis der Verarbeitung krankheitsbedingter Belastungen nur entwickelt werden kann, wenn auch die Teilschritte des Krankheitsverarbeitungsprozesses aufgezeigt werden (vgl. ebd., S. 44; auch zum Folgenden).

Tab.: 2: Ziele der Krankheitsbewältigung nach Schüßler:

Krankheitsbezogene Aufgaben	Anerkennung und Bewältigung der Krankheitssymptome wie Schmerz, Schwäche und Behinderung; Auseinandersetzung mit der notwendigen medizinischen Behandlung; Entwicklung und Aufrechterhaltung adäquater Beziehung zu Ärzten und Pflegepersonal; Eventuell Anerkennung und Bewältigung eines ungewissen Krankheitsverlaufs und einer ungewissen Zukunft;
Personenbezogene Aufgaben	Entwicklung und Aufrechterhaltung eines emotionalen Gleichgewichts; Aufrechterhaltung eines ausreichenden Selbstwertgefühls
Umweltbezogene Aufgaben	Umgestaltung und Aufrechterhaltung der wichtigen Beziehungen zu Familie und Freunden

Salewski macht zu diesen Aufgaben noch zusätzliche Vorschläge, z. B. die Herstellung einer möglichst guten Passung zwischen der Leistungsfähigkeit und dem Beruf und die Erhaltung von Autonomie.
Diese Zusammenstellung soll an dieser Stelle genügen, um mit der Problematik vertraut zu werden. Im weiteren Verlauf meiner Arbeit erfolgt nach eingehender Theoriediskussion eine systematische Zusammenschau der Co-

pingproblematik mit ihren Möglichkeiten und Grenzen; damit ist die Grundlage geschaffen, die eine systematische Ableitung der Ziele des Krankheitsbewältigungsprozesses speziell bei Typ 2 Diabetikern und im weiteren Verlauf der Arbeit deren Übertragung in den erlebnispädagogischen Bereich ermöglicht.
Meine bisherigen Beschreibungen und Ausführungen zur Coping-Problematik sind als erste Annäherungsversuche an eine Definition zu verstehen, um die komplexe Thematik schrittweise zu erläutern. Bei dem Versuch „Coping" näher zu definieren, liegt die genaue Übersetzung und Interpretation des Wortes nahe. Dem Begriff Coping liegt das englische Verb „to cope" zu Grunde, das nach Pons Kompaktwörterbuch übersetzt wird mit „gewachsen sein, es aufnehmen mit" (Weis, E. (Hg.), 1985, S. 105). Damit ist die Situation im Kern beschrieben. Will der Patient es mit seiner Krankheit aufnehmen, muß er ihr auch gewachsen sein, d. h. er steht in jedem Fall, in welcher Form auch immer, einer Herausforderung gegenüber. Allgemein versteht man unter Coping „bewußte, nicht automatisierte, sowohl kognitiv erlebnisorientierte als auch verhaltensorientierte Bemühungen zur Verarbeitung von inneren oder äußeren Konflikten oder Belastungssituationen" (Bräutigam et al, 1992, S. 32).
Bei der Definition von Krankheitsverarbeitungs- und Bewältigungsprozessen mit Blick auf chronische Krankheiten bietet es sich laut Salewski (vgl. Salewski, Ch., 1997, S. 45) an, auf den einschlägigen Definitionsversuch von Muthny zurückzugreifen, da hier im besonderen dem Tatbestand Rechnung getragen wird, daß es bei einer chronischen Erkrankung keine Bewältigung geben kann (höchstens Coping), weil es gerade ihr Wesen ist nicht zu verschwinden. Verschwinden können bei derartigen Krankheitsbildern höchstens einzelne Belastungsaspekte. Nach Muthny ist Krankheitsverarbeitung „die Gesamtheit der Prozesse, um bestehende oder erwartete Belastungen im Zusammenhang mit Krankheit emotional, kognitiv oder aktional aufzufangen, auszugleichen oder zu meistern. Krankheitsverarbeitung kann sich sowohl auf das Individuum als auch in systemischer Betrachtung auf eine Sozialstruktur beziehen. Die Krankheitsverarbeitungs-Modi sind prinzipiell unabhängig von Kriterien des Verarbeitungserfolges zu definieren" (Muthny, F. A., 1989, S. 5).
Von Weber (1992) wird dieser Definitionsversuch insofern positiv gewertet, als Muthny die bewertenden Implikationen des Begriffs „Bewältigung" umgeht, diese durch den Begriff Krankheitsverarbeitung ersetzt und zudem den Erfolg der Verarbeitungsversuche gerade nicht zum Kriterium der Krankheitsverar-

beitung macht; meiner Meinung nach ein wertvoller Beitrag zur Unterstreichung des Prozeßcharakters von Krankheitsverarbeitung. In diesem Sinne wird dauerhafter positiver Umgang des Patienten mit seiner Erkrankung denkbar. Chronisch Kranke werden nach diesem neueren Verständnis nicht mehr als Hilflose angesehen, die einem überwältigendem Geschehen ausgeliefert sind. Vielmehr ermöglicht die Abkehr von Fremdbestimmung durch den Arzt die Schaffung einer subjektiv erträglichen Realität in der aktiven Auseinandersetzung des Patienten mit seiner Erkrankung. Es wird davon ausgegangen, daß es der Mehrzahl der Patienten gelingen kann, zumindest eine zufriedenstellende Adaption an die Erkrankung und ihre Folgen zu leisten. Wichtiger Bestandteil neuerer wissenschaftlicher Forschung ist aus diesem Grund die Suche nach Bewältigungsmöglichkeiten, bei denen der Patient aktiv in Erscheinung treten muß. Gelingt es den Patienten sich ihrer Erkrankung zu „bemächtigen", d. h. den Umgang mit ihrer Krankheit aktiv zu praktizieren, ist die Basis einer dialogischen Verständigung geschaffen; damit wird die Auseinandersetzung mit der Erkrankung konkret kommunizierbar und eine Enttabuisierung erreicht. Ferner wird die Bedeutung von sozialen Hilfs- und Unterstützungsleistungen als soziale Ressourcen anerkannt.
Die Schaffung eines theoretischen Hintergrundes, der notwendig ist, um aktive Bewältigungsmaßnahmen für den Patienten begründet und fundiert ableiten zu können, bereitet allerdings bis heute Schwierigkeiten. Im Laufe der Entwicklung der Krankheitsverarbeitungsforschung wurden unterschiedlichste, kaum aufeinander bezogene und zumeist nicht theoretisch begründete Versuche unternommen, die Reaktionsweisen auf chronische Erkrankungen im allgemeinen oder auf spezifische chronische Erkrankungen bezogen zu beschreiben. Nach einigen Vorläuferarbeiten in den 50er Jahren nimmt die systematische Copingforschung ihren Anfang 1966 mit dem programmatischen Buch von Lazarus: „Psychological stress and the coping process". Seitdem wurde viel Forschungsarbeit geleistet. Trotzdem existiert immer noch ein großes Bedürfnis nach Klassifikationen dieser Verarbeitungsweisen, und echte Erfolge waren bisher eher dürftig. Allerdings gibt es darüber recht konkrete Vorstellungen. Eine gelungene Taxonomie, die eine Klassifikation von Formen der Krankheitsverarbeitung ermöglicht, sollte wünschenswerterweise bestimmte Aufgaben erfüllen, um tatsächlich von Nutzen zu sein. Wie wertvoll ein solcher Klassifikationsversuch wirklich ist, läßt sich davon ableiten, inwieweit das

Anliegen erfüllt wird, eine Systematik der Formen der Krankheitsverarbeitung zu erstellen; dabei geht es zunächst darum, mit Hilfe einer Klassifikation möglichst genau und umfassend diejenigen Verhaltensweisen zu identifizieren, die eine Reaktion auf krankheitsbedingte Belastungen sind. Dieses Vorgehen hat wiederum zur Folge, daß an Hand bestimmter Merkmale die Unterscheidung zwischen krankheitsbezogenem und anderem Verhalten möglich gemacht wird. Die immer noch unhandlich große Menge an Reaktionsweisen soll schließlich durch eine Zuordnung der Reaktionen zu den zugrunde liegenden Modalitäten eine gewisse Ordnung erfahren; die Einteilung erfolgt in eher kognitive, emotionale oder verhaltensbezogene Reaktionen. Zusätzlich muß eine Unterscheidung dahingehend getroffen werden, ob sich die Verarbeitungsreaktion auf innerpsychische oder externe Bedingungen bezieht. Eine sinnvolle Klassifikation darf schließlich die Zuordnung von Krankheitsverarbeitungsreaktionen in kurz- oder langfristig wirkende nicht vernachlässigen (vgl. Salewski, Ch., 1997, S. 42 ff).

Zusammenfassend läßt sich feststellen, daß eine Klassifikation von Krankheitsverarbeitungsreaktionen sich dann als nützlich erweist, wenn sie bestimmte Anforderungen erfüllt; konkret geht es um die Bereitstellung von Abgrenzungskriterien, von Ort, Ansatzpunkt und Zeitperspektive der Reaktion. Nützlich bedeutet in diesem Zusammenhang, daß es im konkreten Fall möglich wird, zu einem bestimmten Zeitpunkt im Krankheitsverlauf zu beschreiben, auf welche Art der Patient seine Krankheit verarbeitet. Zudem wird es auch möglich, die Güte der Krankheitsverarbeitung als funktional oder dysfunktional, bezogen auf ein zuvor definiertes Kriterium, einzuschätzen; dies hat wiederum zur Folge, daß dem Patienten im konkreten Fall therapeutische Maßnahmen zur Unterstützung oder Veränderung der Krankheitsverarbeitung angeboten werden können. Letztlich ist damit nun die Grundlage geschaffen, um mit dem Betroffenen über die Art und Gestaltung der Krankheitsverarbeitung in einen Dialog zu treten, da es plötzlich möglich wird bestimmte Aspekte zu benennen und im notwendigen Maß zu konkretisieren.

2.3.2 Copingstile als Abwehrmechanismen

Nachdem nun einige grundlegende Aspekte zur Coping-Problematik diskutiert und geklärt wurden, darf auf keinen Fall die Thematik der Coping-Stile, auch Abwehrmechanismen genannt, übergangen werden. Denn Abwehrmechanismen sind bei jedem Patienten ein elementarer Bestandteil der Krankheitsverarbeitung. Die Definition von Abwehrmechanismen entspringt der psychoanalytischen Tradition, was aber in keinem Fall bedeutet, daß diese Thematik für die Pädagogik nicht von Nutzen wäre - im Gegenteil. Verstanden als Bereicherung im interdisziplinären Dialog, geben Informationen über Abwehrmechanismen dienliche Hinweise für pädagogische Interventionen im Krankheitsverarbeitungsprozeß. Plötzlich wird es möglich über unbewußte Vorgänge und Reaktionen des Patienten zu kommunizieren, da diese nun als definierte Zustände klassifizierbar sind. Hier muß noch einmal betont werden, daß Abwehrmechanismen nicht Anzeichen oder Erkennungsmerkmal einer psychischen Erkrankung sind; vielmehr sind sie Ausprägung einer gesunden Reaktion des Betroffenen auf eine schwierige Situation, die nicht spontan, sondern nur über einen lang andauernden Prozeß bewältigt werden kann. Abwehrmechanismen ermöglichen in diesem Sinn erst einmal den nötigen Abstand zur Problemsituation, damit Raum dafür geschaffen ist, durch eine schrittweise Annäherung geeignetes Bewältigungsverhalten zu lernen und umzusetzen.

Übertragen auf die Situation von chronisch Kranken, speziell auf die von Typ 2 Diabetikern, sind dies wertvolle Erkenntnisse, die bei der Maßnahmenplanung zur Gesundheitsförderung notwendigerweise Beachtung finden sollten, um dem Patienten den benötigten Handlungsrahmen zu eröffnen, geeignetes Bewältigungsverhalten entwickeln zu können. Demnach ist die Bildung von Abwehrmechanismen ein wesentlicher Teil des Krankheitsbewältigungsprozesses und im konkreten Fall von Typ 2 Diabetes eine gesunde Reaktion des Betroffenen auf die spezifische Problemkonstellation; denn der Konflikt entsteht für den Patienten ja daraus, daß er seine Krankheit als solche nicht wahrnehmen kann (schleichender Verlauf, vgl. Kap 1) und meist erstmals bei einer Routineuntersuchung durch den Hausarzt mit der Diagnose konfrontiert wird; zusätzlich wird die Situation verschärft durch Therapieempfehlungen für eine gesunde Lebensführung, die ihm von ärztlicher Seite zwar nahegelegt und erläutert werden, die er aber gleichzeitig im Selbstmanagement im Alltag umsetzen sollte. Der Patient befindet sich somit in einer durchaus schwierigen Lage, die verständlicherweise nicht spontan, sondern nur über einen langdauernden Prozeß bewältigt werden kann; die grundlegende Änderung von Lebensgewohnheiten als Therapieziel ist keine leichte Aufgabe und bedarf einer eingehenden individuellen Planungs- und Trainingsphase. Kurz zusammengefaßt ist beim Patienten durch die Wahrnehmungsproblematik, gekoppelt mit der hohen Erwartungshaltung an grundlegende Verhaltensänderung von medizinischer Seite her, der „Abstand", den er sich notwendigerweise einräumt, vorprogrammiert, um anschließend aus der Distanz heraus aktive Krankheitsverarbeitung planen und umsetzen zu können. Die Reaktion des Betroffenen auf seine emotionale Konfliktsituation kann vielfältige Formen annehmen, wie sie durch unterschiedliche Abwehrmechanismen beschrieben werden. Daher ist es für die pädagogische Praxis unabdingbar, sich näher damit auseinanderzusetzen.

Definiert wird ein Abwehrmechanismus als Konstrukt und als automatisierter psychischer Prozeß, "der das Individuum vor Angst und vor der Wahrnehmung innerer und äußerer Belastungen und Gefahren schützt. Abwehrmechanismen regulieren die Reaktion des Individuums auf emotionale Konflikte und auf äußere Belastungen" (Saß, H., u. a., 1996, S. 853).

Die vollständigen und differenzierten Definitionen spezifischer Abwehrmechanismen zu nennen, würde an dieser Stelle zu weit führen. Hilfreicher für die pädagogische Praxis ist ein Anwendungsbeispiel, der Erfassungsbogen nach Randak, da dieser eine repräsentative Auswahl der Abwehrmechanismen umfaßt, die sich für die Praxisanwendung, insbesondere für pädagogische Belange, sehr gut eignet (vgl. Randak, O., 2000, S. 32). Dieser Erfassungsbogen stellt die überschaubare Zahl von 10 Abwehrmechanismen zur Auswahl und gestaltet die Situation damit übersichtlich. Es handelt sich hier um die ursprünglich von Anna Freud formulierten Abwehrmechanismen, die als übergeordnete Kategorien an Aktualität bis heute nicht eingebüßt haben (vgl. Randak, O., 2000). Randak stellt im ersten Teil seines Erfassungsbogens den Entstehungsprozeß der Abwehrmechanismen als visuelle Gedächtnisstütze in Grundzügen graphisch dar; somit werden die Kausalzusammenhänge klar nachvollziehbar und ermöglichen auch für die pädagogische Praxis eine unkomplizierte Handhabung.

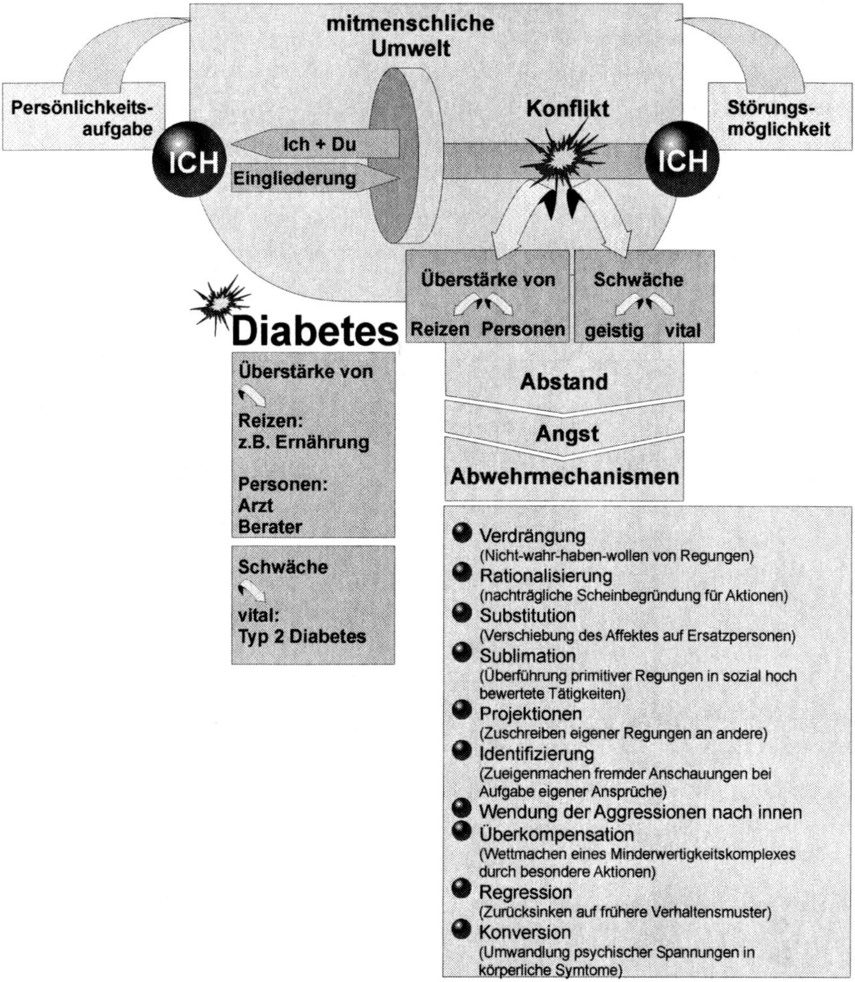

Abb. 8: Abwehrmechanismen (mod. nach Randak, O., 2000, S. 32)

Als Ausgangssituation wird der Mensch in seinem Lebenskontext erfaßt. Das „Ich", das einzelne Individuum steht in einer ständigen Wechselbeziehung mit seiner mitmenschlichen Umwelt. Kommt es in diesem Prozeß zu einer Überstärke von Reizen oder Personen und zugleich zu einer „Ich-Schwäche" auf geistiger oder vitaler Ebene, entsteht eine Konfliktsituation. Ist der Konflikt für das Individuum nicht sofort lösbar, benötigt es einen Abstand zur Konfliktsituation. Um sich diesen Abstand zu schaffen, entwickelt der psychisch gesunde Mensch Angst und Abwehrmechanismen. Es ist die Frage, was sich hinter den Phänomenen Angst und Abwehrmechanismen genau verbirgt; sind diese Zustände definierbar, so wird es von pädagogischer Seite her möglich Lösungswege anzubieten. Da die Abwehrmechanismen im zweiten Teil des Dokumentationsblattes einzeln aufgeführt und erklärt werden, gilt mein Interesse zunächst der Beschreibung des Phänomens Angst, da aus der Graphik keine Definitionen zu entnehmen sind.

Nach Randak (vgl. Randak, O., 2000, S. 2 ff) ist Angst, allgemein betrachtet, die beschreibbare Reaktion eines Lebewesens auf eine als bedrohlich erlebte Situation. Sie entsteht aus Sorge um und Besorgtheit für Lebenswerte. Demnach ist Angst eine ganzheitliche Reaktion des Körpers, der Seele und des Verstandes auf Umweltreize, die dem Individuum lebenseinschränkend oder lebesbedrohend erscheinen. Als gesunde und wichtige Fähigkeit ist sie eine adäquate Reaktion des Individuums auf Einschränkung und Gefahr und aktiviert den Betroffenen entweder zu Vermeidung oder Überwindung. Angst als Fähigkeit kann sich in verschiedenen Ausprägungen zeigen. Zwischen den Extrempunkten (Reaktionsausformung: Panik, Verwirrtheit, Aussichtlosigkeit; versus Reaktionsausfall: Schock, Starre, Blockade) hat die gesunde Angst ihren Platz. „Die gesunde Angst muß sich körperlich als reaktionsfähig erweisen, sie muß seelisch erlebnisfähig Offenheit garantieren und sie muß rational handlungsfähig bleiben. ... Die Ausprägung der Angst darf die beiden Extreme der Überreaktion und der Erstarrung nicht erreichen, wenn ein Lebewesen Angst zulassen kann und Angst als Fähigkeit zur Lebensbewältigung fruchtbar werden soll" (Randak, O., 2000, S. 2). Kurz gesagt, fordert Angst zur Überwindung der bedrohlichen Situation heraus und strebt Sicherheit an; als Zustand ist sie niemals Lebensziel, sondern letztlich eine lebenserhaltende Reaktion. Aus dem Zustand der Angst entwickelt das Individuum Abwehrmecha-

nismen im Sinne einer Schutzfunktion (vgl. Saß, H., u. a., 1996, S. 853), um sich den nötigen Abstand zur Konfliktsituation zu verschaffen.
Randak schafft durch die überschaubare Selektion repräsentativer Abwehrmechanismen im Anschluß an die graphische Darstellung, um zum Dokumentationsbogen zurückzukehren, eine unkompliziert handhabbare Erfassung der Konfliktsituation des Betroffenen. Zusätzlich dienen kurze, in Klammer gesetzte Erläuterungen als Gedächtnisstütze, wodurch die Erfassung der Situation sehr viel leichter fällt. Wichtig ist es abschließend darauf hinzuweisen, daß Name, Geburtsdatum und Erstelldatum festgehalten werden, denn dieser Erfassungsbogen stellt eine individuelle Momentaufnahme der Konfliktsituation des jeweiligen Betroffenen dar.
In der konkreten Situation von Typ 2 Diabetespatienten bedeuten die Abwehrmechanismen Folgendes:

1. Verdrängung: Typ 2 Diabetespatienten können ihre Krankheit meist nicht als solche wahrnehmen (vgl. Kap 1), da der Krankheitsverlauf schleichend erfolgt und Folgeschäden häufig noch nicht vorhanden sind. Das bedeutet, dem Patienten fehlt der spürbare Bezug zu seiner Erkrankung. Häufig wird Typ 2 Diabetes zufällig bei einer Routineuntersuchung durch den Hausarzt festgestellt, d. h. der Arzt hat die Aufgabe, den Patienten über eine Krankheit aufzuklären, die der Betroffene über seine Sinnesorgane nicht wahrnehmen kann. Durch diese schwierige Situation kann es leicht zur Verdrängung kommen; der Patient reagiert auf das „Nicht-wahrnehmen-können" seiner Situation durch ein „Nicht-wahrhaben-wollen".
2. Rationalisierung: Die dauerhafte Umstellung auf eine diätetische Lebensweise (vgl. Kap. 1) gilt als oberstes Therapieziel im Umgang mit Typ 2 Diabetes. Für den Patienten bedeutet dies häufig ein Aufgeben von über lange Zeiträume praktizierter Gewohnheiten, ohne Zweifel kein leichtes Unterfangen. Kann der Patient erwünschtes Verhalten nicht aufbauen, kann es zu einer Rationalisierung kommen; der Betroffene rechtfertigt in diesem Fall durch nachträgliche Scheinbegründungen sein Fehlverhalten.
3. Substitution: Der Umgang mit der Erkrankung bezieht sich für den Typ 2 Diabetiker immer auch auf seinen sozialen und gesellschaftlichen Kontext. Es ist oft nicht einfach für den Patienten, die Änderung von Le-

bensgewohnheiten im Einklang mit seiner Umgebung und seinen Mitmenschen zu organisieren. In der Folge erlebt er häufig emotionale Spannungszustände. Diesen emotionalen Konflikten bzw. inneren und äußeren Belastungsfaktoren kann er durch Substitution begegnen; er distanziert sich von seiner Konfliktsituation, indem er seine Affekte auf eine Ersatzperson verschiebt.

4. Sublimation: Die Ausgangssituation ist für den Patienten, wie oben beschrieben, das Vorhandensein von emotionalen Spannungszuständen. Der Betroffene kann auf diese Schwierigkeiten durch Sublimation reagieren; er wird seiner emotionalen Konfliktsituation dadurch begegnen, daß er primitive Regungen (z. B. Schimpfworte) durch sozial hoch bewertete Tätigkeiten (z. B. körperliche Aktivitäten) kanalisiert.
5. Projektion: Es kann vorkommen, daß der Typ 2 Diabetiker seinen emotionalen Konflikten (s. o.) durch Projektion begegnet. In diesem Fall reagiert der Patient auf seine Probleme, indem er seine eigenen unangenehmen Gefühle fälschlicherweise einer anderen Person zuschreibt.
6. Identifizierung: Den adäquaten Umgang mit seiner Erkrankung zu lernen ist für den Patienten keine leichte Aufgabe. Er muß sich zuerst das nötige Wissen aneignen und anschließend im Alltag seine bisherigen Lebensgewohnheiten umstellen, im Idealfall zu Gunsten einer diätetischen Lebensführung im Selbstmanagement. Hier ist es durchaus möglich, daß der Betroffene sich durch Identifizierung aus der Verantwortung zieht; dies bedeutet in der konkreten Situation, daß er sich fremde Anschauungen zu eigen macht, d. h. sich dem Arzt unterordnet und ärztliche Anweisungen fälschlicherweise als eigene Ansprüche interpretiert.
7. Wendung der Aggressionen nach innen: reagiert der Patient auf seine emotionalen Konflikte und inneren und äußeren Belastungsfaktoren (s. o.) dadurch, daß er seine Aggressionen nach innen richtet, bedeutet dies, daß er die Umwelt in der Begegnung mit seinen Konflikten völlig ausgrenzt.
8. Überkompensation: seinen krankheitsbedingten Konflikten (s. o.) kann der Patient durch Überkompensation begegnen; in diesem Fall verhält sich der Betroffene seiner Umwelt und den Mitmenschen gegenüber, als wäre er anderen durch den Besitz besonderer Fähigkeiten überlegen

und versucht seinen Minderwertigkeitskomplex durch besondere Aktionen wettzumachen.

9. Regression: in der beschriebenen Konfliktsituation (s. o.) bedeutet Regression für den Betroffenen nichts anderes als ein Zurücksinken in früher gewohnte Verhaltensmuster, anstatt die gewünschte Verhaltensänderung (diätetische Lebensführung) aufzubauen.
10. Konversion: Begegnet der Typ 2 Diabetiker seinen krankheitsbedingten Konflikten (s. o.) durch Konversion, bedeutet das für ihn die Umwandlung psychischer Spannungen in körperliche Symptome.

Abwehrmechanismen, so läßt sich zusammenfassen, können zur Klärung von Verhaltensmustern bei Typ 2 Diabetespatienten, die erstmals mit der Manifestation ihrer Erkrankung konfrontiert werden, hervorragende Hilfe leisten. Allerdings werden damit die Anforderungen an geeignete pädagogische Maßnahmen umso deutlicher. Denn nun ist klar definiert, daß die Reaktion der Patienten in ihrer schwierigen Situation auf verschiedene Art und Weise erfolgen kann. Unterschiedliche Abwehrmechanismen erfordern von pädagogischer Seite her ebenso verschiedenartige Wege und Möglichkeiten wie Hilfestellungen im anschließenden Krankheitsverarbeitungsprozeß. Diesem Tatbestand ist außerdem klar zu entnehmen, daß erwünschtes Zielverhalten, d. h. bei Typ 2 Diabetikern diätetische Lebensführung, nicht allein durch Wissensvermittlung erfolgen kann, nimmt man den Patienten in seiner schwierigen Lage ernst. Es wurde bereits angedeutet, daß die Erlebnispädagogik für diese spezielle Problematik bei Typ 2 Diabetikern geeignete Lösungswege anbieten kann, um in vielerlei Hinsicht positiv auf den Krankheitsverarbeitungsprozeß einzuwirken, aber auch adäquates Verhalten einzuüben. An dieser Stelle ist es allerdings noch zu früh, näher auf die erlebnispädagogische Aktivitätenplanung einzugehen. Vielmehr geht es im nächsten Schritt darum, die Motivationslage des Patienten eingehend zu erforschen. Denn patientenorientierte Gesundheitsförderung hat in erster Linie die Aufgabe, den Patienten zur Verhaltensänderung zu motivieren. Die Motivation des Patienten durch geeignete Fördermaßnahmen wird somit zum zentralen Therapieansatz. So ist es mein weiteres Vorgehen, die Motivationsthematik näher zu durchleuchten. Nach einer allgemeinen Klärung von Motivation menschlicher Verhaltensweisen und der anschließenden Diskussion verschiedener Motivationsmodelle erfolgt mit

Hilfe des Health-Belief-Modells, einem anerkanntem Modell der Gesundheitspsychologie zur Erklärung von Verhaltensweisen bei chronischen Erkrankungen, die Übertragung auf die spezielle Situation von Typ 2 Diabetespatienten.
Aus den vorangegangenen Ausführungen ist in jedem Fall klar geworden, daß die Krankheitsverarbeitung einen komlexen Prozeß darstellt und besonders bei chronischen Krankheiten umfassende und langfristige Bewältigungsleistung erfordert. Auf welche Weise und mit welchem Erfolg der dauerhafte Umgang mit Typ 2 Diabetes gestaltet wird, hängt maßgeblich davon ab, welche Ressourcen zur Verfügung stehen, um konstruktive Handlungen ins Auge fassen zu können. Mit Ressourcen sind sowohl die objektiven Gegebenheiten und subjektiven Wahrnehmungen dieser Umstände wie die Erwartungen von positiven oder negativen Handlungsausgängen gemeint. Ressourcen sind zusammenfassend alle diejenigen Faktoren, die verfügbar sind, um dem Patienten die Bewältigung seiner Krankheit zu erleichtern. Es kommt wesentlich darauf an, ob diese Ressourcen als solche erkannt werden und man sich des Ressourcenreichtums wirklich bewußt ist.
Der Zugang zu solchen Lösungsstrategien in der Gestaltung von Krankheitsverarbeitung und –bewältigung ist sehr erfolgversprechend vor dem Hintergrund, daß der Patient den Alltag mit seiner Erkrankung zu gestalten lernt und damit befähigt wird im Selbstmanagement den Umgang mit seiner Krankheit zu praktizieren; allerdings erfordert er eine eigenhende Klärung der Situation.

2.4 Nutzen von Gesundheitsförderung bei Diabetes mellitus Typ 2

2.4.1 Begründung der Ernährungsumstellung

Die Diät ist, wie bereits mehrfach erwähnt, die wichtigste Grundlage der Therapie des Typ 2 Diabetes; gemeint sind Ernährungs- und Bewegungstherapie gleichermaßen. Die Ernährungstherapie hat bei Typ 2 Diabetes allen zusätzlichen medikamentösen Behandlungsformen voranzugehen und ist durch körperliche Tätigkeit zu ergänzen, was im Anschluß an die Erfahrungen aus dem Ernährungsbereich näher betrachtet wird.

Nahrungsaufnahme gehört seit jeher zu den elementaren physiologischen Grundbedürfnissen des Menschen. Der Umgang mit Nahrung steht immer in engem Zusammenhang mit den Umweltbezügen, insbesondere auch kulturellen Bedingungen des Menschen, ist aber auch von Stimmungen, Gefühlen, Beziehungen zu anderen Menschen abhängig und mit dem äußeren Lebensraum verbunden. Wie wichtig „Essen" bei der Gestaltung des menschlichen Zusammenlebens im Alltag ist, unterstreichen zahlreiche Redewendungen. Es ist wohl jedem bekannt, daß einem der Bissen wie ein Kloß im Hals stecken bleiben kann, vor allem wenn es ein zu schwerer Brocken ist, eine harte Nuß, an der man schwer zu kauen hat. Anderes läßt einem das Wasser im Mund zusammenlaufen, geht einem aalglatt herunter, man hat es sofort gefressen oder es ist wie ein gefundenes Fressen, um einige Beispiele zu nennen. Gerade in den letzten Jahren mit der Entwicklung unserer Gesellschaft zur Wohlstandsgesellschaft sind eben genannte sprachliche Ausdrucksformen nur eine Begleiterscheinung dessen, daß die Ernährungsthematik im allgemeinen in Deutschland wesentlich an Bedeutung gewonnen hat. Eine Vielfalt und Fülle an Nahrungsmitteln, die nahezu jedem nach Belieben zur Verfügung stehen, hat dazu beigetragen, daß das Ernährungsbewußtsein und die Sensibilität für Ernährungsfragen beträchtlich angestiegen sind.

Kein Wunder, wenn man bedenkt, daß klassische Wohlstandskrankheiten, wie z. B. hier im konkreten Fall Typ 2 Diabetes, bei vorhandenem Übergewicht in besonderem Maße eine bewußte Ernährung erfordern, um eine normoglykämische Stoffwechsellage (normale Blutzuckereinstellung) zu erzielen. Noch einmal sei auf die besondere Problematik der Krankheitssituation verwiesen, um Verständnisschwierigkeiten für „Nichtmediziner" von vorneherein auszuschalten. Der Typ 2 Diabetiker verfügt in der Regel über eine ausreichende Insulinproduktion. Das Problem ergibt sich daraus, daß vergrößerte Fettzellen weniger Glukose aufnehmen, was wiederum einen höheren peripheren Insulinbedarf zur Folge hat. Die Insulinwirkung nimmt jedoch in dem Maße wieder zu, in dem sich übergewichtige Typ 2 Diabetiker ihrem Normalgewicht nähern. Erst wenn der Typ 2 Diabetespatient trotz Normalgewicht erhöhte Blutzuckerwerte besitzt, werden orale Antidiabetika oder Insulin zur Therapie eingesetzt (dies trifft nur bei 10 % der Typ 2 Diabetiker zu; diese Patientengruppe wird

hier zwar erwähnt, ist jedoch aus weiteren Untersuchungen ausgeklammert, da für sie ein anderer Gesundheitsförderungsansatz zutrifft).
Vermindertes Körpergewicht führt nicht nur zu verbesserten Blutzuckerwerten, sondern reduziert gleichzeitig andere Gesundheitsrisiken. Die Gewichtsreduktion ist ein elementares Ziel der Gesundheitsförderung von Typ 2 Diabetikern. Mittlerweile ist bekannt (vgl. Petermann, F., Wendt, A., 1995, S. 70), daß verhaltenstheoretische Programme einen erheblichen Beitrag leisten können diesem Ziel näherzukommen. Besondere Schwierigkeiten bestehen immer noch darin langfristige Erfolge nachzuweisen. Sehr oft wird eine Gewichtsreduktion nur kurzfristig erreicht, weil es nicht gelingt die Eß- und Lebensgewohnheiten dauerhaft zu verändern.
Einen sehr guten Überblick über Erfahrungen, die im Bereich Ernährung bei übergewichtigen Typ 2 Diabetikern gemacht wurden, geben Petermann und Wendt (vgl. a.a.O.) sowie Kulzer und Hermanns (vgl. Hermanns, N., Kulzer, B., 1995, S. 152).
Bereits ältere Untersuchungen Mitte der 70er Jahre nach Sanders, Mills, Martin & Horne belegen (vgl. Petermann, F., Wendt, A., 1995, S. 70 ff), daß speziell beim Vorgang der Gewichtabnahme die geringsten Anstrengungen von Seiten der Patienten unternommen werden, um im Alltag eine diabetesadäquate Diät umzusetzen. So sprechen die genannten Autoren schon zu diesem Zeitpunkt von einer deutlichen Diskrepanz zwischen dem Wissen, der erkannten Notwendigkeit einer Verhaltensänderung und dem schließlich gezeigten Verhalten; erwähnenswert sind diese älteren Untersuchungen deshalb, da sich diese Problematik bis heute im Kern nicht geändert hat.
Etwa zehn Jahre später wird erkannt, daß durch die weiterhin bestehenden großen Schwierigkeiten bei der Gewichtsreduktion zusätzlicher Unterstützungsbedarf von Nöten ist. Nun wurde in Schulungen punktuell (d. h. ohne allgemeingültige verpflichtende Richtlinien) versucht, nicht nur Informationen an die Teilnehmer weiterzugeben, sondern konkret Verhaltensänderungen zu thematisieren und daraus hilfreiche Überzeugungen abzuleiten. Elemente verschiedener verhaltenstheoretisch-orientierter Gewichtsreduktionsprogramme werden von Wing (vgl. Petermann, F., Wendt, A., 1995, S. 71 ff; auch zum Folgenden) übersichtlich zusammengestellt.
Wing, Epstein, Nowalk und Lamparski können 1986 nachweisen, daß eine echte Motivation zur Mitarbeit nur durch den unmittelbar zu Beginn der Maß-

nahme erfahrenen Gewichtsverlust erreicht werden kann. Diabetespatienten, die täglich mit Hilfe von Tests überprüfen können, wie sich durch die Gewichtsreduktion ihr Blutzuckerwert verbessert, nehmen nicht mehr an Gewicht ab als jene Patienten, die ihre Blutzuckerwerte nicht überprüfen.
Kulzer und Neumeyer (1987) untersuchten in einer Studie die Korrelation zwischen Diätverhalten der Patienten und möglichen Folgeschäden. Die Untersuchung ergab, daß die meisten Patienten Gewichtsreduktion grundsätzlich als wichtig oder sogar sehr wichtig einschätzten. Auch wissen die meisten um die Effektivität dieser Maßnahme im Zusammenhang mit Minderung bzw. Vermeidung von Folgeschäden. Trotzdem beschreiben die Befragten ihre Bemühungen zur Gewichtsreduktion, verglichen mit anderen verhaltensbezogenen Therapiemaßnahmen, als eine weitaus schwierigere und belastendere Problematik. Genannt wurden vor allem auch Probleme instrumenteller Art (z. B in Versuchungssituationen die BE[5] (Berechnungseinheit) und Kalorienzahl umzustellen). Dementsprechend werden bei der dauerhaften Ernährungsumstellung im Alltag die geringsten Anstrengungen unternommen. Gerade hier wird die Diskrepanz zwischen dem vorhandenen Wissen, der erkannten Notwendigkeit und dem tatsächlich umgesetzten Verhalten der Patienten offensichtlich; ein Gedanke, der bereits Mitte der 70er Jahre (siehe oben) thematisiert wurde.
Glasgow und Toobert (1988) konnten einen positiven Effekt durch Familienunterstützung bei der Einhaltung von Behandlungsvorschriften feststellen.
Interessant sind in diesem Zusammenhang neuere Forschungsergebnisse nach Wing, Marcus, Epstein und Jawad (1991). Es wurde der Frage nachgegangen, inwieweit die gemeinsame Teilnahme von Patienten und deren Ehepartnern an Gewichtsreduktionsprogrammen deren Erfolg nachhaltig (d. h. unmittelbar nach der Maßnahme und ein Jahr danach) beeinflußt. Als Ergebnis konnte festgehalten werden, daß Frauen, wenn sie gemeinsam mit ihren Männern behandelt wurden, mehr und dauerhafter abnehmen konnten, dagegen erzielten Männer alleine bessere Ergebnisse. Somit ist ein familienorientierter Ansatz nur für Diabetespatientinnen hilfreich, nicht aber für Männer.
Win, Marcus, Blair und Burton (1991) untersuchten ebenfalls die psychologische Wirkweise unterschiedlicher Diätformen. Im Ergebnis stellte sich heraus,

[5] vgl. z. B. KH – Tabelle: Schätzhilfen für Kohlenhydratportionen, Schumacher, W., 1995².

daß zwischen einer extrem niedrig-kalorischen Diät und einer ausbalancierten Diät in der Folge keine Unterschiede bezüglich Depressivität, Angst und subjektivem Hungerempfinden bestehen.
Ary stellte Mitte der 80er Jahre bereits fest, daß mit steigenden Therapieanforderungen die praktische Umsetzung derselben abnimmt. Dieses Ergebnis findet Kulzer 1992 bei einer Befragung von 33 stationär behandelten Typ 2 Diabetikern bestätigt. So wurden Verhaltensweisen, die ein hohes Maß an Selbstkontrolle seitens der Patienten erfordern (z. B. körperliche Bewegung, diabetesgerechte Ernährung), im Alltag eher selten weiterhin beibehalten, während Therapiemaßnahmen, die wenig Eigenaktivität verlangen (z. B. regelmäßige Medikamenteneinnahme, Arztbesuche) entsprechend konsequenter eingehalten wurden.
Hermanns und Kulzer (1995) beschäftigten sich in ihren Untersuchungen Mitte der 90er Jahre mit Erfahrungen, die speziell durch verhaltensmedizinische Ansätze bei Übergewichtsreduktionsprogrammen gemacht wurden. Speziell diese Untersuchung wird vergleichsweise ausführlicher dargestellt, da die Ergebnisse solcher neueren verhaltensorientierten Maßnahmen für die weitere Bearbeitung meines Themas von großem Interesse sind. Solche Therapieansätze fanden in den letzten Jahren vor allem im englischsprachigen Raum Eingang in die Diabetes Typ 2 Gesundheitsförderung und verzeichnen wachsende Erfolgsziffern (vgl. Hermanns, N., Kulzer, B., 1995, S. 153 ff). Stellvertretend für diese Situation stützen sich Hermanns und Kulzer in ihrer Darstellung auf einen Übersichtsartikel von Wing, um die Effektivität verhaltensorientierter Maßnahmen aufzuzeigen. Das Durchschnittsalter der erfaßten Patienten betrug 53 Jahre, die mittlere Diabetesdauer sechs Jahre. Wichtig ist außerdem, daß der auf die jeweilige Körpergröße bezogene Body-Mass-Index[6] zwischen 33 – 38 lag, d. h. die Betroffenen hatten mäßiges bis ausgeprägtes Übergewicht. Stark verbesserungsbedürftig war in der Ausgangssituation die mittlere Blutzuckereinstellung der Patienten mit HbA_{1c}-Werten von durchschnittlich 10-10,5 %.[7]

[6] Index zur Definition von Normalgewicht (BMI von 20-25) und Übergewicht (ab BMI von 25), berechnet durch die Formel kg / m^2.
[7] Genauen Aufschluß über die Qualität des Blutzuckerwertes kann man nur über die Messung des glykosylierten Hämoglobins (HbA_{1c}) gewinnen (vgl. Berger,M., 2000, S. 39 & S. 52 ff).

Die einzelnen Kurse erstreckten sich jeweils über einen Zeitraum von 20 Wochen.
Die folgende Tabelle zeigt Effekte üblicher, traditioneller Behandlungsansätze wie Ernährungsberatung und Diätschulung im Vergleich zu einem verhaltensorientierten Therapieansatz (in der vierten Behandlungsbedingung wurde dieses Vorgehen mit einer sehr niederkalorischen Diät, d. h. weniger als 800 kcal, kombiniert). Eine Erfolgsbilanz des Gewichtverlustes wurde unmittelbar nach der Intervention und ein Jahr nach Kursende gezogen.

Art der Intervention	Gewichtsverlust Behandlungsende	Gewichtsverlust nach einem Jahr	Prozentuale erneute Gewichtszunahme
1. Ernährungsberatung	3,9 kg	3,8 kg	3%
2. Diätschulung	5,6 kg	3,8 kg	33%
3. Verhaltenstherapie	10,1 kg	6,8 kg	33%
4. Verhaltenstherapie mit niederkalorischer Diät	18,6 kg	8,6 kg	54%

Tabelle 3: Gewichtsverlust bei verschiedenen Behandlungsarten
(entnommen aus: Hermanns, N., Kulzer, B., 1995, S. 155)

Aus der Tabelle wird ersichtlich, daß die mit verhaltensorientierten Therapiemaßnahmen behandelten Typ 2 Diabetespatienten im Schnitt mindestens doppelt soviel an Gewicht abnehmen wie rein diätetisch geschulte Patienten. Nach den Ergebnissen der Ein-Jahreskatamnesen bleibt die größere Effektivität auch nach einem Jahr den verhaltenstherapeutischen Behandlungsformen vorbehalten, so daß sich diese gegenüber anderen Ansätzen als die wirkungsvolleren Maßnahmen erwiesen.

Kulzer konnte in einer anderen Untersuchung (1990) die höhere Effektivität verhaltensorientierter Therapiemaßnahmen gegenüber traditionellen Schulungsangeboten in Bezug auf Gewichtsreduktion, Verminderung relevanter Risikofaktoren, erhöhter Blutzuckerwerte sowie Blutfette nachweisen.
Die verhaltenstherapeutischen Kurse wurden in Kleingruppen mit 110 Typ 2 Diabetespatienten während eines stationären Klinikaufenthaltes durchgeführt. Ein halbes Jahr nach Klinikentlassung wurden die Ergebniswerte (der oben genannten Größen) der verhaltensorientiert geförderten Patienten mit den Werten einer traditionell geschulten Patientenruppe verglichen. Diese Vergleichsgruppe, bestehend aus 118 Typ 2 Diabetikern, erhielt während des stationären Klinikaufenthaltes ein Schulungsprogramm ohne verhaltensorientierte Elemente; d. h. die Bedeutung der Übergewichtsreduktion für eine verbesserte Diabeteseinstellung wurde den Patienten durch Wissensvermittlung nahegebracht, ohne daß zusätzliche verhaltensmodifikatorische Übungen integriert wurden.
Der Vergleich beider Gruppen ergab, daß die verhaltenstherapeutisch behandelten Patienten im Schnitt 7,7 kg Gewicht verloren, während die Patienten der anderen Gruppe nur 4,8 kg abgenommen hatten. Dieser signifikante Unterschied in der Gewichtsabnahme steht, verglichen mit den Werten zur Gewichtsreduktion, in engem Zusammenhang mit ähnlichen Differenzen in der Blutzuckereinstellung und den Blutfettwerten. Daraus läßt sich folgern, daß eine verhaltensorientierte Typ 2 Diabetestherapie auch hinsichtlich einer Verminderung typischer Risikofaktoren effektivere Wirkung erzielt als bisher übliche Schulungsangebote.
Insgesamt läßt sich feststellen, daß die Ergebnisse von Gesundheitsförderungsangeboten bei Diabetes Typ 2 Patienten ähnlich denen von Adipositaspatienten (vgl. Hermanns, N., Kulzer, B., 1995, S. 156) im Hinblick auf eine längerfristige Aufrechterhaltung der Gewichtsreduktion immer noch Schwierigkeiten bereiten. So zeigen die in der vorangegangenen Tabelle angeführten Daten auch einen erneuten Gewichtsanstieg nach einem Jahr, der allerdings das Ausgangsgewicht bei weitem nicht erreicht. Dies bedeutet, daß sich durch verhaltenstherapeutische Elemente zwar eine effektivere Gewichtsreduktion erreichen läßt, jedoch ist diese hinsichtlich ihrer zeitlichen Stabilität weiterhin verbesserungsbedürftig.

2.4.2 Begründung der sportlichen Aktivitäten

Diabetesadäquate Ernährung und Gewichtsreduktion stehen in unmittelbarem Zusammenhang mit Maßnahmen zur körperlichen Bewegung. Gerade der positive Wirkungszusammenhang von regelmäßig ausgeübten sportlichen Aktivitäten in Verbindung mit Ernährungsumstellung bietet die effektivste und erfolgversprechendste Möglichkeit für Gewichtsreduktion und gesunde Lebensführung. Leider hat das Ausmaß der körperlichen Aktivität heute in unserer Gesellschaft trotz zahlreicher und vielfältiger Freizeit- und Sportangebote einen Tiefpunkt erreicht. Sport wird meist nur von Normalgewichtigen betrieben und dies oft nur in jüngeren Jahren (vgl. Laube, H., 1999, S. 43).
In der Diabetes Typ 2 Therapie kommt der körperlichen Bewegung eine entscheidende Funktion zu. Sportliche Betätigung soll zum einen die Gewichtsreduktion begleitend unterstützen, wichtiger ist jedoch die längerfristige Stabilisierung des Wunschgewichtes und Erhaltung der allgemeinen Fitness. Auch werden durch sportliche Betätigung mehrere Krankheitsfaktoren günstig beeinflußt. Besserungen im Krankheitsbild ergeben sich vor allem bezüglich Insulinresistenz, Glukosetoleranz, Blutdruck und Lebensqualität.
Allgemein läßt sich festhalten, daß die Erhaltung und die Wiederherstellung der körperlichen Funktionstüchtigkeit auch geschwächter oder geschädigter Körpersysteme auf dem Phänomen der Adaption basiert. Bei diesem Vorgang reagiert der Körper auf körperliche Anstrengung mit der Anpassung des Organismus über das ehemalige Ausgangsniveau der Funktionstüchtigkeit hinaus. Die Funktionstüchtigkeit des menschlichen Organismus wird, grob unterschieden, von zwei Faktoren beeinflußt. Zum einen von der externen Leistungsfähigkeit, die sich vor allem über Ausdauer, Kraft und Beweglichkeit definiert; zum anderen durch den internen Zustand des Körpers, d. h. die Form und die Struktur der Organe und Organsysteme. Dabei bedingen sich die externe und interne Funktionstüchtigkeit gegenseitig und bilden eine Einheit (vgl. Martin, D., u. a., 1993; Weineck, J., 1990).
Pahmeier schafft ausgehend von zahlreichen Studien[8] einen wertvollen Überblick über wichtige Ergebnisse bezüglich Adaptionswirkungen sportlicher Aktivität im Hinblick auf externe und interne Funktionstüchtigkeit eines Organis-

[8] z. B. Hollmann, W., u. a., 1983; Hollmann, W., 1986; Weineck, J., 1990.

mus; ein wechselseitiges Zusammenspiel, das gerade im Umgang mit Typ-2-Diabetes von elementarer Bedeutung ist. Laut Pahmeier (vgl. Pahmeier, I., 1998, S. 336) können durch sportliche Aktivitäten vor allem die allgemeine Ausdauer bzw. Grundlagenausdauer trainiert und damit auch Funktionen des Herz-Kreislauf-Systems erhalten oder verbessert werden. Insbesondere bei Typ 2 Diabetes kommt der Verbesserung der allgemeinen aeroben[9] Ausdauer[10] große Bedeutung zu (vgl. Laube, H., 1999, S. 43). Eine solche Verbesserung erfordert ein Training bzw. eine dynamische Beanspruchung großer Muskelgruppen über einen längeren Zeitraum. Mehnert spricht in Bezug auf Typ 2 Diabetes von mindestens zwei Bewegungseinheiten pro Woche von 10 - 20 Minuten Minimum (vgl. Pahmeier, I., 1998, S. 336; Mehnert, H., 1998, S. 33 f; auch zum Folgenden). Gemeint ist eine die Ausdauer fördernde körperliche Betätigung mit maximalen Pulswerten von etwa 180 minus Lebensalter, ergänzt durch weitere, weniger anstrengende Bewegung. Allerdings muß gerade bei älteren Typ 2 Diabetikern von medizinischer Seite die Sporttauglichkeit streng überprüft werden, um nicht bei vorgeschädigtem Gefäßsystem durch übertriebene Aktionen Schaden zu stiften. Empfohlen werden für Typ 2 Diabetiker Sportarten wie z. B. Dauerlauf, Skilanglauf, Schwimmen, Eislaufen, Radfahren, Tanzen, Mannschaftsspiele, Tanzen, Reiten, Bergwandern, Tischtennis, Ruder- und Kanusport. Im kleineren Rahmen sind aber durchaus auch durch einfache gymnastische Übungen günstige Effekte für den Stoffwechsel, Krankheitsprävention und Selbstwertgefühl zu erzielen.

Dabei gehen Buskies und Boeckh-Behrens (vgl. Buskies, W., Boeckh-Behrens, W.-U., 1996, S. 24 f) von bestimmten Bedingungen aus, die gegeben sein müssen, um nennenswerte positive gesundheitliche Effekte erzielen zu können. Empfohlen wird von den Autoren eine Ausdauerbelastung bei einer Mindestdauer von 60 Minuten pro Woche, günstigerweise auf zwei bis drei Termine verteilt. Dies ist allerdings eine allgemeine Faustregel und gilt nicht für ein bestimmtes Krankheitsbild. Berger weist darauf hin, daß diese Empfehlung für jüngere Typ 2 Diabetespatienten, bei denen eine Voruntersuchung keine gegenteiligen Befunde zur Aufnahme eines solchen Trainings ergeben hat, unverändert übernommen werden kann (vgl. Berger, M., 2000, S. 423 ff).

---

[9] Sauerstoff zum Leben brauchend (vgl. Duden, Bd. 5, 1990, S. 32)

[10] „Unter Ausdauer wird allgemein die psychophysische Ermüdungswiderstandsfähigkeit verstanden" (Weineck, J., 1983, S. 66)

Mehnert sieht bei Typ 2 Diabetikern wöchentlich einen Mindestzeitaufwand von 20 - 40 Minuten vor (vgl. Mehnert, H., 1998, S. 33 f), jedoch ebenfalls auf zwei bis drei Termine verteilt, und je nach körperlicher Verfassung und Leistungsfähigkeit durchaus steigerungsfähig. Unter den bereits genannten aeroben Sportarten gewährleisten Skilanglauf und Dauerlaufen bzw. Jogging vergleichsweise das Optimum an gesundheitlichen Adaptionen bei gleichzeitig geringerem Belastungs- und Zeitaufwand. Ähnlich wie Mehnert weisen Buskies und Boeckh-Behrens (vgl. Buskies, W., Boeckh-Behrens, W.-U., 1996, S. 24 ff) Untrainierte eindringlich darauf hin, mit mäßigem Belastungsumfang und einer geringen Belastungsintensität zu beginnen. Interessanterweise ist bereits unter diesen Bedingungen eine meßbare Steigerung der Leistungsfähigkeit nachweisbar (vgl. Blair, S. N., Conelly, J. C., 1996; Brehm, W., Pahmeier, I., Tiemann, M., 1994). Von entscheidender Wichtigkeit ist es, das gesundheitsorientierte sportliche Training möglichst lebenslang durchzuführen, da nach Beendigung der ausdauernden regelmäßigen körperlichen Aktivität ein stetiger Abbau der Leistungsfähigkeit einsetzt.
Neben Herz und Blutkreislauf bezieht sich die positive Wirkung des Ausdauertrainings insbesondere auf Blutwerte und Stoffwechselprozesse. In der Mehrzahl der vorliegenden Studien zu gezielter sportlicher Aktivierung[11] konnten meßbare positive Veränderungen sowohl bezüglich medizinischer Risikofaktoren, z. B. die Blutzuckersituation, Bluthochdruck, Cholesterinspiegel sowie Herzfrequenz als auch körperliche Belastbarkeit und Leistungsfähigkeit nachgewiesen werden (vgl. Pahmeier, I., 1998, S . 346).

Auswirkungen auf das psychische Wohlbefinden

Positive Effekte sportlicher Aktivität auf das psychische Befinden sind spätestens seit den 70er Jahren bekannt. Amerikanische Studien (vgl. Pahmeier, I., 1998, S. 346) belegen schon zu dieser Zeit positive Stimmungsveränderungen während und nach sportlicher Aktivität und finden Ausdruck in Formulierungen, wie z. B. „feel better phenomenon“ oder „runner´s high“. Außerdem konnte bereits damals festgestellt werden, daß Sport ein geeignetes Instrument zum Abbau von Spannungs- und Angstgefühlen ist, was bis heute speziell im Umgang mit Typ 2 Diabetes nicht zu vernachlässigen ist und besonders in der

[11] vgl. Berger, M., 2000, S. 469 ff.

Coping Thematik (vgl. Kap. 2, Punkt 2.3.2) nicht unterschätzt werden darf. Aktuellere Literaturstudien lassen derzeit zwei unterschiedliche Forschungsschwerpunkte erkennen. Untersucht werden Veränderungen des aktuellen Wohlbefindens während und unmittelbar nach einer sportlichen Aktivität; aber auch Langzeitveränderungen des habituellen Wohlbefindens sind bei neueren Studien von besonderem Interesse. Habituelles Wohlbefinden bedeutet „das für eine Person typische Wohlbefinden“ (Becker, P., 1991, S. 15), verstanden als emotionale Grundstimmung, die durch kognitive Prozesse (z. B. Bewertungen bezüglich Lebensqualität, Glück, Streßgefühle etc.) zustandekommt. Es wird als relativ stabile Eigenschaft angenommen und bildet den Hintergrund für aktuelle Erlebensprozesse.

Anfang der 90-er Jahre bestätigten verschiedene Studien aus dem angloamerikanischen Raum[12] einen signifikant positiven Zusammenhang von sportlicher Aktivität und aktueller Stimmung. Gemessen wurde die positive Wirkung mit Hilfe verschiedener Indikatoren. Beschrieben wurde die Abnahme von Spannungszuständen, Angstzuständen, Depression, Müdigkeit und Verwirrtheit und schließlich ein Anstieg von allgemeiner Vitalität. Diese Ergebnisse gelten für Frauen und Männer gleichermaßen, es bestehen keine auffälligen Altersunterschiede, zudem sind sie unabhängig von der ausgeübten Fitnessaktivität.

Ähnliche Ergebnisse erbrachten Studien aus dem deutschen Sprachraum unter besonderer Beachtung der aeroben Sportarten wie Laufen, Schwimmen, Aerobic, Jazzgymnastik, Konditionstraining und Krafttraining an Maschinen[13]. Immerhin 75% der Teilnehmer verfügten unmittelbar im Anschluß an die Aktivität über eine signifikant bessere Stimmungslage als vor der Aktivität. Unabhängig von Geschlecht und Alter waren die Teilnehmer nach der körperlichen Betätigung aktivierter, in einer gehobeneren Stimmung und ruhiger. Sie selber beschrieben sich als weniger erregt, weniger ärgerlich, weniger energielos und weniger deprimiert und Personen mit einer relativ schlechten Ausgangsstimmung profitierten stärker im Vergleich zu jenen mit bereits guter Ausgangsstimmung.

---

[12] z. B. bezogen McDonald und Hodgdon in ihre Meta-Analyse zum Zusammenhang von sportlicher Aktivität und aktueller Stimmung („mood“) 23 Studien ein (McDonald, D. G., Hodgdon, J. A., 1991).

[13] z. B. Abele, A., 1993; Abele, A., Brehm, W., 1986 und 1993.

Untersuchungen des Wirkzusammenhangs von sportlicher Aktivität und habituellem Wohlbefinden schenken Veränderungen der Grundgestimmtheit und der Zufriedenheit besondere Beachtung. Die Mehrzahl bislang vorliegender Studien konnte, bezogen auf die Grundgestimmtheit der Beteiligten, positive Veränderungen verzeichnen. Ähnliches gilt aber auch für die Parameter Streßresistenz und Zufriedenheit (sowohl mit der eigenen Person als auch mit der Lebenssituation). Dabei gibt es nur wenige Hinweise, inwieweit Geschlecht und Alter die Ergebnisse beeinflussen, oder auch Veränderungen physiologischer Parameter (z. B. Fitnesslevel) als notwendige Voraussetzung für Änderungen des Befindens angenommen werden können, und welche Rolle der Belastungsintensität in diesem Zusammenhang zukommt.
Nach derzeitigem Wissensstand (vgl. Pahmeier, I., 1998, S. 348) wird angenommen, daß sich ein moderates Belastungsprofil am günstigsten auf das habituelle Wohlbefinden auswirkt. Hier muß als Erklärung angefügt werden, daß sich die Aufklärung über Wirkmechanismen sportlicher Aktivität auf psychosoziale Gesundheitsparameter im physiologisch-trainingswissenschaftlichen Bereich noch ziemlich am Anfang befindet.
Insgesamt läßt sich für Typ 2 Diabetes feststellen, daß eine Bewegungssteigerung in jedem Fall als sinnvoll anzusehen ist, optimalerweise in Verbindung mit einer adäquaten Ernährungsweise. Von einer Steigerung der körperlichen Betätigung wird vorzugsweise der weitgehend körperlich inaktive Patient profitieren. Dabei können die immer öfter organisierten Diabetikersportgruppen dem Patienten vor allem die Anfangsphase erleichtern, Sicherheit vermitteln, Anregungen zur Steigerung der Alltagsaktivität geben und die Bemühungen des einzelnen Teilnehmers positiv verstärken. „Eine Therapieempfehlung zu einer gesteigerten Muskelarbeit muß immer das Ergebnis einer individuellen Kosten-Nutzen-Abwägung sein. Dabei sind eventuelle zusätzliche Risiken ebenso mit einzubeziehen wie der zu erwartende soziale und psychologische Nutzen." (Berger, M.,1996, S. 415). Dementsprechend empfielt die „Consensus Conference on Diet and Exercise in NIDDM (Typ-II-Diabetes)" eine Steigerung der körperlichen Gesamtbewegung. Allerdings sollte dies in jedem Fall abgestimmt sein auf die physische Leistungsfähigkeit, die Vorlieben, das Alter und die Lebensgewohnheiten des Patienten (vgl. a.a.O.).
Zusammenfassend kann festgehalten werden, daß die Kalorienreduktion mit dem Ziel der Reduzierung von exzessivem Übergewicht bzw. im Idealfall das

Erreichen von Normalgewicht in Kombination mit einer individuell abgestimmten Steigerung der körperlichen Aktivität die primäre Behandlungsmaßnahme von Typ 2 Diabetes darstellt. Die Bedeutung dieser nicht-medikamentösen Therapie als Primärtherapie wird noch mehr hervorgehoben, wenn man bedenkt, daß dies auch für andere wesentliche Facetten des metabolischen Syndroms, wie sie bei Typ 2 Diabetes häufig in Erscheinung treten (vgl. Kap. 1), zutrifft. Für den adäquaten Umgang des Patienten mit seiner Krankheit wird es entscheidend sein, in welchem Ausmaß es gelingt, bei dem Betroffenem durch Motivation langfristige Verhaltensänderungen hervorzurufen.

2.5 Fazit: Bedarf an motivationsorientierten Trainingsprogrammen

Aufgrund der besonderen Situation von Typ 2 Diabetikern (vgl. auch Kap. 1) sollten sämtliche Maßnahmen zur Gesundheitsförderung dieser Patientengruppe auf einem dynamischen, positiven, salutogenetischen Gesundheitsverständnis basieren. Das entscheidende Merkmal dieses Ansatzes ist, daß Gesundheit nicht von einem Krankheitszustand abgegrenzt wird. In diesem Sinne handelt es sich um Maßnahmen, die die aktive Beteiligung der Patienten unter Berücksichtigung ihrer Lebensumstände fordern, genau wie es bei Typ 2 Diabetespatienten gewünscht ist.

Gesundheitsförderung vollzieht sich in diesem Kontext als Prozeß, um mit den Betroffenen ein höheres Maß an Selbstbestimmung über ihre Gesundheit zu trainieren; oberstes Ziel der Maßnahmen ist Selbstmanagement der Patienten mit ihrer Erkrankung. Es ist für jeden Betroffenen ein wichtiger Bestandteil dieses Trainingsprozesses, ein persönliches Gesundheitsverständnis zu entwickeln, aus dem er realistische, seiner Person gemäße Ziele formulieren kann. Im Mittelpunkt der Therapie des Typ 2 Diabetes steht eine dauerhafte Umstellung des Ernährungs- (ggf. Reduzierung des Körpergewichts) und Bewegungsverhaltens, da die Wirkung des Insulins durch körperliche Aktivität und adäquate Ernährung positiv beeinflußt wird. Um dauerhafte Verhaltensänderungen bewirken zu können, müssen Förderungsmaßnahmen den Patienten ganzheitlich erfassen. Ein solches Vorgehen bedeutet, sowohl die Problematik der Krankheitsverarbeitung mit Blick auf Bewältigungsstrategien mit einzubeziehen wie auch lernspezifische Besonderheiten, speziell des mittleren und höheren Erwachsenenalters, zu berücksichtigen, um die Patienten zu einer gesunden Lebensführung zu befähigen. Dabei ist es von Wichtigkeit möglichst viele Lernkanäle zu berücksichtigen, denn jedem Menschen stehen verschiedene Lernwege offen, die je nach Ausprägung zu unterschiedlichen Erfolgen führen können. Am effektivsten werden Lernwege, Lehrmethoden und Medien angesehen, bei denen Patienten selbst tätig werden und die Lernprozesse aktiv mitgestalten können. Weniger effektiv für die Patien-ten wäre dagegen bloßes Zuschauen oder Zuhören bei der Präsentation von Informationen. Lernen im Erwachsenenalter unterscheidet sich nicht prinzipiell, aber graduell vom Lernen in anderen Altersstufen. Deshalb ist es von besonderer Bedeutung altersspezifische Determinanten der Lernfähigkeit zu berücksichtigen. Es handelt sich zum einen um Veränderungen der Wahrnehmungsprozesse, Psychomotorische Leistungen, kognitive Fähigkeiten, Gedächtnisveränderungen und Intelligenzentwicklung; aber auch um wichtige Einflüsse, die in besonderer Weise im mittleren und fortgeschrittenen Erwachsenenalter zum Tragen kommen, z. B. Störanfälligkeit, Einstellungen, Ängste, Zeitdruck, Altersfallen und Lernmotivation.

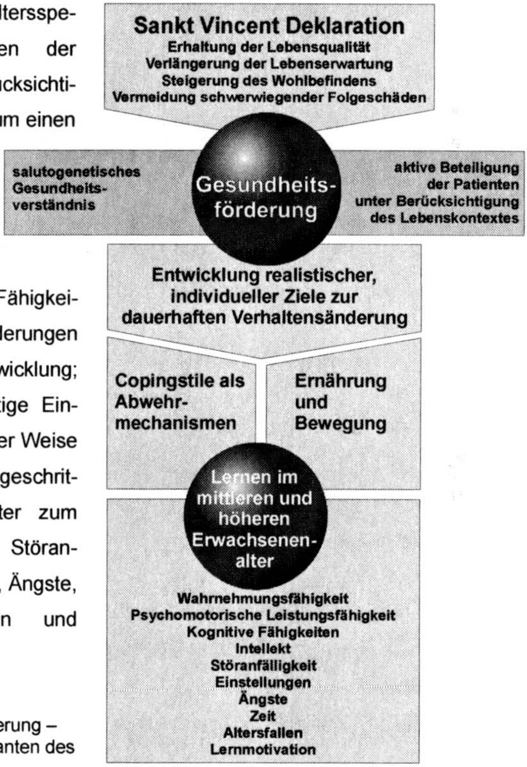

Abb.: 9: Gesundheitsförderung – Zielsystem und Determinanten des Lernens

3. Kapitel

Motivation zur Bewußtseinsänderung

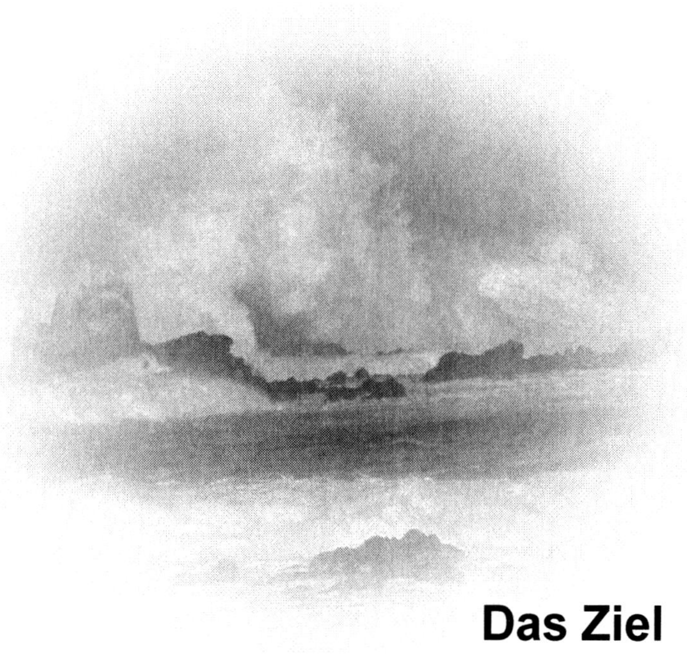

Das Ziel

3. Motivation zur Bewußtseinsänderung

3.1 Allgemeine Anmerkungen

Wie aus den bisherigen Überlegungen bereits deutlich hervorgeht, reicht eine fundierte Wissensvermittlung in der Schulungsarbeit nicht aus, um längerfristige Erfolge einer diabetesadäquaten Verhaltensänderung zu erzielen, anders formuliert, um die Betroffenen auf die veränderten Lebensumstände "einzustellen". Einstellung - ein sehr wichtiges Stichwort. Im verhaltenswissenschaftlichen Verständnis bedeuten Einstellungen Reaktionsbereitschaft gegenüber allen für ein Individuum relevanten Personen, Sachverhalten und Objekten. Zugegebenermaßen eine sehr komplexe Beschreibung der Einstellung, die jedoch die Aufmerksamkeit auf die Reaktionen bzw. Reaktionsbereitschaft der Menschen lenkt und damit den Bogen zu dem Phänomen menschlichen Verhaltens spannt. Indem der Patient durch Schulung "eingestellt" wird, nimmt die Schulung Einfluß auf sein Verhalten. Dem Patienten wird gezeigt bzw. vermittelt, was aus der Sicht der Diabetesforschung für einen gut eingestellten Diabetes wichtig ist. Wäre es zur Verdeutlichung der Thematik nicht richtiger zu sagen: für eine gute Einstellung zum Diabetes?

Ziel der Schulungsarbeit sollte nicht nur sein den Patienten Wege zu zeigen, was sie verändern müssen, sondern auch, wie sie sich verändern können. In diesem Prozeß rücken unterschiedlichste Motive in den Mittelpunkt.

3.1.1 Definition und Erörterung des Motivationsbegriffes

Den Begriff "Motivation" in all seiner Vielfalt in eine Definition fassen zu wollen, scheint einer Sisiphus-Arbeit gleichzukommen. Zwar ist "Motivation" ein fester Bestandteil unseres täglichen Lebens, dennoch existieren die verschiedensten Ansichten über das Wesen der Motivation.

Sowohl im Alltagsverständnis als auch in der Fachliteratur ist der Motivationsbegriff durch Mannigfaltigkeit und Vieldeutigkeit geprägt. Jeder Versuch, "Motivation" in analytische Form zu kleiden, kommt einer Reduzierung des tatsächlichen Erlebnis- und Erfahrungsspielraumes gleich. Die Vielzahl der unterschiedlichen Ansätze in der Literatur dokumentiert diese Definitionsproblematik, zeigt aber gleichzeitig den Reichtum an Assoziationen zum Thema Motivation auf.

Nach Thomae (Thomae, H., 1965[2], S. 17) entspricht der gegenwärtige Motivationsbegriff mehr einem Oberbegriff für Vorgänge bzw. Zustände, die Schlüsselbegriffen wie "Streben", "Wollen", "Begehren", "Wünschen", "Hoffen", "Sehnsucht", "Affekt", "Trieb", "Sucht", "Drang", "Wille", "Interesse", "Gefühl" usw. zugeordnet werden können; eingeschlossen sind alle bewußten und unbewußten psychischen Vorgänge, die - wären sie fixierbar - zur Erklärung oder zum Verständnis von Verhaltensweisen beitragen könnten. Umgekehrt scheint es nahezu unmöglich festzustellen, welche Vorgänge innerhalb des Organismus bzw. der Persönlichkeit nicht zur Motivation gehören (vgl. Thomae, H., 1965[2], S. 17).

"Niemand hat je Motivation "gesehen", genau wie nie jemand Lernen "gesehen" hat. Was wir sehen, durch systematische Beobachtung von Situationen, Reizen und Reaktionen, sind Veränderungen im Verhalten. Um diese beobachtbaren Veränderungen zu erklären oder zu rechtfertigen, ziehen wir indirekte Schlüsse über die ihnen zugrundeliegenden psychischen und physiologischen Prozesse, Schlüsse, die unter dem Begriff "Motivation" zusammengefaßt werden." (Zimbardo, P. G., 1983[4], S. 343).

Wie diese ersten Umschreibungen zeigen, sind sich die Motivationsforscher darüber im Klaren, daß die konkrete Beschreibung und Abgrenzung des Motivationsbegriffes mit großen Schwierigkeiten verbunden ist. Dennoch soll eine weitere Annäherung über den Weg einer kleinen Auswahl von Definitionsansätzen den Motivationsbegriff etwas greifbarer machen. Um die aus dieser Bedeutungsvielfalt einschließlich der jeweils unterschiedlichen konnotativen Gewichtung verschiedener theoretischer Standpunkte entstandenen Probleme zu verdeutlichen, werden nachfolgend einige ausgewählte Definitionen von Motivation exemplarisch vorgestellt:

- "Unter Motiv wird ein von außen nicht erkennbarer Beweggrund bezeichnet, der menschliches Verhalten aktiviert und auf ein bestimmtes Ziel hinsteuert" (Altenthan, S., 1994, S. 152).

- Demnach sind Motive nicht beobachtbar; sie stellen nach Gerd Mietzel (1987[3]) (vgl. ebd.) eine Antriebskraft dar, die, wie angenommen wird, zielgerichteten Verhaltensweisen zugrunde liegt.

- Nach Graumann "treten ein Von-etwas-getrieben-sein und ein Auf-etwas-gerichtet-sein zusammen" (Graumann, C. F., 1974, S. 7). Motive werden dabei als Persönlichkeitsdimensionen verstanden, deren interindividuell unterschiedliche Intensitäten im Bezug auf verschiedene Inhaltsklassen von Handlungen variieren können.

- "Motivation (von lat. movere: bewegen), im psycholog. Sinne eine (hypothetisch angenommene) intervenierende Variable, die neben Einwirkungen von Reizen, der wahrgenommenen Situation, Lernvorgängen und bestimmten Fähigkeiten bzw. Dispositionen das menschl. Verhalten bestimmt. Im philosophisch-ethischen Sinne meint Motivation den von bloßer Verursachung unterschiedenen Beweggrund sittlichen Handelns; von Hildebrand unterschied drei Kategorien der Motivation: das bloß subjektiv Wichtige (Befriedigung), das objektive Gut für die Person und das in sich Bedeutsame (Wert). Ein pädagogischer Begriff der Motivation kann nicht auf das psychologische Konstrukt reduziert werden, sondern muß die philosophische Dimension mit einbeziehen" (Böhm, W., 1988[13], S. 414).

- Mc Dougall (1947): "Jedes Verhalten ist von angeborenen Triebkräften im Zusammenwirken mit Fähigkeiten getragen, die auf ein spezifisches Ziel hinsteuern."

- Atkinson (1958): „Ein Motiv oder ein Bedürfnis ist eine Disposition, die zu einer besonderen Weise der Bewältigung hinführt, etwa Bewältigung im Sinne der Leistung, der Affiliation oder der Macht.
  Die Richtung eines Motivs bestimmt die Art der Erfüllung, die vom Individuum gesucht wird."

- Lewin (1928): „Das Verhalten wird durch Bedürfnisspannungen motiviert, entweder durch echte (biologische) Bedürfnisse oder durch Quasibedürfnisse (Vorsatz)."
  (vgl. Karsten, A., 1972[3], S. 282 f)

Bei einem Vergleich dieser Definitionen finden sich immer wieder gleiche Aussagen, Ansätze überschneiden sich. So wird z. B. Motivation immer wieder als unsichtbares Phänomen verstanden, das aktivierend auf menschliches Verhalten wirkt, Prozesse in Gang setzt und auf ein bestimmtes Ziel gerichtet ist. Dabei kann die Intensität dieser aktiven Prozesse stark variieren. Verschiedene Ansätze ergänzen sich gegenseitig, z. B. durch Differenzierungen wie Unterscheidung in innere und äußere Determinanten im Menschen, die beide Berücksichtigung finden müssen, oder den Hinweis, daß Motivation nicht nur auf das psychologische Konstrukt reduziert werden kann etc.. Teilweise sind die Meinungen auch kontroverser Natur. So zeichnen sich bei näherer Betrachtung u. a. Differenzen hinsichtlich der Natur, der Bewegkräfte, der angenommenen Entstehungsbedingungen (angeboren - erworben) und der Auswirkungsmodi ab.
Zu ähnlichen Ergebnissen kommt Wehner, wenn er feststellt, daß der Motivationsbegriff nicht nur kausale, sondern auch finale Aspekte von Handlungsbedingungen mit einschließt, die nicht nur eine Aktivierung bestimmter Handlungen hervorrufen, sondern auch auf deren Richtung, Auswahl, Quantität und Persistenz bestimmend einwirken (vgl. Wehner, E. G., 1980, S. 159).
Aus dieser angedeuteten Vielzahl heterogener Erklärungsversuche und Ansätze menschlicher Verhaltensweisen zeichnen sich nach Wehner drei grundlegende Richtungen ab: Biologische Ansätze, Kognitive und Kybernetische, sowie Humanistische Motivationsmodelle (vgl. Wehner, E. G., 1980, S. 163 ff).

3.1.2 Grundmodelle zur Erklärung des Motivationsgeschehens

3.1.2.1 Biologische/Behavioristische Ansätze

Biologische Ansätze gehen von Instinkten und Trieben als homöostatischen, selbstregulierenden Mechanismen der Motivation aus.

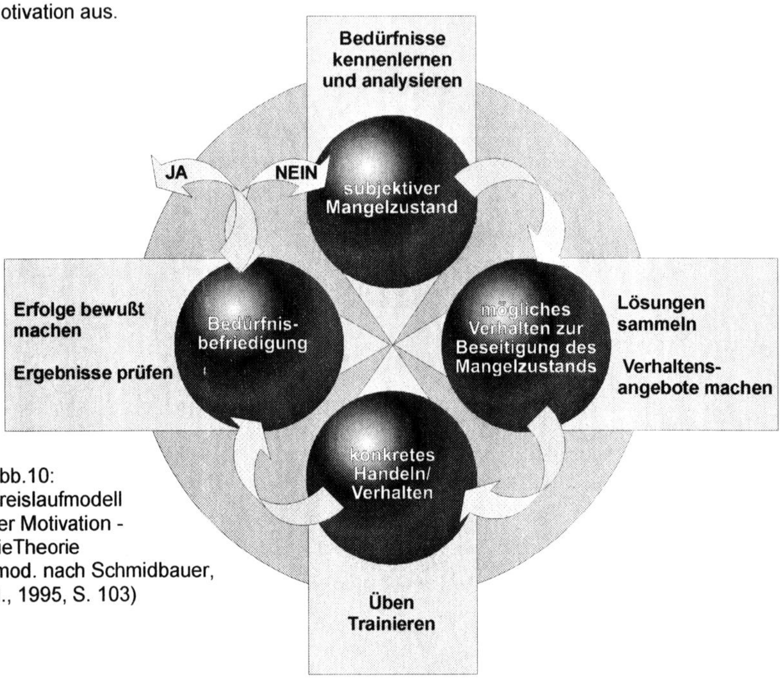

Abb.10: Kreislaufmodell der Motivation - dieTheorie (mod. nach Schmidbauer, H., 1995, S. 103)

"Das Anwachsen innerer Spannungszustände hat das Aufsuchen eines Objektes zur Folge und bewirkt ein Verhalten, das zur Spannungsreduktion und Herstellung eines Ruhegleichgewichtes führt" (Wehner, E. G., 1980, S. 163). Vereinfacht dargestellt, gehen diese Theorien von einem nach Gleichgewicht strebenden Kreislaufmodell aus.

3.1.2.2 Kognitive und Kybernetische Modelle

Kognitive und kybernetische Motivationsmodelle stellen dagegen informationstheoretische Aspekte in den Vordergrund. Sie gehen davon aus, daß Verhaltensveränderung im wesentlichen durch die Vermittlung von Informationen und Wissen erzielt werden können.

Abb. 11: Prinzip eines einfachen Regelkreises mit den wichtigsten Standardbezeichnungen (mod. nach: Vester, F., 1975, S. 23)

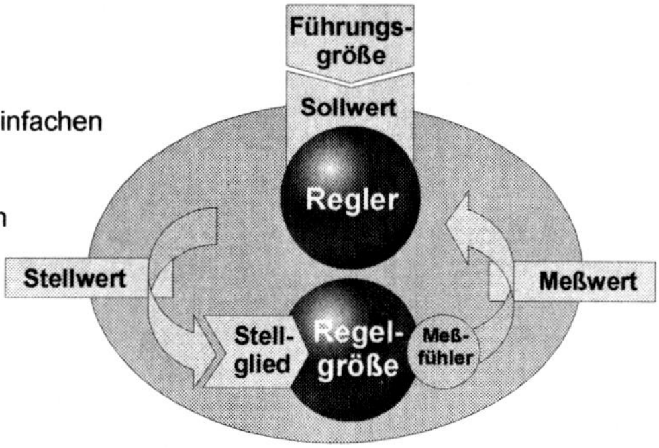

"Zur Erklärung von Motivation wird angenommen, daß eine Reizsituation oder Triebzustände auf das Bedürfnissystem des Organismus einwirken, das dessen Erwartungsdispositionen anspricht und den Verhaltensraum aktualisiert" (Wehner, E. G., 1980, S. 169). Verhalten wird demnach als eine Funktion der Situation verstanden, wie sie das Individuum auf Grund seiner Bereitschaften, Überzeugungen und Bewertungen sieht.

Vereinfacht dargestellt, gehen kybernetische Modelle von sich selbst steuernden Regelmechanismen aus.

Ein so verstandener Regelkreis "besteht ... aus zwei Dingen: der zu regelnden Größe ...., der Regelgröße, und andererseits dem Regler, der diese Größe verändern kann. Der Regler mißt über einen Meßfühler den Zustand der Regelgröße. Ist dieser Zustand durch einen Störfaktor, die Störgröße, verändert, dann korrigiert der Regler mit einem Stellglied das zu regelnde System, das auf diese Weise mit sich selbst rückgekoppelt ist" (Vester, F., 1975, S. 23).

3.1.2.3 Humanistische Motivationsmodelle

Humanistische Motivationsmodelle gehen davon aus, daß sich nicht alle motivationalen Prozesse als Tendenz, einen Gleichgewichtszustand herstellen zu wollen, erklären lassen (vgl. Wehner, E. G., 1980, S. 173).
"Humanistische Ansätze ... sind typischerweise durch folgende Punkte charakterisiert: a) feldtheoretische Orientierung, b) ganzheitliche Sicht der Persönlichkeit, c) starke Berücksichtigung der Integrität der individuellen, persönlichen Erfahrung (phänomenales Feld oder Verhaltensfeld), d) Betonung der Wachstumsmotivation und e) der Wichtigkeit der Selbstaktualisierung." (Zimbardo, P. G., 1983[4], S. 413) Ein wichtiger Vertreter dieser Ausrichtung ist Abraham Maslow. Er war der Meinung, die Psychologie konzentriere sich viel zu sehr auf die Schwächen des Menschen, dabei blieben seine Stärken weitgehend unberücksichtigt. Für ihn ist die menschliche Natur zwar im Grunde gut, jedoch sieht er das angeborene Streben zu Entfaltung und Selbstverwirklichung als sehr schwach an, als wenig widerstandsfähig und sozialem Druck nicht gewachsen. Er unterscheidet Mangelmotivation, "deficiency motivation", die auf die Wiederherstellung des physischen und psychischen Gleichgewichtes gerichtet ist, und Wachstums-motivation, "growth motivation", die den Menschen veranlaßt, über sein bisheriges Sein und Handeln hinaus zu gelangen. Die hier kurz skizzierte Maslowsche Motivationstheorie wird zum Prototypen humanpsychologischer Überlegungen.

3.1.3 Modellvergleich im Hinblick auf die Patientenschulung

Alle drei Modelle zur Beschreibung und Erklärung des Motivationsgeschehens haben ihre Grenzen. Im Hinblick auf die bisherige Vorstellung des Diabetesthemas weisen die biologischen Ansätze ebenso wie die kognitiven und kybernetischen in Bezug auf Motivation in einer am Selbstmanagement orientierten Patientenschulungsarbeit eine gravierende Lücke auf. Sie sind einseitig defizitorientiert. Problematisch gestalten sich diese Ansätze für Typ-II-Diabetiker dann, wenn sie ihre Krankheit oft gar nicht wahrnehmen und

dadurch gar kein Bedürfnis verspüren, ihrer Situation Abhilfe zu schaffen, um ein Ruhegleichgewicht anzustreben, wie bereits erläutert wurde.
Der Typ 2 Diabetiker fühlt sich solange im Gleichgewicht, als therapeutische Maßnahmen, wie beispielsweise Bewegung oder Ernährung sein Leben nicht beeinträchtigen. Beide Modelle erklären die Demotivation zur Verhaltensänderung. Sie geben somit kaum Ansatzpunkte einer Motivation zur aktiven Verhaltensänderung von Seiten des Patienten. Folglich müßte zunächst einmal bei jedem Betroffenen ein Bewußtsein für die eigene Lebenssituation und Lebensführung geschaffen werden. Hinzu kommt, daß sich kognitiv orientierte Modelle zu sehr auf den Bereich der Wissensvermittlung konzentrieren, eine Vorgehensweise, die zur erfolgreichen Verhaltensänderung bei weitem nicht ausreicht, wie in dieser Arbeit bereits mehrmals angesprochen wurde.
Beide Richtungen spezialisieren sich auf bestimmte lineare Stimulus-Response Bereiche und versperren damit den Blick auf eine ganzheitliche Betrachtung des menschlichen Motivationsgeschehens.
Besser geeignet scheinen dagegen humanistische Richtungen, indem sie nach Verschmelzung und Erweiterung dieser Ansätze streben und somit das Phänomen Motivation aus verschiedener Sicht angehen. So gibt es eine ganze Reihe von Praktikern, die vor allem den Typ 2 Diabetes nicht nur als motivationspsychologisches, sondern auch als sozialpsychologisches Phänomen betrachten. Ernährung, Bewegung, Selbstkontrolle sind allesamt Interventionskonzepte, die in den sozialen Kontext der Familie, des Berufs, des Freundeskreises und der Öffentlichkeit eingreifen.
Krankheitsbedingte Entwicklungen in diesen Bereichen, natürlich ebenso Entwicklungen im Bereich der individuellen Persönlichkeit, gehen stets einher mit Defiziterlebnissen, wie sie Theoretiker unterschiedlichster Richtungen erklären. Aber sie tragen natürlich auch die Chance auf Wachstum in sich. Dieser Gedanke prädestiniert aus meiner Sicht die Ansatzpunkte der humanistischen Psychologie, um als theoretischer Bezugsrahmen für die Ableitung praktischer Schulungsmaßnahmen zu dienen. Zum besseren Verständnis soll an dieser Stelle ein Beispiel dienen.
Bewegung oder Sport gilt seit jeher als rotes Tuch in der Typ 2 Diabetesschulung, für Berater und Patienten gleichermaßen. Für die Berater, weil sie eine Vielzahl von Beispielen erlebt haben, die die Gruppe der Typ 2

Diabetiker extrem bewegungsunwillig bzw. -unfähig erscheinen läßt, für die Patienten, weil sie ganz deutlich ihre körperlichen Grenzen wahrnehmen.
Solange die Bewegung als therapeutische Maßnahme nicht im Raum steht, besteht für die meisten Patienten kein Grund, bewußt diese defizitären Bereiche ihres Lebens aufzusuchen. Ganz im Gegenteil - Bewegung wird bewußt/unbewußt aus der Lebensplanung ausgeklammert. Die Konsequenz - immer weniger Bewegung führt zu immer weniger Bewegungsfähigkeit, ein klassischer circulus vitiosus. Nicht der Diabetes, sondern die Behandlung wird als demotivierend erlebt. Wer hier Bewegung fordert, senkt die subjektive Lebensqualität. Ein Perspektivenwechsel, weg vom Training der individuellen Bewegungsfähigkeit, hin zum sozialen Nutzen von Bewegungsgruppen wie Zugehörigkeit, Spaß, Unterhaltung oder Lebensfreude (ich wähle bewußt solche emotional geprägten Begriffe) kommen dem Streben der St. Vincent-Deklaration nach Lebensqualität wesentlich näher. Sport muß dem Diabetiker quasi auf Umwegen schmackhaft gemacht werden - verstanden als Bewegung nicht für einen besseren Blutzuckerwert, sondern für mehr Lebensqualität.
Dadurch besteht zumindest die Chance, das defizitäre Selbstbild vieler Typ 2 Patienten hinsichtlich der eigenen Bewegungsfähigkeit durch ein im Maslowschen Sinne wachstumsorientiertes Lebensgefühl bzw. die entsprechende Einstellung aufzufangen.
Auch hier die Entsprchung:

- Einstellung des Diabetes
- Einstellung zum Diabetes

Die zweite Aussage beinhaltet meiner Meinung nach die erste, mit dem Zusatz, daß sie ein wesentlich vollständigeres Bild der Situation der Behandlung und Versorgung des Typ 2 Diabetes zeichnet. Die Schulung und Motivation von Typ 2 Diabetespatienten kommt, wenn wir Zielvorgaben betrachten, an Begriffen wie Selbstverantwortung, Freiheit oder Selbstwert und Selbstbewußtsein kaum vorbei - ein Begriffsrepertoire, das fester Bestandteil der humanistischen Theorien ist.
Aus diesem Grund konzentriere ich mich im Fortgang meiner Arbeit auf die Grundlagen der Motivationstheorien der humanistischen Psychologie, wohl wissend, wie oben dargestellt, daß sich diese nicht als Gegensatz, sondern

als Vervollständigung der klassischen biologischen und kognitivistischen Motivationstheorien verstehen.
Zentrale Ansatzpunkte dieser Theorien bilden sowohl die Berücksichtigung von Defiziten (Mangelmotivation) wie auch die Wachstumsmotivation, die den Menschen aktiviert und ihm neue Perspektiven seines Handelns eröffnet. Somit geben humanistische Motivationstheorien die Chance, ein vollständigeres Bild der vom Diabetes Typ 2 Betroffenen zu zeichnen.

3.2 Reflexion der Patientenmotivation im Spiegel der Humanistischen Psychologie

3.2.1 Eine kurze Hinführung

Erste Anzeichen einer neuen (Ganzheits-)Psychologie finden sich bei Christian von Ehrenfels (1889-1932), der den Begriff der „Gestaltqualität" (1890) einführt. Dieser Ansatz ist als Reaktion auf die atomistisch-mechanistische Orientierung der Geisteswissenschaften zu verstehen. Stein des Anstoßes war die Auseinandersetzung zwischen der physiologischen (auf den Sensualismus aufbauenden) Psychologie und der experimentellen (dem Rationalismus verbundenen) Psychologie.
Die Entwicklung der Humanistischen Psychologie ist untrennbar mit zwei Namen verbunden, Abraham Maslow (1908-1970) und Carl Rogers (geb. 1902).
Rogers Arbeiten zur „klientenzentrierten" (1951) und „personenzentrierten" (1968) Gesprächsführung konzentrieren sich auf den persönlichen Erlebnisbereich, das phänomenale Feld des Individuums. Erst wenn dieses verstanden ist, kann Verhalten erklärt werden. Das Verhalten ist prinzipiell auf „Selbstaktualisierung" (Rogers, C., 1988, S. 49) gerichtet. Psychische Krankheiten entstehen, falls wir uns die eigenen, realen Erfahrungen nicht eingestehen, falls wir der Frage „wie kann ich Ich werden" (ebd., S. 115) aus dem Weg gehen.

Auch Maslow folgt dem Konzept der Selbstverwirklichung. Er richtet seine Aufmerksamkeit neben dem kranken Menschen bewußt auf den „gesunden Menschen“ (vgl. Maslow, A., 1978[2], S. 73) und ist der Auffassung, die Psychologie konzentriere sich, wie oben bereits angemerkt, zu sehr auf die Schwächen der Menschen. Seiner Meinung nach müssen die Motivationstheoretiker in ihrer Orientierung positiver werden.
Ein neuerer Vertreter der Humanistischen Psychologie Mitte der 80er Jahre ist Quitmann. Im Bewußtsein der Erkenntnisse seiner Vorgänger formuliert er offen Leitgedanken von grundsätzlicher Gültigkeit. Nach Quitmann ist die Humanistische Psychologie allgemein geprägt und orientiert an den von ihm formulierten Leitgedanken „Angst und Freiheit“, „Wahl und Entscheidung“, „Ganzheit“, „Hier und Jetzt“ sowie „Selbstverwirklichung“.

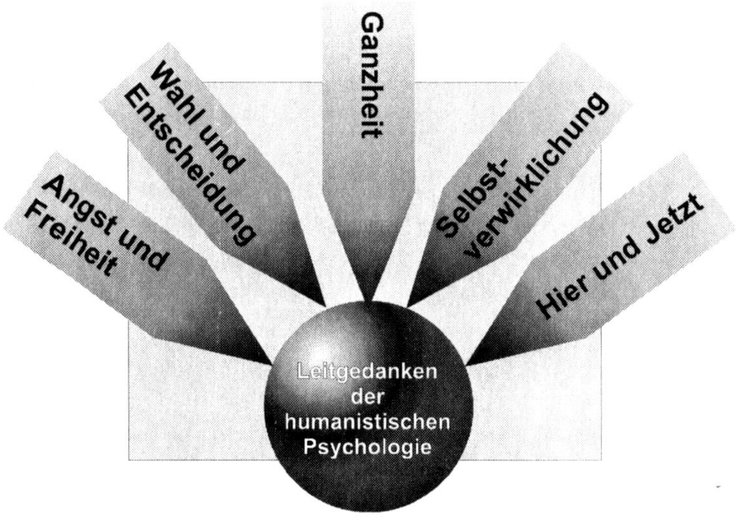

Abb 12: Übersicht der Grundsätze der Humanistischen Psychologie nach Quitmann

Diese Leitgedanken werden als fundamentales Gedankengut für weiteres Vorgehen herangezogen, weil sie erstaunliche Parallelen zu den verschiedenen Problemkonstellationen von Typ 2 Diabetes-Patienten aufweisen und Ansatzpunkte möglicher bzw. notwendiger Motivation in der Patientenschulungsarbeit geradezu anbieten; somit bilden sie ein theoretisches Grundgerüst für die Einordnung der bereits geschilderten praktischen Probleme der Diabetesschulung (vgl. Kap. 1, 1.4).

3.2.2 Der Diabetes mellitus Typ 2 aus Sicht der Grundsätze der Humanistischen Psychologie

Angst und Freiheit

Grundsätzlich finden sich zwei Zugänge zum Thema Angst und Freiheit. Einerseits werden diese Dimensionen als existenzielle Bedingungen des Menschen betrachtet (Cohn, Fromm). Das "Paradoxon der Freiheit" (Quitmann, H., 1985, S. 285) besteht nach Ruth Cohn darin, daß die Freiheit des Einzelnen in dem Maße steigt, in dem ihm die tatsächliche Unfreiheit bewußt wird.

Brehm (1966) prägt den Begriff der Reaktanz, ein psychologisches Phänomen, das besagt, daß eine Einengung bzw. der Verlust der Entscheidungsfreiheit den Menschen motiviert, die bedrohte oder verlorene Freiheit wieder zu gewinnen.

Demnach wird ein Diabetiker, dem ein realistisches Bewußtsein im Hinblick auf die Gefährlichkeit seiner Krankheit und die Bedrohung durch Folgeschäden vermittelt wurde, seine Krankheit zunächst als Einschränkung und Freiheitsverlust (Diät, Reduktion von Übergewicht) empfinden.

Diese erkannte Unfreiheit setzt in Anlehnung an Cohn und Brehm bei Typ 2 Diabetikern einen Trauer- und Bewältigungsprozeß in Gang, der den Betroffenen anspornt, Lösungswege im Umgang mit seiner Krankheit zu finden. Erkannte Unfreiheit wird als "Motor" verstanden, der den Diabetiker antreibt, seine verlorene Freiheit - wenn auch in veränderter Form – wieder zu erlangen. Hier muß dem Patienten Raum für Trauer- und Bewältigungsarbeit zugestanden werden.

Dieser Auffassung von Cohn bzw. Brehm steht ein eher "moralisch-humanistisch-naives Verständnis" (Quitmann, H., 1985, S. 285) gegenüber, im

Sinne eines "angeborenen inneren Potentials" (Goldstein, Maslow, Rogers), das dem Streben nach Wachstum und Selbstverwirklichung dient. Angst wird als Bremse dieses Prozesses verstanden, die diesem Streben entgegengesetzt wirkt. So geht Maslow davon aus, "daß die schwerwiegende Ursache vieler psychologischer Erkrankungen die Angst vor der Selbsterkenntnis ist" (Maslow, A., 1968, S. 72), sozusagen eine Angst vor dem Gewahrwerden und Akzeptierenmüssen von Schwachstellen der eigenen Person, der eigenen Krankheit. Eine so verstandene Angst wird von Diabetespatienten häufig verdrängt.

Ein Indiz dafür ist, daß sich Patienten häufig mit dem Gedanken trösten, daß Diabetes in Zukunft heilbar sein wird und insgeheim auf eine mögliche Heilung als Ausweg aus ihrer Unfreiheit, ihrer eingeschränkten, veränderten Situation hoffen.

In der bereits vorgestellten Patientenumfrage äußerten zu der Frage "Glauben Sie, daß Diabetes in Zukunft heilbar sein wird?" 20 Teilnehmer: "Ja, ich hoffe bald", 23 Teilnehmer: "Ja, aber es dauert noch". Vier Patienten wußten es nicht und nur weitere vier glaubten an keine Heilung. Interesse für dieses Thema zeigten alle befragten Patienten (Institut Dr. Schmidbauer, 1991, S. 16). Dieser Verdrängungsmechanismus behindert eine realistische Einschätzung der eigenen Situation.

Insgesamt eine besondere Schwierigkeit für Typ 2 Diabetiker, da die "Bewußtwerdung" ihrer Erkrankung, die in ihnen Angst und Abwehrgefühle auslöst, nicht am eigenen Körper erfahrbar wird, sondern über dritte, z. B. den Arzt, vermittelt wird. Verstärkend wirken hier Faktoren wie Ungewißheit oder Unsicherheit, bezogen auf den Wahrheitsgehalt der Diagnose und die Verhaltensentscheidungen des Patienten. Ist einmal die "Bremse" in diesem Selbsterkenntnisprozeß beseitigt, wenn der Patient sein Handicap, seine "Unfreiheit" begriffen und akzeptiert hat, steht dem nach Wachstum und Selbstverwirklichung strebenden inneren Potential nichts mehr im Weg. Im realen Bewußtsein der Erkrankung liegt die Freiheit jedes Patienten, sich für bestimmte Handlungsweisen zu entscheiden.

Wahl und Entscheidung

Maslow und Rogers sehen in der Wahl und Entscheidung eine Möglichkeit des Menschen im Rahmen seiner Freiheit, die er nutzen kann und sollte.

Die Wahl und Entscheidung (beides Lehnworte aus der Existenzphilosophie und in allen humanpsychologischen Konzepten vertreten) bestimmter Verhaltensweisen repräsentieren eine Form der Freiheit, verstanden als Verantwortung für das eigene Handeln, die eigene Aktivität und damit auch die Konsequenz für sich selbst und den Mitmenschen; damit der Patient befähigt wird, in eigener, freiwilliger Entscheidung seine Lebensweise zu gestalten, ist es notwendig, ihm ein umfassendes Bild von kausalen Zusammenhängen, dem nötigen Aufwand, Schulungszielen und eigenem Nutzen zu vermitteln.

Auf Grund fehlender propriozeptiver Hinweisreize einer klaren Symptomatik des Krankheitsprozesses kommt der Patientenschulung als Instanz der Wissensvermittlung für den Diabetiker im Prozeß der Bewußtwerdung seiner Situation entscheidende Bedeutung zu. Die Absicht ist es, dem Patienten durch fundiertes Wissen eine möglichst vollständige Wahrnehmung aller Aspekte seiner Krankheit zu vermitteln und ihn durch eine inhaltlich strukturierte und gesprächsorientierte Schulung in seiner Entscheidung zur individuellen diabetesgerechten Lebensgestaltung zu stärken. Bei einer so verstandenen Schulungsarbeit muß die subjektive Krankheitsbewertung des Diabetespatienten mit einbezogen werden, damit sich Wege individueller Lebensgestaltung öffnen.

Um diesen Weg der individuellen Wahl und Entscheidung für ein bestimmtes Verhalten in Freiheit gehen zu können, ist der Patient in seiner Ganzheit gefordert. Auch ist es eine wichtige Aufgabe des Referenten, den Patienten in seiner Ganzheit wahrzunehmen.

Ganzheit

Ganzheit umfaßt als zentraler Begriff verschiedener humanpsychologischer Ansätze im wesentlichen drei Aspekte.

Zum einen ist jeder Mensch, jeder Patient ein einzigartiges Wesen in seiner individuellen Ganzheit von Körper, Geist und Seele. Maslow schreibt stellvertretend für viele andere (Goldstein, Perls, Rogers), "daß der einzelne ein integriertes, organisiertes Ganzes ist" (Maslow, A., 1978[2], S. 55).

Sacket und Haynes (vgl. Rölver, K.-M., Bali, Ch., 1988, S. 95) fanden wichtige Hinweise auf das komplexe Geflecht subjektiver und objektiver Compliance-Komponenten bei Patienten. Bei der Sichtung von 246 Publikationen stellten sie (1976) 250 unterschiedliche Compliance-Variablen fest. Im Hinblick auf die Behandlung des Typ 2 Diabetes ein bedeutender Hinweis, denn um der Einzigartigkeit jedes Diabetikers so weit wie möglich gerecht zu werden, sollten, ausgehend von seinen bisherigen Leistungen, individuell zu erwartende Probleme in die Behandlung mit einbezogen werden, um so individuell ausgerichtete Verbesserungsvorschläge zu ermöglichen.

Der zweite Aspekt versteht die Ganzheit einer "Ich-Du-Beziehung" im Buberschen Sinn (vgl. Quitmann, H., 1985) und äußert sich in den Forderungen nach Kongruenz, Empathie, Wertschätzung und bedingungsfreier Akzeptanz.

Der Patient als Schulungsteilnehmer darf nicht als informationsverarbeitendes Objekt verstanden werden. Er ist ein denkender, fühlender und handelnder Mensch, dessen Leben nicht nur durch den Diabetes bestimmt wird.

Diabetespatienten müssen sich auf die gleiche Weise wie andere ihrer Altersgruppe mit altersspezifischen Problemen zurecht finden.

Dabei ist es wichtig zu wissen, daß ein "diabetestypisches" Persönlichkeitsprofil, wie von Dunbar (1948) postuliert, in neueren Untersuchungen (Sackett/Haynes 1976) bisher nicht nachgewiesen werden konnte (vgl. Rölver, K.-M., Bali, Ch., 1988, S. 96).

Der dritte Aspekt stellt das Individuum, den Diabetiker in eine Beziehung mit seiner Umwelt bzw. Gesellschaft und schließt eine isolierte Betrachtungsweise aus. Neben personengebundenen Determinanten gilt das gesamte soziale Gefüge, verknüpft mit einer Vielzahl spezifischer Rollenerwartungen und Leistungsnormen in allen Bereichen wie z. B. Familie, Berufswelt und Bezugsgruppen, als rahmengebendes bzw. handlungsprägendes Setting von Complianceleistungen. Besondere Bedeutung kommt nach Basler (1980) sozialen Bereichen, z. B. der Familie und dem Freudeskreis zu (vgl. ebd., S. 103).

Nach Drews (1977) spielen vor allem Komponenten der Persönlichkeit, der Familie, des sozialen Hintergrundes, der medizinischen Versorgung und der Arzt-Patienten-Beziehung in die ganzheitliche Betrachtung des Diabetes-Patienten mit hinein. Keine signifikanten Beziehungen konnte Drews in Bezug auf Non Compliance bei soziodemographischen Daten, sozialer Schicht, Einkommen und Persönlichkeitsmerkmalen feststellen (vgl. ebd., S. 96).

Eindeutigen Einfluß sah er dagegen in Komponenten wie Krankheitsdauer, Kompliziertheit der ärztlichen Anweisung, subjektive Krankheitsbewertung, Erwartungen eines Behandlungserfolges, positive Arzt-Patient-Beziehung, Selbst- und Fremdbild von Arzt und Patient sowie soziale Belastungen.
Häufig haben Arzt und Patient unterschiedliche Therapieziele. Der Arzt betrachtet den Patienten vorwiegend als Krankheitsträger und stellt damit die Krankheit automatisch in den Vordergrund. Krass ausgedrückt wird der Patient in der Regel von Seiten des Arztes zu sehr auf seine Krankheit "reduziert"; der Patient will sich im Gegensatz dazu in erster Linie als Mensch im Alltag bewähren und zusätzlich den Umgang mit seiner Krankheit praktizieren bzw. ihn in sein Alltagsleben integrieren.
Damit derartige Diskrepanzen ohne negative Auswirkungen überwunden werden können, ist ein gutes Patient-Arzt-Verhältnis oberstes Gebot. Nach Kissel und Lamprecht sollte es durch eine partnerschaftliche Beziehung charakterisiert sein, in der eine symmetrische Interaktion besteht. Voraussetzung wäre damit zugleich die Anerkennung der Autonomie des Diabetikers durch den Arzt und implizit auch das Vertrauen des Arztes in die Selbstverantwortlichkeit des Patienten.
Zudem ist ein weiterer wesentlicher Aspekt einer guten Arzt-Patient-Beziehung die Art der sprachlichen Verständigung. Die ärztlichen Instruktionen sollten für den Patienten verständlich, genau und auf konkretes Verhalten bezogen sein, damit Verständigungsschwierigkeiten so weit wie möglich ausgeschaltet bzw. reduziert werden können.
Ein dritter wesentlicher Punkt der Patient-Arzt-Beziehung ist die emotionale Bewältigung. Gerade beim Auftreten von Spätschäden ist das behandelnde Personal besonders gefordert, empathisch auf die gefühlsmäßige Belastung des Diabetikers zu reagieren, damit dieser nicht den Glauben an die Effizienz seiner Selbsttherapie verliert (vgl. ebd., S. 104 ff).
Schulung, will sie Früchte tragen, muß den Menschen in seiner individuellen Ganzheit respektieren. Dabei sollte sie immer von der momentanen Situation des Diabetikers ausgehen.

Hier und jetzt

Die Bedeutung des Augenblicks, des "Hier und Jetzt", geht aus der phänomenologischen Grundintention der Humanistischen Psychologie hervor, da jede Erfahrung des Menschen im "Hier und Jetzt" gemacht und damit als Ausgangslage jeder phänomenologischen Betrachtung angesehen wird. In diesem Zusammenhang wird deutlich, daß der Wahrnehmung und Bewußtheit des Patienten über die subjektive Realität seiner Erkrankung eine entscheidende Rolle zukommt.
Ein Problem stellt häufig die Umsetzung von gelerntem diabetesgerechten Verhalten im Alltag dar. "Hier", in der Klinik, werden dem Diabetiker nicht selten aus organisationstechnischen Gründen wichtige Entscheidungen abgenommen, während der Betroffene "Jetzt", im Alltag, im Stande sein sollte, diese selbsttätig zu treffen. Dieser Sprung vom "goldenen Käfig" der Klinik in die Realität gelingt nicht immer ohne Probleme.
Auch die zeitliche Distanz zwischen der Manifestation der Erkrankung und dem Auftreten möglicher Folgeschäden bereitet den Diabetes- Patienten große Probleme. "Hier", zum Zeitpunkt der Manifestation, fühlen sie sich gut, später entstehen mit den Folgeschäden im "Jetzt" spürbare Probleme, mit denen sie plötzlich umzugehen lernen müssen.
In der Minderung bzw. Überwindung dieser Probleme liegt eine wichtige Forderung an Referenten, Schulungsteams sowie die Gestaltung der Schulungsarbeit allgemein.

Selbstverwirklichung

Ein wichtiger Gedanke der Humanistischen Psychologie ist das Konzept der Selbstverwirklichung. "Ich bin nicht der einzige, der eine solche Selbstverwirklichungstendenz für die fundamentale Antwort auf die Frage hält, was einen Organismus in Gang hält. Goldstein, Maslow, Angyal und andere haben ähnliche Ansichten vertreten und mein eigenes Denken beeinflußt" (Rogers, C., 1977, S. 267).
Zum einen wird Selbstverwirklichung als ein anzustrebender Zustand im Leben eines Menschen betrachtet (Maslow, Bühler), zum anderen wird darunter ein Prozeß verstanden, den z. B. Rogers in der Begegnung von Person zu Person, basierend auf Empathie, Ehrlichkeit, Echtheit und Freiheit oder Goldstein in der "Lust zur Spannung" realisiert sieht.

Zwei Annahmen stützen diese Selbstverwirklichungstendenz. Nämlich daß die menschlichen Potentiale großteils ungenutzt brachliegen, nach Maslow 99%, nach Bugental 75-90% (vgl. Quitmann, H., 1985, S. 292). Außerdem, daß aus dieser Tendenz resultierende Probleme und Spannungen als "lustvoll" erlebt werden. So wird Selbstverwirklichung als dem Menschen innewohnendes Bedürfnis angenommen.

Ein zentraler Ansatzpunkt in der Diabetestherapie liegt in der Selbstbestimmung des Patienten im Sinne von Selbstmanagement. Der Schlüssel zum Erfolg ist das Ziel, mehr aus sich zu machen, sein Leben in Selbstbestimmung bewußt zu steuern und möglichst wenig fremdbestimmt zu werden.

Hierbei kommt der Einsicht in die Effektivität eigenen Handelns besondere Bedeutung zu. Nach Bandura (1977) werden Einsicht und Effektivität als subjektive Wahrscheinlichkeiten definiert, die den Grad der Gewißheit über das Verhalten bestimmen, das zur Realisation der erwarteten Konsequenz notwendig ist. Für das Zustandekommen von Effizienzerwartungen diskutiert Bandura verschiedene Ursachen:

- Die eigene Erfahrung bei der Durchführung des Verhaltens (z. B. Erfahrungen bezüglich der Effizienz einer gewissenhaften Selbstkontrolle)
- Beobachtung von Modellen (z. B. stellvertretende Verstärkung anderer Diabetiker)
- Sprachliche Kommunikation (direkte Auseinandersetzung mit Erfahrungen anderer)
- Aktivierung und Gefühle

(vgl. Rölver, K.-M., Bali, Ch., 1988, S. 100).

Außerdem zeigen Patienten, die ihren Gesundheitszustand abhängig von eigenen Verhaltensweisen sehen (internale Kontrollüberzeugung) eine engagiertere Teilnahme an den Behandlungsmaßnahmen als Patienten mit externaler Kontrollüberzeugung. Nach Basler (1980) verstehen Patienten, die eher über eine externale Ursachenzuschreibung verfügen, ihren Krankheitsverlauf als unbeeinflußbar und fühlen sich passiv ausgeliefert. Seligmann (1975) spricht in diesem Zusammenhang von gelernter Hilflosigkeit (vgl. ebd., S. 101).

Dagegen ist "internaler 'locus of control' ... unmittelbar mit einer Reflexion der Eigenverantwortlichkeit verbunden und gilt von daher als günstiger Prädiktor einer guten Selbsttherapie" (ebd., S. 101).
Im Hinblick auf einen Umgang mit dem Diabetes im Sinne von Selbstmanagement sollte eine vertrauensvolle Beziehung zwischen Patient und Arzt die Basis der Behandlung bilden, bei der erforderliche Maßnahmen nicht direktiv durch den Arzt erzwungen werden. Zudem sollten nach Jonsen (1982) alle Maßnahmen zur Verbesserung der Compliance für den Patienten verständlich und nachvollziehbar gestaltet sein und ihm gegebenenfalls auch die Möglichkeit einräumen anders zu handeln, wenn er es selbs als richtig empfindet. Hier ist die Gefahr der Fremdbestimmung besonders groß.
Als Ziel aller Behandlungsmaßnahmen wird die Optimierung der Selbstverantwortlichkeit jedes Patienten angestrebt (vgl. ebd., S. 106).
Nur ein Patient, der ein Bewußtsein für seine individuelle Situation "hier" und "jetzt" entwickelt hat, seine Angst und Ablehnung vollständig überwinden konnte, ist schließlich zur Wahl und Entscheidung für einen Therapieweg in freiheitlicher Selbstbestimmung fähig. Damit der Patient zu dieser freiheitlichen Selbstbestimmung fähig wird, kann eine lern- verhaltens-, und patientenorientierte Schulungsarbeit gute Hilfestellung leisten.
Die Aufgabe einer lern-, verhaltens-, und patientenorientierten Schulungsarbeit wird darin liegen, das Selbstvertrauen und -bewußtsein der Patienten zu stärken, Ängste abzubauen und den Patienten kausale Zusammenhänge zwischen dem zu leistenden Aufwand, Schulungszielen und eigenem Nutzen zu verdeutlichen. Die Patienten werden so befähigt, aus ihrer augenblicklichen Situation der Erkrankung in eigener, freiwilliger Entscheidung im Sinne eines Selbstmanagements ihre Lebensweise und damit Selbstverwirklichung - alles zentrale Anliegen der humanistischen Psychologie - zu gestalten.
Diese Vorgaben sind zumindest aus der Sicht der Humanistischen Psychologie nicht nur dadurch realisierbar, daß Defizite abgebaut werden. Im selben Maße müßten Wachstumsbedürfnisse in ein Motivationskonzept integriert werden. Eine Vertiefung dieser Überlegung soll am Beispiel der von Maslow konstruierten Bedürfnispyramide erfolgen.

3.2.3 Die Bedürfnispyramide nach Maslow – als Vorläufer

Maslow stellt unterschiedliche Thesen vor, "die jede vernünftige Theorie berücksichtigen muß" (Maslow, A., 1978[2], S. 55). Für die Weiterentwicklung humanistischer motivationstheoretischer Überlegungen, auch im Hinblick auf Schulungsarbeit, sind diese Annahmen von grundlegender Bedeutung. An dieser Stelle soll ein kurzer Abriß der maslowschen Motivationstheorie genügen, um einen prinzipielles Verständis eines Ansatzes zu erhalten.

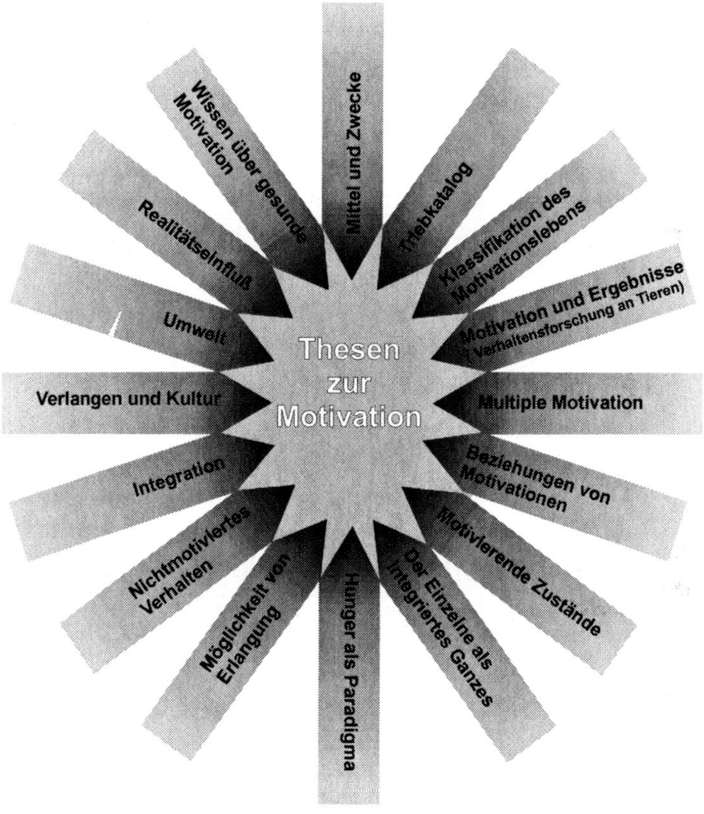

Abb. 13: 16 Thesen zur Motivation nach Maslow (Maslow, A., 1978[2], S. 55-73)

Der Einzelne als integriertes Ganzes

In seiner ersten These beschreibt Maslow den Einzelnen als ein integriertes, organisiertes sowie kulturgeprägtes Ganzes. Der Mensch in seiner Ganzheit hat ein Bedürfnis, ebenso wie sich Befriedigung für den Einzelnen in seiner Ganzheit, nicht nur für einen Teil von ihm, einstellt. Ähnlich hat es Quitmann (s. o.) formuliert. Patientenschulung darf sich nicht nur auf den Aspekt der Krankheit beschränken. Wichtig ist es ebenfalls, andere relevante Probleme und Bereiche (z. B. Alter oder Situation) des Menschen mit einzubeziehen. Nur so wird sich der Patient als vollständige Person angesprochen fühlen und seine Krankheit zwar als wichtigen Faktor seines Lebens begreifen, sie aber nicht als absolut bestimmende Einflußgröße erleben, die auf andere Bereiche einschränkend oder demotivierend wirkt.

Eine gute Möglichkeit ist es z. B., Patienten an der Gestaltung der Schulung teilhaben zu lassen. Im Rahmen der bereits beschriebenen Patientenbefragung äußerten sich Diabetiker zu der Frage, ob sie gerne während ihres Klinikaufenthaltes bei der Gestaltung ihrer Schulung mithelfen würden: 20 von ihnen gaben an, sich gerne am Rahmenprogramm zu beteiligen. Acht Teilnehmer interessierten sich für die Organisation von Spielen, sieben Teilnehmer wollten sich gerne an der Zimmer- und Raumgestaltung beteiligen; weitere sieben Teilnehmer hatten Interesse an der Erstellung einer Klinikzeitung und ein Teilnehmer konnte sich vorstellen ein Poster zu malen. Zwei weitere Teilnehmer wollten sich zwar an der Gestaltung beteiligen, hatten jedoch keine konkreten Vorstellungen (vgl. Institut Dr. Schmidbauer, 1991, S. 10).

Multiple Motivation

In Maslows Theorieverständnis ist es äußerst ungewöhnlich bzw. nicht üblich, daß eine Handlung bzw. ein bewußter Wunsch nur eine einzige Motivation hat. Dementsprechend vielschichtig bzw. mit Hilfe verschiedener Mittel auf mehreren Ebenen muß der Patient in der Schulung zu bestimmten diabetesgerechten Verhaltensweisen angesprochen, unterstützt und angeleitet werden. Eine gute Möglichkeit bieten beispielsweise zusätzlich zur Schulung angebotene Rahmenprogramme. 22 Teilnehmer der Patientenumfrage hatten dazu Vorschläge:

"▪ Werbeartikel: Insulin, Spritzen etc.
- jährliche Wiederholung
- mehr gezielte Anwendung; hier praktische Anleitung zum Herstellen von Diätspeisen" (vgl. Institut Dr. Schmidbauer, 1991, S. 10).

Motivierende Zustände

Eine Theorie sollte immer von einer konstanten Motivation ausgehen. Einer Motivation, die nie endet, sondern fluktuiert, komplex strukturiert ist und ein fast universelles Charakteristikum praktisch jedes organischen Zustandes ist. Damit bei Diabetespatienten mit zunehmendem zeitlichen Abstand zur Schulung nicht die Gefahr einer Verminderung der Motivation (z. B. durch Vergessen von Schulungsinhalten) besteht, sondern diese weitgehend erhalten bleibt, ist es sinnvoll, zusätzliche schriftliche Kurzzusammenfassungen zur Wiederholung der Inhalte oder sonstige Lernhilfe anzubieten.

25 Teilnehmer der Patientenbefragung fanden schriftliche Unterlagen absolut notwendig, 21 Teilnehmer sehr sinnvoll und nur ein Teilnehmer hielt derartige Unterlagen für eher überflüssig (vgl. Institut Dr. Schmidbauer, 1991, S. 7). Ein wichtiger Ansatzpunkt im Hinblick auf konstante Motivation ist die Durchführung von Nachschulungen bzw. weiteren Schulungen in regelmäßigen Abständen, wenn die erste Schulung zu Ende ist.

Beziehungen von Motivation

Das menschliche Wesen ist niemals befriedigt, außer in relativer stufenweiser Art. Bedürfnisse ordnen sich selbst in einer Hierarchie der Vormacht.

Aufgrund fehlender Hinweisreize des Diabetes Typ 2 Patienten auf mögliche Symptome seiner Erkrankung ordnen sich die Bedürfnisse im Empfinden nicht offensichtlich nach ihrer notwendigen Vormacht. Hier kommt der Schulungsarbeit die wichtige Aufgabe zu, dem Patienten vor allem mit Hilfe ausgewählter Inhalte ein Bewußtsein seiner individuellen Situation zu verschaffen und ihn durch Wissen zu stärken. Damit wird er fähig, sein Verhalten an einer bewußt gewählten Bedürfnishierarchie zu orientieren, was ihm eine selbständige Entscheidung über sein Verhalten erleichtert.

Als sinnvolle zusätzliche Maßnahme zur Verbesserung der Lebensqualität dient beispielsweise das Aufgreifen und die Bearbeitung von den Patienten freigewählter Themenbereiche. So zeigten beispielsweise 42 Teilnehmer der Patientenumfrage grundsätzliches Interesse an Veranstaltungen zu Themen wie "Entspannungstechniken", "Sport und Bewegung in der Freizeit", "Richtig abnehmen", "Anti-Streß-Kurs", "Diskussionen über Lebens- und Krankheitsbewältigung" sowie "Anti-Raucherkurs" (Drei Teilnehmer waren nicht interessiert) (Institut Dr. Schmidbauer, 1991, S. 11).

Umwelt

Maslow geht davon aus, daß die Erforschung der Motivation die Erforschung der Situationsdeterminanten nicht negiert, sondern ergänzt.

Eine so verstandene Motivation sollte die spezifischen Situationsdeterminanten aus der Umwelt des jeweiligen Individuums so weit wie möglich mit einbeziehen. Im Hinblick auf einen positiven Verlauf der Krankheit wäre es äußerst hilfreich für den Patienten, wenn z. B. wichtige Bezugspersonen über die Krankheit und ihre Konsequenzen Bescheid wüßten. Ihre Unterstützung beim Umgang mit der Krankheit bedeutet für den Diabetiker eine echte Erleichterung in seiner Lebensgestaltung.

Wichtig ist es, den Patienten im Rahmen der Schulungsarbeit auf derartige Zusammenhänge aufmerksam zu machen und ihn zu ermutigen, Bezugspersonen (aus der Familie, dem Freundeskreis, dem Berufsfeld, etc.) oder auch andere situationsprägende Faktoren bewußt in den Krankheitsverlauf einzubinden. Ein Beispiel, wie Diabetiker die Informiertheit ihrer Bezugspersonen erleben, zeigen die folgenden Ergebnisse der Patientenbefragung.

Die subjektiv eingeschätzte Situation der Umfrageteilnehmer auf die Frage: "Wie gut ist Ihr unmittelbarer Verwandten- und Bekanntenkreis (Ehepartner, Lebensgefährte, Kinder, sehr gute Freunde, (...) über Diabetes informiert?" wurde auf einer Skala von 1 (sehr gut) bis 6 (sehr schlecht) dokumentiert:

3 Tn	13 Tn	16 Tn	8 Tn	9 Tn	3 Tn
1	2	3	4	5	6

Auf die Frage, inwieweit der weitere Bekanntenkreis über die Notwendigkeit im Umgang mit Diabetes informiert sei, vergaben die Teilnehmer folgende Bewertungen (Skala s. o.):

3 Tn	1 Tn	1 Tn	14 Tn	21 Tn	14 Tn
1	2	3	4	5	6

(vgl. Institut Dr. Schmidbauer, 1991, S. 6 f)

Möglichkeit der Erlangung

Maslow äußert die Annahme, daß wir uns insgesamt bewußt nach dem sehnen, was möglicherweise tatsächlich erreicht werden kann. Diesem Verlangen nach dem möglicherweise Erreichbaren sollte Schulungsarbeit durch das Aufzeigen neuer Perspektiven entgegen kommen.

Zunächst ist es wichtig, die Entwicklung eines guten Selbstbewußtseins des Patienten während der Schulung zu fördern und zu stärken. Hierfür sollte man die Betroffenen praxisbezogen unter Anleitung weitgehend selbsttätige Entscheidungen treffen zu lassen, auch wenn dies von der Organisation her häufig Schwierigkeiten bereitet.

Auf diese Weise wird der Patient am ehesten befähigt, selbst Verantwortung für seine Therapie zu übernehmen, persönliche Ziele im Umgang mit dem Diabetes zu entwickeln, sich selbst zu beobachten ebenso wie sich zu bewerten und zu kontrollieren, gleichzeitig sich selbst zu verstärken, sowie selbständig über die weitere Lebensplanung zu entscheiden.

Je mehr der Patient die Möglichkeit hat, in der Schulung praxisrelevante Verhaltensweisen selbst zu erproben, desto leichter fällt ihm der "Sprung" in den Alltag, wo es darauf ankommt, das Gelernte umzusetzen.

Wissen über gesunde Motivation

Nach Maslow muß jede Motivationstheorie, die der Aufmerksamkeit wert sein soll, die höchsten Fähigkeiten des gesunden und starken Menschen wie auch die Manöver des verkrüppelten Geistes behandeln. "Ein solches Verständnis kann sich nie aus der Beobachtung ausschließlich von kranken Menschen ergeben. Wir müssen unsere Aufmerksamkeit auch den Gesunden zuwenden. Die Motivationstheoretiker müssen in ihrer Orientierung positiver werden" (Maslow, A., 1978[2], S. 73).

Maslow entwickelt aus seinen Grundannahmen heraus die Bedürfnispyramide, ein vielzitiertes, wissenschaftlich anerkanntes Modell zur Erklärung der stufenweisen Entwicklung des menschlichen Verhaltens. "Seine 'Hierarchie der Bedürfnisse' ist wohl die bekannteste und meistdiskutierte Strukturierung der menschlichen Motive - eine Theorie seelischer Gesundheit, in der das Bemühen des Einzelnen um Selbstverwirklichung und Entfaltung seiner Kräfte im Mittelpunkt steht" (Klinspon-März, I., 1984, S. 98).
"Diese Theorie befindet sich meiner Meinung nach in der funktionalistischen Tradition von James und Dewey und ist vom Holismus Wertheimers, Goldsteins und der Gestaltpsychologie wie auch von der Dynamik Freuds, Fromms, Horneys, Reichs, Jungs und Adlers durchdrungen. Man kann die Integration oder Synthese eine holistisch-dynamische Theorie nennen" (Maslow, A., 1978[2], S. 74).
Maslow ordnet die seiner Meinung nach angeborenen Bedürfnisse in einer Hierarchie der Vorrangigkeiten.

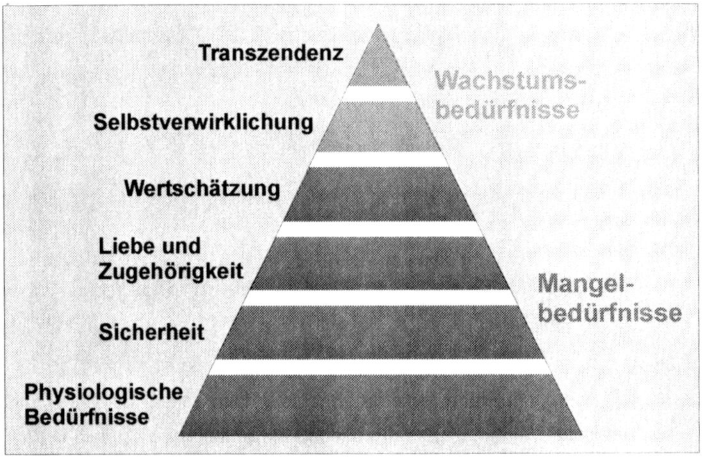

Abb. 14: Hierarchie der Bedürfnisse nach Maslow (nach Zimbardo, P. G., 1983[4], S. 415)

(nach:

Vorherrschend sind die Bedürfnisse auf den niedrigen Stufen so lange, wie sie unbefriedigt bleiben. Erreichen sie diese Befriedigung, richtet sich die Aufmerksamkeit und das Bemühen des Individuums auf die "höheren

Bedürfnisse". Maslow beschreibt die physiologischen Bedürfnisse wie z. B. Hunger und Durst als die mächtigsten unter den Bedürfnissen. Mangelt es einem Individuum in extremer Weise an allen Bedürfnissen, würden die physiologischen am wahrscheinlichsten vor allen anderen die Hauptmotivation darstellen.

"Dann kann man auch zu Recht den ganzen Organismus charakterisieren, indem man einfach sagt, er sei hungrig, denn das Bewußtsein wird fast vollständig vom Hunger erfüllt sein. Alle Fähigkeiten werden in den Dienst der Hunger-Befriedigung gestellt, und die Organisation der Fähigkeiten wird fast vollständig von dem einen Zweck, den Hunger zu stillen, determiniert. Die Rezeptoren und die Effektoren, die Intelligenz, das Gedächtnis, alle Gewohnheiten können nunmehr einfach als hungerstillende Instrumente definiert werden" (Maslow, A., 1978^2, S. 76).

Dieser eben genannte Mechanismus gilt in gleicher Weise für alle nachfolgenden Bedürfnisse, wenngleich in weitaus geringerer Intensität.

Sind die physiologischen Bedürfnisse relativ gut befriedigt, tritt auf der nächst höheren Stufe das Bedürfnis nach Sicherheit in den Vordergrund und verlangt nach Befriedigung. Maslow spricht hier von einem Bedürfnisensemble, das "Sicherheit, Stabilität, Geborgenheit, Schutz, Angstfreiheit, ... Struktur, Ordnung, Gesetz, Grenzen, Schutzkraft, und so fort" umfaßt (ebd., S. 79).

Als nächstes in der Reihe folgt das Bedürfnis nach Liebe und Zugehörigkeit. "Man fühlt nunmehr, so stark wie nie zuvor, die Abwesenheit von Freunden, der Geliebten, der Ehefrau, der Kinder. Man wird nach liebevollen Beziehungen mit den Menschen im allgemeinen hungern, also nach einem Platz in der Gruppe oder Familie, und man wird sich sehr intensiv bemühen, dieses Ziel zu erreichen. Man wird sich mehr als alles andere wünschen, einen solchen Platz zu haben ..." (ebd., S. 85).

An nächsthöherer Stelle in der Hierarchie steht das Bedürfnis nach Wertschätzung. "Alle Menschen in unserer Gesellschaft ... haben das Bedürfnis oder den Wunsch nach einer festen, gewöhnlich recht hohen Wertschätzung ihrer Person, nach Selbstachtung und der Achtung seitens anderer. Solche Bedürfnisse kann man deshalb in zwei Untergruppen einteilen. Erstens gibt es das Bedürfnis nach Stärke, Leistung, Bewältigung und Kompetenz, Vertrauen angesichts der übrigen Welt und Unabhängigkeit und Freiheit ... Zweitens gibt es, was man den Wunsch nach einem guten Ruf oder nach Prestige nennen könnte (definiert als Respekt oder Hochachtung seitens anderer Leute), nach Status, Berühmtheit und Ruhm, nach Dominanz, Anerkennung, Aufmerksamkeit, Bedeutung, Würde oder Wertschätzung. ... Die Befriedigung ... führt zu Gefühlen des Selbstvertrauens, der Stärke, der Fähigkeit, zum Gefühl, nützlich und notwendig für die Welt zu sein" (Maslow, A., 1978², S . 87).

Wenn nun alle diese Bedürfnisse befriedigt sind, entsteht nach Maslow in jedem Menschen eine neue Unzufriedenheit und Unruhe, falls er nicht das tut, wofür er als Individuum geeignet ist. "Was ein Mensch sein kann, muß er sein. Er muß seiner eigenen Natur treu bleiben. Dieses Bedürfnis bezeichnen wir als Selbstverwirklichung ... Auf diesem Niveau sind die individuellen Unterschiede am größten" (ebd., S. 88 f).

Die Spitze der Hierarchie bildet das Bedürfnis nach Transzendenz. Hier geht der Mensch über Selbstverwirklichung hinaus und strebt nach dem letzten und äußerst Erreichbaren, nach einer sogar jenseits des individuellen Menschseins liegenden Identität.

Kritik

Trotz dieser umfassenden Darstellung der Entwicklung des Menschen bis hin zu seiner Selbstverwirklichung und dem Bedürfnis nach Transzendenz weist die Bedürfnispyramide ein Lücke im Hinblick auf den Umgang mit physischen Erkrankungen auf. Maslow richtet seine Aufmerksamkeit zwar auf "die höchsten Fähigkeiten des gesunden und starken Menschen" wie auch auf "die Manöver des verkrüppelten Geistes", gibt jedoch keine konkreten Hinweise zum Umgang mit physischen Erkrankungen (ebd., S. 73). Aus diesem Grund bedarf Maslows theoretischer Rahmen zur differenzierten konkreten Ausgestaltung im Hinblick auf Typ 2 Diabetesschulungsarbeit einer Erweiterung. In diesem Zusammenhang bildet das Health-Belief-Modell nach Becker eine bewährte und anerkannte Theorie zur Beschreibung der komplexen Motivationslage chronisch erkrankter Menschen allgemein und im besonderen bei Patienten mit Diabetes mellitus (vgl. Bott, U., 1995, S. 622 ff).

3.3 Ein Ansatz der Gesundheitspsychologie: Das Health Belief Modell als Erklärungsansatz für chronische Krankheiten

Mit der nötigen Differenzierung verschiedenster Dimensionen der Motivationslage chronisch kranker Menschen beschäftigt sich in besonderem Maße die Gesundheitspsychologie. In diesem Bereich sind in den letzten Jahren immer mehr die individuellen Anpassungsprozesse an die Anforderungen und emotionalen Belastungen der Erkrankung in den Mittelpunkt des Forschungsinteresses gerückt. Dabei ist klar geworden, daß der Therapieerfolg und ein geglücktes Selbstmanagement im wesentlichen von psychologischen und emotionalen Faktoren direkt oder indirekt beeinflußt wird. "Was man im einzelnen tut und wie man es tut" (Seiwert, L. J., 1992[4], S. 3), ist nicht nur eine Frage des Könnens, sondern natürlich auch des Wollens - beides Grundvoraussetzung für ein erfolgreiches Selbstmanagement. Aus diesem Verständnis heraus besteht zur Optimierung der Behandlung und der Schulungsarbeit für Typ 2 Diabetiker die Notwendigkeit, kognitive, emotionale und verhaltensbezogene Bewältigungs- bzw. Anpassungsprozesse auf ihre Relevanz für eine erfolgreiche Therapie hin zu prüfen. Dies kann detailliert und fundiert nur mit Hilfe eines geeigneten theoretischen Bezugsrahmens erfolgen.

Anfang der 50-er Jahre wurde von Sozialpsychologen im öffentlichen Gesundheitswesen der USA ein Modell entwickelt (allgemein bekannt als Health-Belief-Modell) mit dem Ziel, Aussagen über die Wahrscheinlichkeit, mit der ein Individuum vorbeugende gesundheitliche Maßnahmen durchführt, formulieren zu können. "Das Health-Belief-Modell scheint insbesondere für die Motivationsprobleme bei älteren Typ-II-Diabetikern Erklärungswert zu besitzen. Diese Patienten empfinden oft keine Symptome des Diabetes (Krankheitsschwere), und die Kalorienrestriktion zur Gewichtsabnahme ist mit vergleichsweise hohen Einschränkungen verbunden (Aufwand), während der Nutzen oft als vage empfunden wird und zeitlich verzögert eintritt" (Wöller, W., Gudat, U., 1995, S. 622).

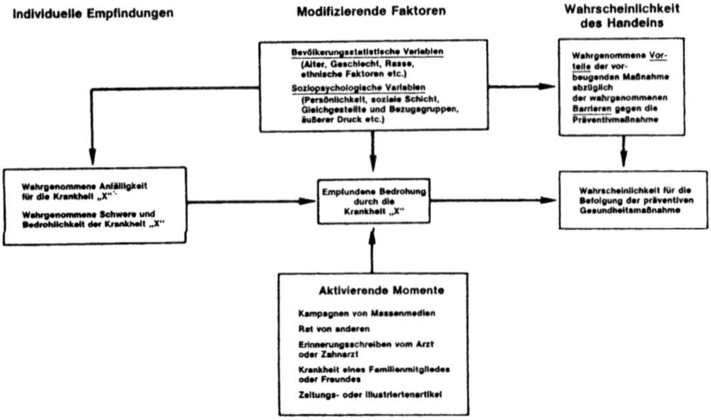

Abb. 15 Ursprüngliche Formulierung des "Health Belief Model" (Abk. HBM) (entnommen aus: Becker, M. H., 1986[2], S. 95)

In seiner ursprünglichen Form war das Health-Belief-Modell schwerpunktmäßig am Wunsch des einzelnen Individuums orientiert, eine spezielle Krankheitsbedrohung abzuwenden (vgl. Becker, M. H., u. a., 1986[2], S. 96).

Mittlerweile gilt diese ursprüngliche Fassung und Zielsetzung als nicht mehr ausreichend. Eine Erweiterung hat das Modell durch folgende Punkte erfahren:

1. Allgemein gesundheitsbezogene Motivation, gemessen an Sorgen um die Gesundheit, an der Lebensweise und am Vertrauen in vorbeugende Maßnahmen, Faktoren, die von Situation zu Situation als relativ unspezifisch und konstant angesehen werden können;
2. Erneute Anfälligkeit gegenüber früher durchgemachten Krankheiten unter Einschluß des Zustands während der Untersuchung;
3. Allgemeines Vertrauen in das ärztliche Können und die medizinische Behandlung;
4. Charakteristika der Arzt-Patienten-Beziehung, die die Compliance verstärken oder abschwächen könnten.

(Becker, M. H., 1986[2], S. 96)

Zunächst entsteht bei dem Patienten ein Eindruck von der allgemeinen Gefährlichkeit der Krankheit. Er wird versuchen sie einzuschätzen und gewinnt somit eine erste Vorstellung von ihr.

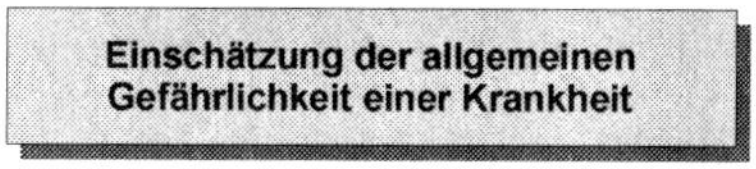

Abb. 16: Teil 1 des Health Belief Modells

Basierend auf der Einschätzung der allgemeinen Situation der Erkrankung wird der Patient in einem zweiten Schritt befähigt, seine persönliche Betroffenheit und Bedrohung durch die Krankheit abzuschätzen. Der Patient entwickelt hier ein Bewußtsein seines persönlichen Risikos, mit dessen Hilfe er später Verhaltensentscheidungen treffen kann.

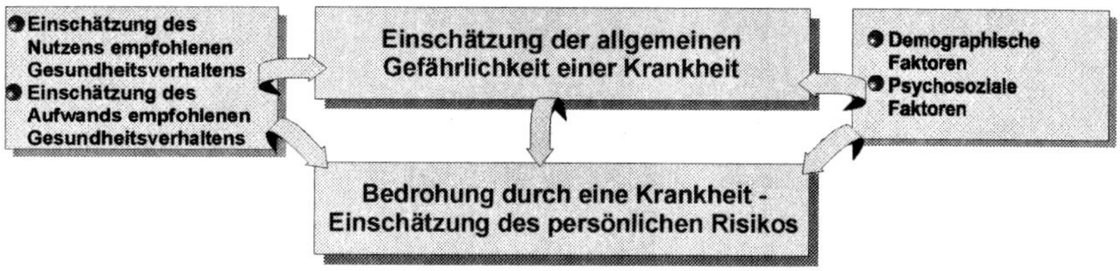

Abb. 17: Teil 2 des Health Belief Modells

Nachdem der Patient die allgemeine Gefährlichkeit der Erkrankung kennengelernt hat und befähigt worden ist, seine persönliche Betroffenheit realistisch wahrzunehmen und einzuschätzen, ist das nächste Ziel die Erreichung einer möglichst guten Compliance.

Dieser gesamte Prozeß wird von verschiedensten Determinanten beeinflußt.

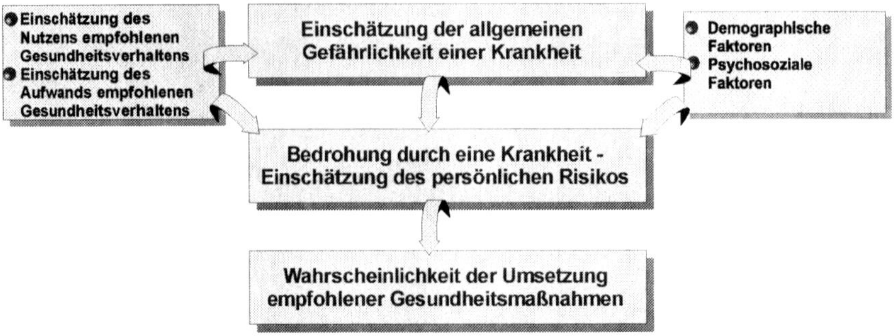

Abb. 18: Teil 3 des Health Belief Modell

Sowohl auf die Einschätzung der allgemeinen Gefährlichkeit der Krankheit als auch auf die realistische Wahrnehmung der persönlichen Betroffenheit von ihr wirken sich Faktoren, die in der Person des Patienten begründet sind, ebenso wie Faktoren aus der Umwelt des Patienten aus. Faktoren in der Person des Patienten sind im wesentlichen "Vertrauen in die Medizin" sowie "Vertrauen in die Fähigkeit der Erhaltung der eigenen Gesundheit". Aus der Umwelt sind es vor allem demographische und psychosoziale Faktoren, die diese Prozesse beeinflussen.

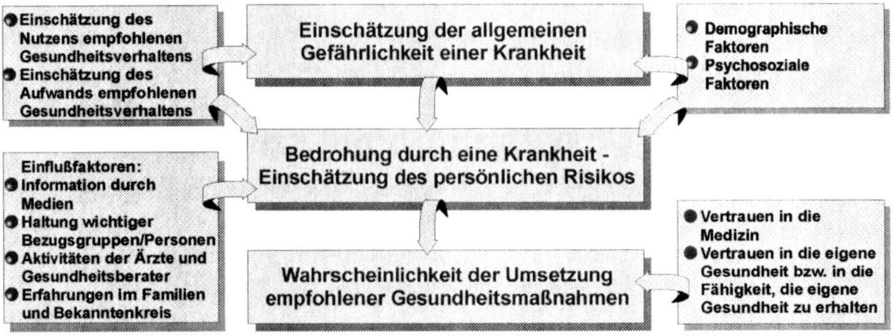

Abb. 19: Vollständige Darstellung des erweiterten Health Belief Modells

Die persönliche Betroffenheit wird zusätzlich durch die Medien, die Haltung wichtiger Bezugsgruppen/-personen, Aktivitäten der Ärzte und Gesundheitsberater sowie Erfahrungen im Familien- und Bekanntenkreis geprägt. Für eine hohe Wahrscheinlichkeit der Umsetzung diabetesgerechter Verhaltensweisen ist die Einschätzung des Aufwands empfohlener Verhaltensweisen in Zusammenhang mit der Einschätzung ihres Nutzens von grundlegender Bedeutung. Starken Einfluß auf die Einsicht in die Effektivtät eigenen Handelns (positive Erkenntnis über Aufwand - Nutzen) üben demographische und psychosoziale Faktoren aus.

Aus der Darstellung des Health Belief Modells geht deutlich hervor, daß es sich hier um ein kognitivistisch geprägtes Modell handelt. Der Weg zur optimalen Umsetzung empfohlener Gesundheitsmaßnahmen würde über eine vollständige, lückenlose Kenntnis bzw. das Wissen um alle relevanten Faktoren und Prozesse der Erkrankung führen. Da dies in der Realität in dieser Form aber nicht möglich ist, wäre es äußerst notwendig, auftretende Wissenslücken auf andere Art und Weise zu kompensieren.

Maslows Theorieverständnis gibt zwar keine detaillierten, konkreten Hinweise auf Hintergründe und Zusammenhänge relevanter Faktoren im Umgang mit physischen Erkrankungen und bedarf aus diesem Grund der Erweiterung durch das Health Belief Modell, um differenziert und detailliert aufzeigen zu können, von welchen Determinanten die Wahrscheinlichkeit der Umsetzung empfohlener Gesundheitsmaßnahmen abhängt. Umgekehrt kann es jedoch als möglicher Ansatz zur Vervollständigung bestehender nichtvermeidbarer Wissenslücken dienen. Eine so verstandene Verknüpfung beider Theorierichtungen würde eine sinnvolle Ergänzung bedeuten; dies ist allerdings nur dann möglich, wenn die systematische Zuordnung beider Theorien deutlich ersichtlich wird.

Dazu werden im Folgenden Parallelen zwischen den einzelnen Determinanten des Health Belief Modells und den Grundsätzen der humanistischen Psychologie bzw. Maslows Bedürfnishierarchie aufgezeigt, mit Hilfe derer eine gezielte Zuordnung und Ergänzung erfolgen kann.

3.4 Fazit: Ergänzungsbedarf der vorgestellten Ansätze

Bei der Mehrzahl der Typ 2 Diabetiker (90%), ist das oberste Ziel sämtlicher Gesundheitsförderungsmaßnahmen der Aufbau einer dauerhaften Motivation zur Verhaltensänderung. Inhaltsorientierte Schulungsarbeit, wie sie heute immer noch praktiziert wird, reicht bei weitem nicht aus, um Typ 2 Diabetespatienten zu einer dauerhaften Verhaltensumstellung zu motivieren. Die Weiterentwicklung bereits vorhandener Diabetesschulungskonzepte bedarf aus diesem Grund einer Ergänzung, insbesondere durch verhaltensorientierte Theorien, um den Patienten in der jeweiligen Schulungssituation ganzheitlich erfassen zu können. Wünschenswert ist eine mehrdimensionale Sichtweise, die zunächst als theoretisches Fundament dem interdisziplinären Kontext der Sozialwissenschaften entspringt, um davon ausgehend erfolgversprechende praktische Maßnahmen ableiten zu können.

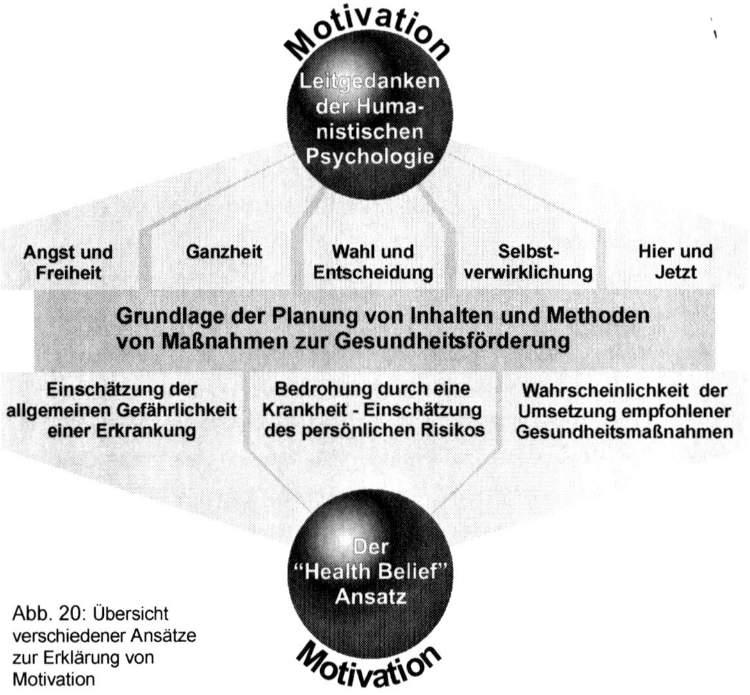

Abb. 20: Übersicht verschiedener Ansätze zur Erklärung von Motivation

Bei der doch sehr komplexen Typ 2 Diabetesproblematik hat sich eine Verflechtung mehrerer Motivationsansätze (Das Health-Belief-Modell nach Becker, Humanistische Grundsätze in Anlehnung an Quitmann und die Maslowsche Bedürfnis-pyramide), im Sinne einer wechselseitigen Ergänzung, als sinnvoll erwiesen.

Die Einschätzung der allgemeinen Gefährlichkeit einer Krankheit hängt, wie bereits dargestellt wurde, nach Becker et al. auf der einen Seite von den Health Beliefs „Einschätzung des Nutzens", eng verknüpft mit der „Einschätzung des Aufwands empfohlenen Gesundheitsverhaltens" ab. Auf die humanistische Psychologie übertragen, finden diese Determinanten ihre Entsprechung in den Grundsätzen von Angst und Freiheit. Denn die allgemeine Gefährlichkeit einer Erkrankung kann nur derjenige Patient einschätzen, der seine Angst und Ablehnung im Hinblick auf die Behandlung der Krankheit überwinden konnte. Angstüberwindung bedeutet für den Patienten eine notwendige Voraussetzung sowohl den Nutzen als auch den Aufwand empfohlenden Gesundheitsverhalten wahrnehmen zu können. Die Fähigkeit zur Einschätzung der allgemeinen Gefährlichkeit der Erkrankung eröffnet dem Patienten das Bewußtsein seiner Freiheit im Umgang mit der Krankheit. Dieser Schritt nimmt dem Patienten die anfängliche Unsicherheit. Übertragen auf Maslows Bedürfnispyramide, würde dieser Prozeß dem Bedürfnis des Menschen nach Sicherheit entsprechen.

Auf der anderen Seite ist der Prozeß der Einschätzung der allgemeinen Gefährlichkeit einer Krankheit nach Becker von demographischen und psychosozialen Faktoren beeinflußt und geprägt. Diese Einbeziehung der wirtschafts- und sozialpolitischen bzw. sozialen Gegebenheiten des Patienten entspricht dem humanpsychologischen Anliegen, den Menschen in seinem ganzheitlichen Kontext wahrzunehmen und zu erfassen. Maslow legt dem Eingebundensein des Menschen in wirtschaftliche und soziale Zusammenhänge seiner Umwelt das Bedürfnis nach Liebe und Zugehörigkeit zugrunde.

Die Einschätzung der persönlichen Bedrohung durch eine Krankheit hängt nach Becker et al. zusätzlich zu den oben genannten Determinanten von unterschiedlichen Einflußfaktoren ab. Eine Rolle spielen vor allem Informationen der Medien, die Haltung wichtiger Bezugsgruppen bzw. -personen, Aktivitäten der Ärzte und Gesundheitsberater sowie bereits vorhandene Erfahrungen im Familien- und Bekanntenkreis. Im Verständnis der humanistischen Psychologie beeinflussen diese Faktoren die Entscheidung und Wahl bestimmter krankheitsbezogener Verhaltensweisen des Patienten.

Maslow sieht den Einfluß dieser Faktoren in dem Bedürfnis nach Wertschätzung begründet. "Wertschätzung ... äußert sich in allgemeinen Verhaltensmerkmalen wie Toleranz, Geduld, Achtung, Hilfe, Höflichkeit, Warmherzigkeit, Partnerschaft, Ermutigung, Lob u. ä." (Domke, H., 1976[5], S. 31), Eigenschaften, die auch den Einfluß der oben genannten Faktoren ausmachen.

Auf die Wahrscheinlichkeit der Umsetzung empfohlener Gesundheitsmaßnahmen nimmt nach Becker das „Vertrauen in die Medizin" und das „Vertrauen in die eigene Gesundheit bzw. in die Fähigkeit, die eigene Gesundheit zu erhalten", direkten Einfluß. Dieses Vertrauen, das der Patient einerseits der Medizin und andererseits sich selbst entgegenbringt, kann als Grundlage der Selbstbestimmung des Patienten im Sinne von Selbstmanagement verstanden werden. In der humanistischen Psychologie bedeutet eine so gestaltete Lebenstechnik nichts anderes als gelungene Selbstverwirklichung.

In Maslows Bedürfnispyramide steht Selbstverwirklichung vor dem Bedürfnis nach Transzendenz an vorletzter Stelle. Nach Maslow bleibt die Selbstverwirklichung für die meisten Menschen nur eine Hoffnung oder ein Ziel, etwas, das sie sich wünschen und wonach sie streben. Einige wenige Menschen scheinen diesem Ziel jedoch sehr nahe zu kommen (vgl. Zimbardo, P. G., 1983[4], S . 415).

Wenn nur wenige Menschen es schaffen, die Stufe der Selbstverwirklichung zu erlangen, liegt es an Defiziten in den vorigen Bedürfnisstufen.

Deshalb besteht der Motivationsansatz zunächst darin, die vorhandenen Defizite der vorherigen Stufen zu beheben. Gerade in diesem Vorgehen liegen neue Wege der Patientenschulung und Patientenmotivation begründet. Ist dies gelungen, ist es von bedeutender Wichtigkeit, dem einzelnen Patienten mit Hilfe unterstützender Maßnahmen den individuellen Prozeß der Selbstverwirklichung bzw. einen selbstbestimmten Umgang mit seiner Krankheit zu erleichtern, da ja gerade Selbstverwirklichung und Selbstbestimmung als oberstes Ziel einer adäquaten Diabetes Typ 2 Behandlung angesehen werden.

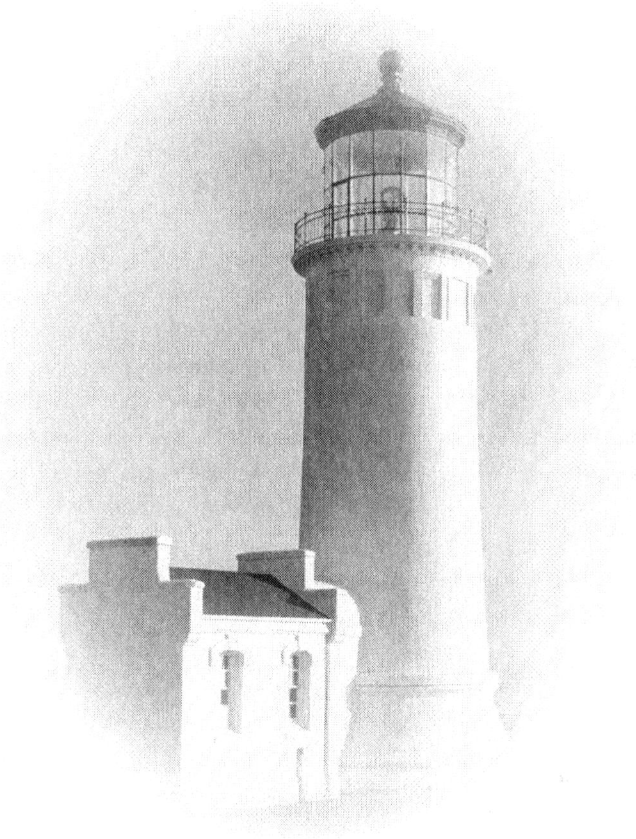

Die Handlungsorientierung

4. Selbstmanagement als didaktisches Prinzip der Gesundheitsförderung

4.1 Grundsätzliche Anmerkungen zum Selbstmanagementgedanken

Nachdem die Zusammenführung der humanistischen Grundsätze nach Quitmann mit dem maslowschen Gedankengut nach eingehender Diskussion geglückt ist und im Ergebnis ein Konstrukt sich gegenseitig bereichernder Größen, gerichtet auf das Health-Belief-Modell, bildet, wage ich nun noch einen Schritt weiter zu denken. Wie bereits angesprochen wurde (vgl. Kap. 3), ist das Health-Belief-Modell für chronische Krankheiten, insbesondere bei Typ 2 Diabetes, ein wertvoller Erklärungsansatz. Für die Ableitung konkreter Handlungsmuster, die von mir in diesem Kontext als Lösungsansatz zur Planung von erlebnispädagogisch orientierten Gesundheitsförderungsmaßnahmen angestrebt wird, bedarf das Health-Belief-Modell jedoch der Ergänzung durch ein wesentlich differenzierter ausgestaltetes Konzept oder Modell zur Erklärung menschlicher Verhaltensweisen als bisher diskutiert. Es muß sich um ein dynamisches, d. h. im Hinblick auf andere Konzepte offenes und auf spezielle Problemlagen anwendbares Konstrukt handeln, das, basierend auf einem ganzheitlichen Menschenbild, das Verhalten des Menschen sehr detailliert erfassen und erklären kann; zusätzlich sollte dieses Konzept ressourcenorientiert sein; d. h. es sollte nach den Empfehlungen der neuesten Copingforschung von chronischen Krankheiten (vgl. Schröder, K. E. E., Schwarzer, R., 1997, S. 174 ff) bestimmte vorhandene Verhaltensweisen und Umweltbezüge als Faktoren, die den Krankheitsbewältigungsprozeß positiv unterstützen, identifizieren können. Auf diese Weise wäre es möglich, die Ressourcen als vorhandenes Kapital jedes Menschen zur Zielerreichung im Krankheitsbewältigungsprozeß effektiv zu nützen. Der Anspruch ist sehr hoch, jedoch von zwingender Notwendigkeit für das Vorhaben, erlebnispädagogische Ansätze wissenschaftlich begründet als Lösungsangebot für spezielle Probleme von

Typ 2 Diabetespatienten abzuleiten. Wie aus den vorangegangenen Untersuchungen klar hervorgeht, liefert die Humanistische Psychologie mit Hilfe grundlegender Erkenntnisse zur Erklärung menschlicher Verhaltensweisen, bezogen auf das kognitivistisch geprägte Health-Belief-Modell, wertvolle und bereichernde Ergänzungen; im Ganzen bietet die Konzept- und Gedankenvernetzung zwar ein wertvolles und notwendiges Fundament, sie ist jedoch für die konkrete Anwendung in der Gesundheitsförderung von Typ 2 Diabetikern im Ergebnis immer noch zu undifferenziert und abstrakt formuliert.
Hier kann auch Maslow nur begrenzt weiterhelfen, trotz seiner Bemühung eine holistisch-dynamische Theorie zu schaffen (vgl. Kap. 3, Punkt 3.2.3). Sicherlich ist er ein Vordenker seiner Zeit und es darf nicht in Abrede gestellt werden, daß er sich eingehend mit den Ansätzen seiner Vorgänger und Mitforscher beschäftigt hat; wie er auch unbestritten sehr wichtige und heute noch für die Praxis vieldiskutierte und in vielerlei Hinsicht relevante Grundlagen geschaffen hat. Dies sei hier betont, damit kein falscher oder abwertender Eindruck entsteht. Trotzdem stellt Maslows Bedürfnishierarchie in ihrer graphischen Darstellung und Anwendbarkeit, bezogen auf die Diabetes Typ 2 Problematik, ein starres, recht schwerfälliges, abstraktes und geschlossenes System dar, das in seiner Form eher den symbolhaften Charakter eines monumentalen Bauwerks annimmt als an ein bewegliches, dynamisches, integrierendes und offenes Konstrukt, wie es wünschenswert wäre, zu erinnern. Menschliche Verhaltensweisen aus dem Blickwinkel eines ganzheitlichen Menschenbildes in Form einer stufenförmigen Pyramide graphisch darzustellen ist problematisch, und zwar in zweierlei Hinsicht. Erstens bereitet eine vorweggenommene stufenförmige Wertung menschlicher Verhaltensweisen bzw. Bedürfnisse Schwierigkeiten bei der Anwendung auf spezielle Problemkonstellationen, wie z. B. die chronische Erkrankung Typ 2 Diabetes; im konkreten Fall gelingt es nur schwer, ausgehend vom Health-Belief-Modell als Basis, eine Bereicherung durch allgemeine, grundsätzlich gleichwertige Humanistische Grundsätze (wie z. B. nach Quitmann) zu schaffen und gleichzeitig Maslows abgestufte Wertmaßstäbe aufrechtzuhalten. Zweitens stellt die stufenförmige und zudem zweigeteilte Anordnung der menschlichen Grundbedürfnisse nach Maslow durch die äußere Form einer Pyramide, wie bereits angesprochen, ein geschlossenes System dar, dessen Beziehung zu anderen

Erklärungsansätzen, wie z. B. dem Health-Belief-Modell, nur schwer visualisiert werden kann.
Für die Gestaltung der Gesundheitsförderung von Typ 2 Diabetikern ist ein Konzept vonnöten, das auf einem ganzheitlichen Menschenbild gründend die Ableitung konkreter Handlungsmuster für bestimmte angestrebte Lernziele ermöglicht. Allgemein formuliert ist das Ziel der Gesundheitsförderung von Diabetes Typ 2 Patienten, wie bereits mehrfach erwähnt, die Vermittlung derjenigen Verhaltensstrategien, die eine dauerhafte Verhaltensänderung in Richtung „gesunde Lebensführung" möglich machen. Entsprechend dem verhaltensmedizinischen Grundverständnis (vgl. Kap. 2), bei dem Gesundheit und Krankheit auf einem Kontinuum als dynamische Größen angesiedelt werden, sind in diesem Prozeß der Verhaltensänderung, um noch einmal zusammenzufassen, physiologische ebenso wie psychologische und soziale Determinanten von ausschlaggebender Bedeutung.
In Anbetracht der Notwendigkeit einer differenzierteren konzeptionellen Ausgestaltung bietet sich bei einem verhaltensmedizinischen Zugang, wie er hier verfolgt wird, mit Blick auf die spezielle Problemlage meiner Zielgruppe aus mehreren Gründen das Konzept der Selbstmanagementtherapie als geeignete Vervollständigung bereits diskutierter Motivationsgrundlagen bzw. Modelle an. Selbstmanagementtherapie steht ihrem Ursprung nach in der Tradition der Psychotherapie. Es muß kurz angemerkt werden, daß mittlerweile über 600 Therapierichtungen nebeneinander existieren, jedoch große Unterschiede zu verzeichnen sind, was Behandlungsphilosophie, Menschenbildannahmen, postulierte und tatsächliche Erfolgsraten, praktische Vorgehensweisen und die Akzeptanz seitens der Öffentlichkeit angeht. Erfreulicherweise hat sich die empirische Therapieforschung in den letzten Jahren sowohl quantitativ als auch qualitativ stark verbessert, so daß die tatsächliche Effektivität bestimmter Behandlungsmaßnahmen für bestimmte Zwecke nachvollzogen werden kann. So gibt es mittlerweile auch zahlreiche positive empirische Befunde zur Selbstmanagementtherapie (vgl. Kanfer et al., 2000, S. 12 ff; auch zum Folgenden). Neben vielen Krankheitsbildern bzw. Problemsituationen sind vor allem im Bereich chronischer Krankheiten, allgemein und in Bezug auf Diabetes mellitus, bei Angstbewältigungsprogrammen und sozialem Kompetenztraining, um einige für meine Zielgruppe relevante Befunde zu nennen, sehr gute Erfolge verzeichnet worden. Ein Literaturverweis (vgl. Kanfer, F. H. et al., S.

13) soll an dieser Stelle genügen, denn die gesamte Breite empirischer Studien und Befunde näher auszuführen würde im Rahmen meiner Arbeit entschieden zu weit führen. Selbstmangementtherapie ist im Kontext meiner bisherigen Ausführungen zu Motivation und Verhaltensänderung aus mehreren Gründen als ergänzende wertvolle Bereicherung geeignet. Sie versteht sich, obwohl sie in ihrer Gesamtheit einige Besonderheiten aufweist, die es von anderen Therapieschulen unterscheidet, nicht als grundlegend andersartige oder innovative Therapieschule. Vielmehr wird sehr viel Wert auf die pragmatische Nutzung bestimmter Elemente gelegt, die sich als gemeinsame Wirkfaktoren bereits in anderen, z. B. Humanistischen Ansätzen, bewährt haben (vgl. a.a.O., S. 8). Grundsätzlich handelt es sich bei Selbstmanagementtherapie um ein „transtheoretisches, schulenübergreifendes, problem- und zielorientiertes, methodenoffenes Konzept. ... Jede Methode, die effektiv sein könnte, um bestimmte ... Ziele zu erreichen, ist OK ..." (Kanfer, F. H., et al., S. 20). In diesem Verständnis ist bereits der Rahmen dafür geöffnet, die Erlebnispädagogik als Lösungsansatz der Typ 2 Diabetesproblematik zugänglich zu machen. Im Vorfeld ist ebenfalls die kooperativ angelegte Beziehung zwischen Experten und Patienten als tragender Bestandteil jeglicher Selbstmanagement-Interventionen von entscheidender Bedeutung. Der Therapeut, übertragen auf die Gesundheitsförderung von Diabetikern, entspricht in dieser Funktion dem Diabetologen bzw. Diabetes- oder Diätberater o. ä., er fungiert metaphorisch ausgedrückt als Katalysator und nicht als Lehrmeister. Auf die Notwendigkeit eines solchen kooperativen Beziehungsaufbaus zwischen Experten und Patienten als elementaren Bausteins von Gesundheitsförderung mit Typ 2 Diabetikern wurde in vorangegangenen Ausführungen explizit hingewiesen (vgl. Kap. 2).

Vor diesem Hintergrund ist es durchaus gerechtfertigt, Selbstmanagementtherapie als entscheidenden Ergänzungsbaustein in der Diskussion um Lösungsansätze im Rahmen der Gesundheitsförderung von Typ 2 Diabetikern näher zu betrachten.

Längst wird unter Selbstmanagementtherapie mehr subsumiert als rein psychotherapeutische Maßnahmen. Allgemein ist Selbstmanagementtherapie mittlerweile als Sammelbegriff für solche Ansätze und Methoden zu verstehen, „die alle gemeinsam haben, daß Klienten zu besserer Selbststeuerung angeleitet und möglichst aktiv zu einer eigenständigen Problembewältigung fähig werden. Wenn dieser systematische Lern- und Veränderungsprozeß erfolgreich abläuft, sind Klienten (wieder) in der Lage, ihr Leben ohne externe professionelle Hilfe in Einklang mit ihren Zielen zu gestalten. Diese Sichtweise ist eng verbunden mit Ansätzen der sozialen Lerntheorie, der Selbstkontrolle und Selbstregulation und der kognitiven Verhaltenstherapie ... „ (Kanfer, F.H., et al., 2000, S. 6). Konkrete Vorstellungen aus der Sicht der Selbstmanagementtherapie existieren neben anderen, nicht psychotherapeutisch zu bewältigenden Problemstellungen, z. B. in Bezug auf organmedizinische Interventionen. So heißt es: „Bei chronischen ... Krankheiten ist eine rein organmedizinische Orientierung oder eine alleinige pharmakologische Behandlung völlig unzureichend. Dies weist auf die Notwendigkeit einer Koordination von Behandlungsmöglichkeiten und auf vielversprechende Effekte einer interdisziplinären Kooperation hin ..." (Kanfer, F.H., 2000, S. 11). Interessanterweise existieren, wie bereits erwähnt, neuere Effektivitätsbelege für Selbstmanagementtherapie im Hinblick auf chronische Erkrankungen, allgemein und speziell auf die Krankheit Diabetes mellitus bezogen.

Warum gerade die Selbstmanagementtherapie im verhaltensmedizinischen Kontext einen wesentlichen Beitrag in der Diskussion um Lösungsansätze der Typ 2 Diabetesproblematik leisten kann, zeigt sehr gut eine Anwendung von grundlegenden Elementen der Selbstmanagementtherapie auf spezielle Problemstellungen des Typ 2 Diabetes.

4.2 Grundsäulen des Selbstmanagementansatzes

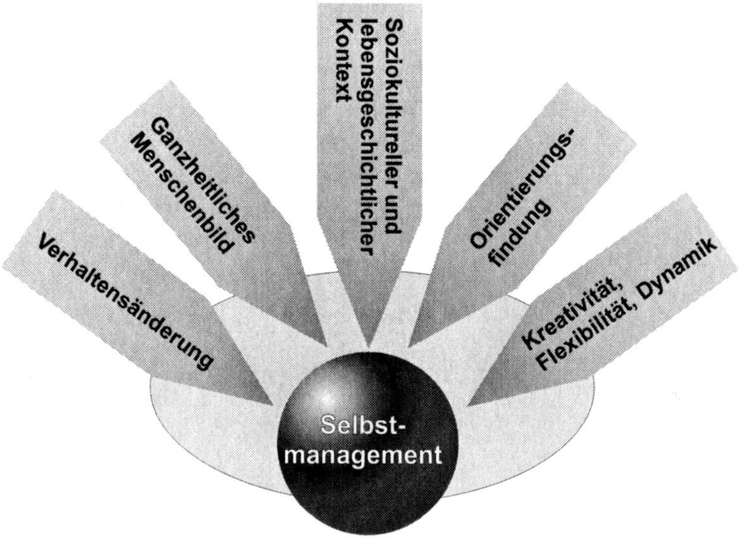

Abb. 21: Grundsäulen des Selbstmanagements

4.2.1 Verhaltensänderung

Im Kontext der Selbstmanagementtherapie finden vor allem Lern-, Motivations- und Handlungstheorien, Theorien der Informationsverarbeitung, aber auch alle Theorien und Wissensgebiete, die in bestimmter Weise auf Veränderungsprozesse ausgerichtet sind, Beachtung. Selbstmanagementtherapie ist auf das Ziel gerichtet, Problembewältigung zu leisten bzw. anders formuliert eine Verbesserung der jeweiligen Lebenssituation von Klienten. Klar ist in der Situation von Typ 2 Diabetespatienten, daß eine dauerhafte externe Kontrolle nur sehr begrenzt möglich ist. Selbst nach vorbildlicher und intensiver Schulung ist der Patient im alltäglichen Umgang mit seiner Erkrankung weitgehend auf sich gestellt. Deshalb sollten bereits bei der Vermittlung von Schulungsinhalten jene Verhaltensstrategien ausgeformt werden, die dem Patienten im Alltag als echte Hilfestellung dienen und zur Verbesserung der Situation beitragen. Der Generalisierung und dem Selbstmanagement kommt dabei entscheidende Bedeutung zu.

4.2.2 Ganzheitliches Menschenbild

Selbstmanagementtherapie basiert auf einem ganzheitlichen Menschenbild. Es muß betont werden, daß die ganzheitliche Betrachtung von Personen aus einer systembezogenen Perspektive erfolgt; es handelt sich also um eine hypothetische Konstruktion der Wirklichkeit nach dem Prinzip der Komplexitätsreduktion, da davon ausgegangen wird, daß eine vollständige Erfassung und Analyse menschlicher Problemlagen und deren Bedingungen niemals möglich wäre. Interventionen basieren auf einer individuellen, situativen wie kontextuellen Verhaltensanalyse, jedoch immer unter Berücksichtigung des gesamten Problemhintergrundes. Als wichtige Leitmotive dieses Ansatzes sind Selbstbestimmung, Selbstverantwortung und Selbststeuerung zu nennen, gepaart mit einer Präferenz zur aktiven Mitbestimmung des eigenen Lebensstils. Maßnahmen zur Gesundheitsförderung von Typ 2 Diabetikern haben sich die genannten Ziele gesetzt. Unter Berücksichtigung des biologisch, sozial und kulturell geprägten Kontextes wird die Übernahme von Selbstverantwortung im alltäglichen Umgang mit der Erkrankung angestrebt.

4.2.3 Soziokultureller und lebensgeschichtlicher Kontext

Obwohl im Zusammenhang mit dem ganzheitlichen Menschenbild bereits erwähnt, ist es von besonderer Bedeutung, soziokulturelle und lebensgeschichtliche Hintergründe bezüglich des Selbstmanagements gesondert zu betrachten. Denn Selbstmanagementtherapie berücksichtigt in besonderer Weise die kontinuierlichen Veränderungen der sozialen und kulturellen Umgebung, denen jeder Mensch ausgesetzt ist, ebenso wie die daraus resultierenden lebensgeschichtlichen Erfahrungen und sich verändernde biologische Prozesse. Der momentane lebensgeschichtliche Hintergrund von Klienten wird während der gesamten Maßnahme ebenso berücksichtigt wie wechselseitige Einflüsse der therapeutischen Allianz zwischen Therapeut/Berater bzw. Experte und Klient/Patient. Übertragen auf die Gesundheitsförderung von Typ 2 Diabetespatienten bedeutet dies, daß eine individuelle Anpassung von Maßnahmen an die jeweilige Situation an Bedeutung gewinnt. Die Situation der einzelnen Patienten ist insofern einmalig, als Biographie, familiärer, sozialer und physiologischer Hintergrund sowie die konkrete Erkrankung ein entsprechendes Handeln von Seiten der Patienten erfordern. Allgemein vermittelte Strategien muß der Patient selbst auf seine jeweilige individuelle Situation übertragen. Diese Transferleistung ist nur dann möglich, wenn der Patient gewissermaßen Experte für seine Problemsituation geworden ist.

4.2.4 Orientierungsfindung

Voraussetzung für Selbstmanagement ist in jedem Fall, daß sich Klienten intensiv mit ihren Motiven, Zielen und Werten beschäftigen, um danach ihren Alltag mit diesen in Einklang zu bringen. Richtziel verhaltensmedizinischer Ansätze bei Diabetes mellitus stellt die Verbesserung der Stoffwechselsituation dar. Welche Grob- und Feinziele in der spezifischen Situation einzelner Patienten Relevanz besitzen, ist damit noch keineswegs festgelegt. Da insbesondere die diabetischen Folgeschäden oft nach mehreren Jahren gravierende körperliche Beeinträchtigungen nach sich ziehen, bereiten diese langfristigen Perspektiven Schwierigkeiten bei der Umstellung auf neue Verhaltensweisen. Der Patient befindet sich in einer klassischen Selbstkontrollsituation; d. h. er soll gewohnte Verhaltensweisen ändern, obwohl er von den positiven Konsequenzen einer Verhaltensänderung erst nach sehr langer Zeit profitieren kann. Zur Überbrückung dieses langen Zeitraums - der aus verhaltenstheoretischer Sicht ein riesiges Problem darstellt – bieten sich motivationale Strategien unter besonderer Berücksichtigung von aktivem Handeln besonders an (vgl. Lambert, M. J., Bergin, A. E., 1994, S. 163). In diesem Kontext bildet die

Fähigkeit zu Autonomie und Selbstregulation, wie sie durch Selbstmanagement angestrebt wird, einen unverzichtbaren Bestandteil der Orientierungsfindung.

4.2.5 Kreativität, Flexibilität, Dynamik

Selbstmanagement kennt weder starre, lineare Regeln noch singuläre Problemursachen noch die Suche nach allgemeingültigen Therapiezielen, idealen Persönlichkeiten oder gar Behandlungsmaßnahmen. Vielmehr geht es, in Schlagworten ausgedrückt, um Prozeßorientierung und stetige Optimierung von Lösungsansätzen aufgrund neuer Informationen bzw. Erkenntnisse. Ein solches Konzept adaptiver Prozesse ist sehr gut geeignet auf die langfristige Bewältigungsarbeit der chronischen Typ 2 Diabeteserkrankung zu reagieren. Ein Diabetiker muß lernen, mit seiner chronischen Belastung zurecht zu kommen. Bis zu einem gewissen Grad lassen sich viele der auftretenden Belastungen erfassen, analysieren und entsprechende Bewältigungsstrategien ableiten. Jedoch ist es niemals möglich, die zukünftig auftretenden Problemsituationen in ihrer Gesamtheit vorweg zu planen und zu üben. Dementsprechend kommt der Kreativität und Flexibilität des Patienten entscheidende Bedeutung zu, wenn es darum geht, gelernte und eingeübte Bewältigungsstrategien selbständig auf seine individuelle Situation zu übertragen.
Zusammenfassend läßt sich nochmals feststellen, daß in der Diskussion um Gesundheitsförderungsmaßnahmen für Typ 2 Diabetiker dem Selbstmanagement-Konzept ausschlaggebende Bedeutung beigemessen werden kann. Da in diesem Konzept eine konsequente Berücksichtigung interdisziplinärer Ansätze wissenschaftlich fundiert erfolgt, wird aus verhaltenswissenschaftlicher Perspektive eine Entwicklung bedeutsamer Strategien, die den Typ 2 Diabetiker zielführend zum selbständigen Umgang mit seiner Erkrankung befähigen, denkbar und möglich.
Da das Selbstmanagement-Konzept eingebettet ist in den Kontext der Systemtheorien, ist es zunächst nochmals notwendig, das Phänomen System bzw. Ganzheitlichkeit aus allgemeiner Sicht näher zu betrachten. Eine definitorische Annäherung an den Systembegriff stellt eine wichtige Verständnisgrundlage dar, um sich der speziellen Ausprägung des Selbstmanagement-

Konzeptes zuwenden zu können. Denn jedes Konzept, will es vollständig verstanden werden, ist als Teil eines größeren Bezugsrahmens zu sehen, der in seiner Funktion als übergeordnetes Ganzes nicht vernachlässigt werden darf.

4.3 Das Systemmodell nach Kanfer

4.3.1 Exkurs zum Systemgedanken

Zunächst stellt sich die Frage, was sich hinter dem Begriff System und Ganzheitlichkeit verbirgt. Nach Luhmann gestaltet sich die System-Element-Beziehung als „interne Umwelt" (Luhmann, N., 1988[2], S. 37), die das Beziehungsgefüge einzelner Teilsysteme in einem Gesamtsystem determiniert. Dabei übernimmt die „interne Umwelt" zwei auf den ersten Blick antagonistische Funktionen. Sie generiert und degeneriert interne Grenzen. Ein recht abstrakter Erklärungsansatz, der sich in seinem Kerngedanken recht gut an einem einfachen optischen Spielzeug, dem Kaleidoskop (griech. „Schönbildseher"), veranschaulichen läßt (vgl. Borchert, P., 1990, S. 43). Durch die Spiegelung in einem Winkelspiegel fügen sich bunt zusammengewürfelte Glassplitter in ihrem Erscheinungsbild oft zu einem mehrzackigen Stern zusammen. Wird das Kaleidoskop gedreht, ändert sich zwar das Farbzusammenspiel, nicht aber die Form. Eine Übertragung dieses Prinzips auf den Sachverhalt der Systemdifferenzierung läßt die Einheit von Trennung und Bindung verständlicher erscheinen. Mit demselben Beispiel kann man auch gut eine Vorstellung davon gewinnen, was es bedeutet, wenn aus jeder Differenzierung eines Teilsystems innerhalb der „internen Umwelt" eines Gesamtsystems wiederum das Gesamtsystem – wenngleich aus der Perspektive des jeweiligen Teilsystems resultiert.

Dieser Gedankengang erinnert nicht nur an holistische Paradigmen, nach denen einzelne Teile immer auch die Informationen des Ganzen beinhalten; er weckt auch das Interesse an der definitorischen Erfassung des Phänomens System. Von Ludwig von Bertalanffy wurde Ende der dreißiger Jahre eine allgemeine Systemlehre (General System Theory) entwickelt, die System als „complexes of elements standing in interaction" (Bertalanffy v., L., 1956, S. 2) beschreibt – eine übergeordnete Idee, die sich bis heute in den Systemdefinitionen wiederfindet. Folgende ausgewählte Definitionen sollen dazu beitragen, den allgemeinen Systembegriff greifbarer zu gestalten:

- „Ein System ist alles, was einheitlich genug ist, um einen Namen zu verdienen" (Lorenz, K., 1989[21], S. 15).
- „Ein System ist eine Menge von Variablen, die durch ein Netzwerk von kausalen Abhängigkeiten miteinander verbunden sind. Die Variablen eines Systems können auch von sich selbst abhängig sein" (Dörner, D., 1989, S. 109).
- „Die wichtigsten Eigenschaften eines Systems sind, daß es erstens aus mehreren Teilen bestehen muß, die jedoch, zweitens verschieden voneinander sind und, drittens miteinander vernetzt sind" (Vester, F., 1988[5], S. 27).
- „Der erste Aspekt besteht darin, Systeme als Konstruktionen zu kennzeichnen: eine Anzahl von Objekten der Erfahrung, der Phantasie, der Spekulation oder was immer, wird von uns absichtlich zu einer Einheit zusammengefaßt und der restlichen „Umwelt" als „System" gegenübergestellt" (Jensen, S., 1983, S. 148).
- „Jede Kombination aus zwei Elementen, die in einer nichtzufälligen bzw. in einer strukturierten Weise miteinander interagieren, kann bereits als ein System betrachtet werden. ... Es gibt keine festen und starren Regeln, nach denen die Grenze zwischen System und Umfeld zu markieren oder zu konstruieren wäre; es hängt vielmehr von der jeweiligen Person ab, was sie als das „zu betrachtende System" definieren will" (De Shazer, S., 1999[7], S. 223).

Bereits diese kleine Auswahl an Einzeldefinitionen zeigt die Bedeutung der Verbindung von Elementen in einem System. Die Synthese von „interner Umwelt" und Element, wie vor allem in den letzten beiden angeführten Definitionen beschrieben, lenken das Interesse auf die Thematik der Wahrnehmung von Systemen.
Die systemische Wahrnehmung beschäftigt sich mit der Definition von Umwelt, System und Element. Elemente, verstanden als Teilsystem eines Gesamtsystems, sind in ihrer Beziehung zueinander charakterisiert durch die

angenommene „interne Umwelt". Dementsprechend findet sich in jedem Teilsystem das Gesamtsystem wieder, jedoch jeweils aus unterschiedlicher Perspektive. Aus diesem Sachverhalt wird deutlich, daß es sich bei dem Begriff „Gesamtsystem" um ein hypothetisches Konstrukt handelt, das als gleichzeitige Überlagerung der Teilsystemperspektiven verstanden werden kann. Davon läßt sich ableiten, daß es sich bei allen Systemen um hypothetische Konstruktionen handelt, da durch die Vernetzung jedes System zugleich Teil- und Gesamtsystem sein kann. Jensen geht noch einen Schritt weiter, wenn er äußert: „In Wirklichkeit gibt es keine Systeme. Aber wir können uns entschließen, alles mögliche als System zu betrachten. Systeme entstehen also erst durch die Betrachtung, sie sind Konstruktionen des Verstandes" (Jensen, S., 1983, S. 22). Diese komplexen Zusammenhänge lassen sich sehr einfach durch ein Beispiel aus der Farbenlehre visualisieren (vgl. Borchert, P., 1990, S. 45).

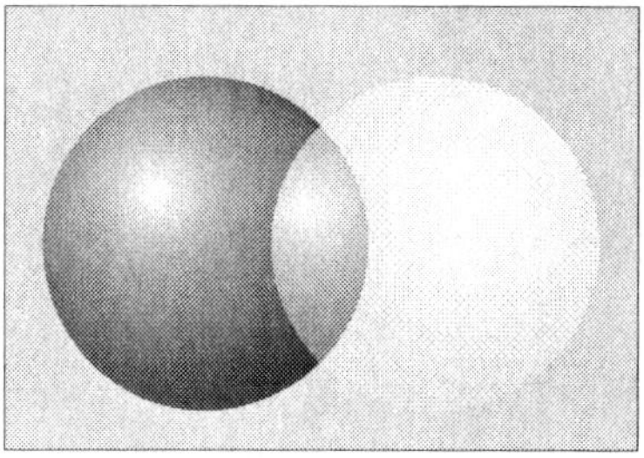

Abb. 22: Ein Beispiel aus der Farbenlehre

Angenommen, ein Gesamtsystem besteht aus zwei Teilsystemen, wobei das Gesamtsystem aus der einen Teilsystemperspektive „blau", aus der anderen „gelb" erscheint. Werden beide überlagert, entsteht ein „neues System – grün". Borchert sieht die Weiterführung der Überlegungen von Jensen in der Frage, ob ein Mensch überhaupt das System „grün" wahrnehmen kann, da er immer nur eine Perspektive gleichzeitig einnehmen kann. Erst die kognitive Verarbeitung der sensitiven Eindrücke „gelb-blau" läßt ein System „grün" erschließen, nicht jedoch wahrnehmen.

Aus diesen Überlegungen läßt sich folgern, daß die Wirklichkeit von Systemen, hier setzt das Problem der Wahrnehmung an, nicht materieller, sondern intellektueller bzw. ideeller Art ist. Offensichtlich wird durch Wahrnehmung jedoch auch eine Wirklichkeit beschrieben, in der wir uns bewegen.

Mit der Idee verschiedener Wirklichkeiten beschäftigt sich auch Sir Karl Popper, Ehrendoktor der Katholischen Universität Eichstätt, in seiner „Suche nach einer besseren Welt (1984)“. Er unterscheidet grundsätzlich drei Welten, wie nachfolgend beschrieben: „Unsere Wirklichkeit besteht also dieser Terminologie nach aus drei untereinander verbundenen und irgendwie aufeinander einwirkenden Welten, die sich teilweise überschneiden“ (Popper, K., 1984, S. 17). „Welt 1“ ist laut Popper die Körperwelt der materiellen Dinglichkeit, „Welt 2“ die Welt der Erlebnisse, insbesondere der Erlebnisse des Menschen und „Welt 3“ nennt Popper „die Welt der objektiven Produkte des menschlichen Geistes“ (a.a.O., S. 17).

Mit diesen elementaren Überlegungen wurde in den vorangegangenen Ausführungen die nötige Transparenz geschaffen, um die Aufmerksamkeit nun auf die Problematik der Konstruktion und Bildung von Systemtheorien zu lenken. „Systemtheoretisches Denken geht zunächst einmal davon aus, daß es Systeme gibt“ (Willke, H., 1987[2], S. 120). Es muß demgemäß also Systeme geben, da der Mensch sie in seinem Bestreben, die Wirklichkeit zu erkennen und zu verstehen, konstruiert. Diesen Gedanken greift auch Jensen auf, wenn er sagt: „Wir Menschen sind es, die Systeme schaffen, wir bilden sie in unserem Geist, wir interpretieren Ausschnitte der Welt als Systeme. Systeme zu bilden ist ein anthropologisches Prinzip. Es ist eine Form des operativen Denkens. Menschen denken in Systemen – und das heißt, daß sich Menschen ihre Welt konstruieren: Die Konstruktion der sozialen Realität vollzieht sich durch Systembildung“ (Jensen, S., 1983, S. 22). In letzter Konsequenz ist es demnach der Mensch, der die Wirklichkeit schafft. Eine solche „geschaffene Wirklichkeit“ schwebt allerdings nicht im luftleeren Raum. So macht Luhmann zurecht darauf aufmerksam, daß der Systembegriff etwas erfaßt, was wirklich ein System darstellt und als solches auch die Verantwortung trägt, sich an der Wirklichkeit zu bewähren (vgl. Luhmann, N., 1988[2], S. 30). Um die Frage zu klären um welche Wirklichkeit es sich nun genau handelt, könnte wieder Poppers 3-Welten-Theorie als Erklärungsansatz dienen. Denn er selbst zeigt einen Ausweg aus diesem circulus vitiosus, indem er zwar drei getrennte Welten unterscheidet, diese jedoch, da untereinander verbunden und aufeinander einwirkend (vgl. Popper, K., 1984, S. 17), letztlich als Ganzheit existieren.

Systemtheorien beschäftigen sich mit dieser Thematik, indem sie den Blick auf das Beziehungsgefüge der Elemente eines Systems richten. So verweist Willke darauf, daß „es mit wachsender Komplexität weniger auf die Beziehungen der Elemente untereinander und mehr auf die Beziehungen der Elemente zum System ankommt" (Willke, H., 1987[2], S. 98). Da die Zusammenhänge und Verbindungen der Elemente unter steigender Komplexität, drastisch ausgedrückt, einer explosionsartigen Vermehrung unterworfen sind, ist die Schaffung von Selektionsmechanismen notwendig, damit verhindert wird, daß ein System im Chaos der Beziehungen untergeht. Durch ein selektiv aufgebautes Beziehungsgefüge wird die „Summenthese" in ein neues Licht gerückt. „Der Grundvorgang, der Komplexität ermöglicht, ist der Zusammenhang von kombinatorischen Überschüssen und struktureller Selektion" (Luhmann, N., 1975, S. 206). Die Art und Weise, wie eine selektive Vernetzung erfolgt, ist jedoch nicht nur notwendiges Beiwerk, um die Überschaubarkeit des Ganzen sicherzustellen; gleichzeitig ist sie Gegenstand der Systemidentität.

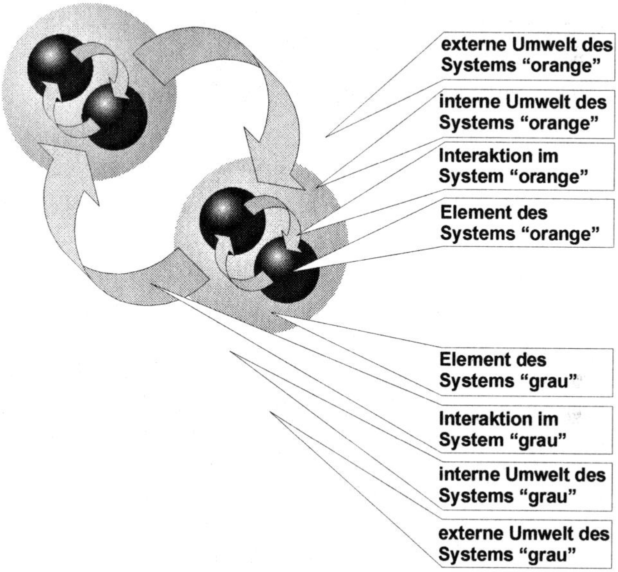

Abb. 23: Überblick über die Systemtheorie

4.3.2 Alpha-, Beta-, Gammavariablen: Ein Systemmodell menschlichen Verhaltens

Nun gilt es das Augenmerk auf die Selbstmanagementtherapie zurückzulenken, um die Thematik der Systemidentität am konkreten Beispiel des System-Modells menschlichen Verhaltens, das diesem Konzept nach Kanfer zugrunde liegt, näher zu erläutern. Hier möchte ich nochmals kurz wiederholen, daß Systeme nicht als real existierende Strukturen aufzufassen sind, sondern kognitive Modelle und Organisationsinstrumente darstellen, die von Menschen benützt werden können, um ihre „Wirklichkeit" zu konstruieren (vgl. Ropohl, G., 1978, S. 32). Kanfer et al. (vgl. Kanfer, F. H., et al., 2000, S. 22 ff) gehen von einem System-Modell aus, in dem unterschiedliche Wissens- und Handlungsgrundlagen sowie entsprechende Vernetzungen einzelner Bereiche berücksichtigt sind. Nach ihren Vorstellungen ist wissenschaftliches und praktisches Handeln in einen komplexen Rahmen eingebettet. Für die therapeutische Tätigkeit resultiert daraus, daß zahlreiche unterschiedliche Bedingungen auf mehreren Ebenen mit unterschiedlichen Differenzierungsgraden zu berücksichtigen sind. Da menschliche Probleme multikausal verursacht, d. h. multideterminiert sind, steht jedes Verhalten in einem Netz oder Gefüge von Einflußgrößen, die wechselseitig wirken. Handlungsfähig kann demnach nur derjenige sein, der sich in dieser komplexen und dynamischen Welt zurechtfindet. Entsprechend postulieren Kanfer et al. (vgl. Kanfer, F. H., et al., 2000, S. 23) für ihre Therapiezwecke als Hilfsmittel ein System-Modell, das als hypothetisches Konstrukt nach dem Prinzip der Komplexitätsreduktion das Erkennen von Mustern, Strukturen und Zusammenhängen einer komplexen und dynamischen Wirklichkeit ermöglicht. Dazu ist anzumerken, daß es nicht darum gehen kann, alle Einflußgrößen oder Variablen vollständig zu analysieren bzw. zu kontrollieren; allein wegen der ständigen Eigendynamik von Systemen wäre ein solches Unterfangen gar nicht durchführbar. Vielmehr geht es darum, sensible Stellen, d. h. „Druckpunkte" (vgl. Schiepek, G., 1986, S. 158) oder „kritische Variablen" (vgl. Dörner, D., 1989, S. 112) zu erfassen, mit Hilfe derer möglichst intensive Auswirkungen auf das Gesamtsystem zu erzielen sind.

Nach dem Modell menschlichen Verhaltens, das Kanfer und seine Mitarbeiter (Kanfer, F. H., 1971, 1977, 1986b; Kanfer, F. H., Hagermann, S., 1981, 1985; Kanfer, F. H., Phillips, J. S., 1970/dt.1975; Kanfer, F. H., Saslow, G., 1969/dt.1974) entwickelt haben, lassen sich drei Variablenbereiche menschlicher Verhaltensweisen (vgl. auch Popper, K.; Anmerk. d. Verf.) unterscheiden: Alpha-, Beta- und Gammavariablen.

Abb. 24: Alpha-, Beta-, Gammavariablen

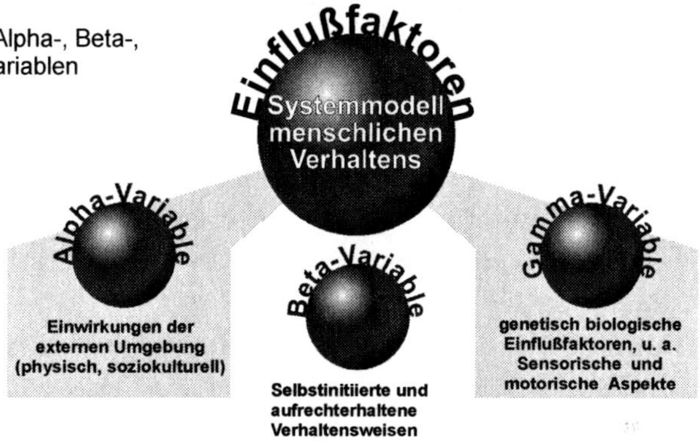

Alpha-Variablen

Alpha-Variablen umfassen alle Einwirkungen der externen, d. h. physikalischen und soziokulturellen Umgebung. Dazu gehören sämtliche physikalischen Ereignisse als Hinweisreize und Verstärkungskontingenzen, aber auch Situationen, die durch das Verhalten anderer Personen verursacht wurden.

Beta-Variablen

Unter Beta-Variablen sind sämtliche Verhaltensweisen und Prozesse zu verstehen, die von der Person selbst initiiert und aufrecht erhalten werden. Dazu gehören internale Prozesse wie Denken, Planen, Entscheiden und Problemlösen, aber auch kognitive Inhalte wie Ziele oder Pläne. Ebenfalls zugehörig sind Meta-Kognitionen (Denken über Denken), Selbstbeobachtungen und kognitive Reaktionen auf selbsterzeugte Situationen, wenngleich sich diese auf einem anderen Auflösungsniveau befinden. Solche Variablen üben häufig Einfluß auf ein breites Spektrum kognitiven und interaktionalen Verhaltens aus. Anzumerken ist, daß zahlreiche dieser Verhaltensweisen als Ergebnis der jeweiligen Sozialisation und vorangegangenen Interaktion mit der sozialen und physikalischen Umgebung anzusehen sind. Es wird davon ausgegangen, daß Beta-Variablen dafür verantwortlich sind, die Freiheit des einzelnen Menschen zu stärken. Denn selbstüberzeugte Prozesse, die von Beta-Variablen beeinflußt und hervorgerufen werden, befähigen den Menschen, Verhaltensweisen in Gang zu setzen und dauerhaft zu steuern, ohne daß weitere fremd-gesteuerte Verstärkungsmechanismen (Schlüsselreize oder Rückmeldungen aus der Umgebung) benötigt werden.

Gamma-Variablen

Mit Gamma-Variablen sind sämtliche Einflüsse des genetischen und biologischen Systems gemeint. Dazu gehören ebenfalls Merkmale der sensorischen und motorischen Ausstattung; eine wichtige Rolle spielen auch Strukturen und Funktionen, die sowohl zur Informationsverarbeitung notwendig sind, aber auch Grundlage im Umgang mit verbal-symbolischem Material darstellen. Insgesamt bilden Gammavariablen ein hochkomplexes Steuerungssystem des menschlichen Organismus, das wichtigen Einfluß auf menschliche Denk- und Verhaltensprozesse ausübt.
Insgesamt läßt sich feststellen, daß jedes konkrete Verhalten einer Person nicht nur Resultat einzelner Determinanten sein kann, da es stets durch ein Netzwerk verschiedenster unterschiedlicher Variablen beeinflußt ist. Auch Emotionen werden als Produkt einer komplexen Interaktion der drei Ebenen betrachtet, wobei verschiedene Aspekte im zeitlichen Verlauf unterschiedlich gewichtet sein können. Es wird davon ausgegangen, daß Alpha-, Beta- und Gammavariablen einander ständig beeinflussen und menschliches Verhalten als Ergebnis des kontinuierlichen Zusammenwirkens dieser dynamisch verknüpften und interagierenden Variablen,anzusehen ist.
Dem Therapeuten kommt im Prozeß der Selbstmanagementtherapie nun die Aufgabe zu, alle drei Variablen-Bereiche adäquat zu berücksichtigen; laut Kanfer ist dieses Ziel dadurch erreichbar, daß die Aufmerksamkeit jeweils auf diejenigen Variablen gerichtet wird, die für das Problem des Patienten von zentraler Bedeutung sind, ohne jedoch die Eingliederung einzelner Verhaltensweisen in den Gesamtkontext zu übergehen.

4.3.3 Therapeutische Konsequenzen

Ausgehend von den vorangehenden Ausführungen zu System und Ganzheitlichkeit allgemein, aber auch bezogen auf das System-Modell nach Kanfer et al., gilt es nun den Bogen zur eigentlichen Problemstellung meiner Arbeit zu spannen. Bei der Selbstmanagementtherapie, die ich nachfolgend in der Diskussion um Lösungsansätze zur Typ 2 Diabetesproblematik eingehender betrachten werde, handelt es sich, wie beschrieben, um eine spezielle Ausprägung der großen Familie systemtheoretischer Ansätze. Eine allgemeine Verständnisgrundlage ist gelegt, und wie ich meine, auch die notwendige Sensibilisierung für diese komplexe Thematik geschaffen, um spezielleren Betrachtungen, konkret aus dem Blickwinkel des Selbstmanagement-Konzeptes, gerecht zu werden. Ausgehend von einem ganzheitlichen Menschenbild, wie es von den Autoren des Selbstmanagement-Konzeptes postuliert wird und grundlegenden philosophischen Vorstellungen, gilt im Folgenden mein besonderes Interesse wesentlichen Kennzeichen des Selbstmanagement-Konzeptes. Zu nennen sind allgemeine "effektive Wirkvariablen“, die Thematik Verhaltensänderung und die Therapeut-Patient Beziehung. Diese Schwerpunktsetzung wurde bereits im Hinblick auf die Entwicklung und Ausgestaltung von Gesundheitsförderungsmaßnahmen für Typ 2 Diabetiker, die ja das Ziel meiner Arbeit darstellen, getroffen.

4.3.3.1 Das zugrunde gelegte Menschenbild

Dem Selbstmanagement-Konzept liegt die Annahme eines ganzheitlichen Menschenbildes zugrunde, demzufolge menschliches Streben im Kern auf Selbstbestimmung, Eigenverantwortung, Selbstregulation und Selbständigkeit abzielt; sämtliche Methoden und Vorgehensweisen des Selbstmanagement-Konzeptes sind auf die Vermittlung dieser Kompetenzen ausgerichtet. Als langfristige Oberziele dieser Lernprozesse werden Autonomie und Selbstregulation formuliert. Gewünscht ist, daß Menschen eine aktive Rolle bei der Bewältigung ihres eigenen Lebensschicksals übernehmen. In diesem Zusammenhang muß jedoch betont werden, daß gewisse Beschränkungen bzw. Beeinträchtigungen von Menschen, die außerhalb des persönlichen Einflusses liegen, als gegeben anerkannt und akzeptiert werden. Trotzdem ist das Bestreben der Selbstmanagementtherapie, Menschen dahingehend zu bestärken, daß sie befähigt werden, ihr Leben im Rahmen dieser Grenzen eigenständig zu gestalten. Dementsprechend sind die Maßnahmen an der Maximierung der persönlichen Freiheit der Patienten (vgl. Quitmann, H., 1985) ausgerichtet. Stereotype Gewohnheiten und Verhaltensmuster sollen im Rahmen dieser aktiven Orientierung aufgebrochen werden, um den Patienten zu Entscheidungs- und Handlungsfreiheit mit allen positiven und negativen Konsequenzen zu verhelfen. Postuliert wird in diesem Kontext ein prinzipieller Pluralismus von Weltanschauungen, Lebenshaltungen, theoretischen Standpunkten, aber praktischen Vorgehensweisen; dadurch werden Patienten nicht gemäß eines bestimmten uniformen und als ideal angenommenen Persönlichkeitsbildes geformt, sondern im Gegenteil, die Entwicklung individueller Ziele und Lebensvorstellungen wird gefordert und gefördert. Bevorzugt wird die Konzeption eines ganzheitlichen „Person-Modells" nach Kanfer et al. (Kanfer, F. H., 1971, 1977, 1986b; Kanfer, F. H., Hagerman, S., 1981, 1985; Kanfer, F. H., Phillips, J. S., 1970/dt. 1975; Kanfer F. H., Saslow, G., 1969/dt. 1974), das menschliches Verhalten, wie bereits näher ausgeführt, über drei grundsätzliche Einflußgrößen (Alpha-, Beta- und Gamma-Variablen) definiert, die in wechselseitiger Beziehung zueinander stehen und sich außerdem in ständiger Fluktuation befinden. Noch einmal kurz zusammengefaßt, entsprechen Alphavariablen allen beobachtbaren Einwirkungen der externen (physikalischen und soziokulturellen Umgebung). Mit Betavariablen sind sämtliche kognitive Prozesse wie z. B. Denken, Wahrnehmen, Erinnern und Bewerten gemeint sowie deren Inhalte, z. B. Ziele, Wünsche oder Pläne. Gammavariablen erfassen die biologisch-physiologische Ebene im Ganzen, z. B. auch endokrine Steuerungsmechanismen wie die der Bauchspeicheldrüse. Dadurch entsteht ein komplexes Netzwerk, das kognitive, physiologische und motorische Faktoren integriert; Berücksichtigung finden auch die jeweiligen Interaktionen und Transaktionen einer Person mit ihrer physikalischen und sozialen Umgebung. Aus der Vernetzung verschiedenster Einflußgrößen ergibt sich facettenförmig ein komplexes Strukturgeflecht zur Erklärung der Persönlichkeit. Jedoch existieren keinerlei starre oder statische inhaltliche Festlegungen, und auch kein uniformes Idealbild vom Menschen, wie bereits erwähnt wurde. Vielmehr liegt die Betonung auf der Dynamik menschlichen Lebens. So wird davon ausgegangen, daß sowohl Ziele als auch Probleme von Menschen einem kontinuierlichen Veränderungsprozeß unterliegen. Die Fähigkeit solchen Prozessen eigenständig zu begegnen, ist, so eine der Grundannahmen der Selbstmanagemttherapie, nicht angeboren; da es sich um eine prinzipiell erlernbare Fähigkeit handelt, versteht sich der Selbstmanagement-Ansatz als eine Möglichkeit sich die Befähigung zur Selbstregulation anzueignen. Wesentliches Element dieses Lernprozesses ist eine partnerschaftlich angelegte Interaktion und Kommunikation zwischen dem Experten und dem Patienten. Generell gilt das Prinzip des „vorsichtigen therapeutischen Optimismus", d. h. es wird davon ausgegangen, daß bei jeder Person in jeder Situation zumindest minimale Aussichten auf Verbesserung der Problemlage bestehen. Mit derartigen Annahmen wird jedoch sehr realistisch umgegangen, denn absolutes Bestreben der Selbstmanagementtherapie ist es, ungerechtfertigte Utopien gänzlich zu vermeiden, aber auch unabänderliche Tatbestände sehr genau von veränderbaren Problemen zu unterscheiden. Um dieser ganzheitlichen und differenzierten Erfassung des Menschen gerecht zu werden, wird im Rahmen eines interdisziplinären Dialogs versucht, vor allem Erkenntnisse aus der Psychologie und ihren Nachbardisziplinen zu nutzen. So wird es möglich, basierend auf wissenschaftlichen Erkenntnissen, bestimmte Methoden und Strategien auf ihren Nutzen hin zu prüfen und gezielt zum Einsatz zu bringen.

Ausgehend von diesen philosophischen Basisannahmen lassen sich fundamentale Richtlinien für die Praxis ableiten:

Von Beginn an ist jegliches Vorgehen im Rahmen der Selbstmanagementtherapie grundsätzlich auf Maximierung von Entscheidungsfreiheit und Eigenverantwortung der Patienten ausgerichtet. Bei Personen mit wenigen Selbstverantwortungskompetenzen wird beginnend mit einem niedrigen Ausgangsniveau schrittweise eine Steigerung angestrebt, so daß die Betroffenen am Ende der Maßnahme befähigt sind, ohne Beratung durch Experten ihr Leben zu gestalten.

Die Vorgehensweise erfolgt nach dem „Prinzip der minimalen Intervention"; das bedeutet nichts anderes, als daß jeweils die geringstmöglichen Mittel zur Anwendung kommen sollen, um den Patienten zur Autonomie zu verhelfen.

Jegliches Vorgehen ist geprägt von einem „partnerschaftlichen Miteinander" von Experten und Patienten, durch das ausgehend eine gemeinsame Suche und Definition von Problemen und Zielen verfolgt wird. Experte und Patient

bemühen sich gleichermaßen um die individuelle Entwicklung einer für den Patienten adäquaten Lebensführung.
Interventionen beruhen im Rahmen eines ganzheitlichen Menschenbilds, auf einer individuellen, situativen sowie kontextuellen Verhaltensanalyse nach dem Prinzip der Komplexitätsreduktion, da eine vollständige Analyse menschlicher Probleme und ihrer Bedingungen nicht für möglich gehalten wird. Komplexitätsreduktion erfolgt jedoch immer vor dem Hintergrund der gesamten Problemlage.
Die Dynamik menschlichen Lebens enthält notwendigerweise einen probabilistisch angelegten Denkansatz, wie ihn die Selbstmanagementtherapie postuliert. Vorgehensweisen sollten grundsätzlich flexibel und wandlungsfähig angelegt sein und nur „bis auf weiteres" gelten; so kann eine relative Optimierung unter Beachtung der kontinuierlichen Veränderungen menschlichen Lebens ermöglicht werden.
Die Befähigung zur Selbstregulation und Selbstmanagement erfolgt in einem professionellen Rahmen. Für Therapeuten/Experten ist ein profundes Wissen über psychologische, biologische und soziale Prozesse unentbehrlich, wenn sie die Funktion eines Änderungsassistenten für ihre Patienten optimal erfüllen möchten. In der fachlichen Ausbildung liegt der entscheidende Unterschied zu Freunden, Bekannten oder Laienhelfern. Es ist eine Atmosphäre erwünscht, die wissenschaftliche Erkenntnisse mit optimalen Bedingungen des Lernens integriert.
Der Selbstmanagement-Ansatz zielt auf eine enge Verbindung von Theorie und Praxis. Theorien gelten in diesem Verständnis als Modelle und Konstruktionen, nicht als Realität, und werden an Hand ihrer Nützlichkeit über die Ableitung handlungsrelevanter therapeutischer Schritte beurteilt. Dadurch wird der Blick über die Grenzen der eigenen therapeutischen Schule hinaus gerichtet, um zielführende Ideen, Methoden oder Strategien aus anderen Bereichen zu integrieren.
Die eben beschriebenen Grundannahmen über das ganzheitliche Menschenbild, das der Selbstmanagementtherapie zugrunde liegt, bilden einen wichtigen Bezugsrahmen für weitere Erläuterungen. Eine der wichtigsten Grundsätze bei der Befähigung des Menschen zu Selbstbestimmung und Autonomie ist in diesem Ansatz wohl die Ausrichtung auf einen interdisziplinären Dialog im übergeordneten Kontext. Dadurch wird der Tatsache Rechnung getragen, daß

jeder Mensch innerhalb eines soziokulturellen Umfeldes in ein komplexes Beziehungsgefüge eingebunden ist. Klar ist nach den bisherigen Ausführungen, daß eine systemorientierte Betrachtung von Problemsituationen (wie es das Selbstmanagement-Konzept erfordert) sinnvollerweise nur multidisziplinär erfolgen kann und für die Planung und Durchführung adäquater Maßnahmen Informationen aus verschiedenen Disziplinen eingeholt werden müssen. Allerdings kann ein prinzipieller Pluralismus von Weltanschauungen, Lebenshaltungen, theoretischen Standpunkten oder praktischen Vorgehensweisen nicht darüber hinweg täuschen, daß Problembewältigung nicht mit beliebigen Mitteln erreicht werden kann. Die Alternativen engen sich dann ein, wenn es konkret darum geht, optimale Vorgehensweisen zum Erreichen bestimmter Ziele in bestimmten Situationen zu entwickeln; denn diese müssen durchaus wissenschaftlich begründeten Kriterien standhalten. Von besonderem Interesse ist aus diesem Grund eine eingehendere Betrachtung empirisch nachgewiesener Wirkfaktoren, die als übergeordnete Größen eine Art Effektivitätsmaßstab zur Planung und Durchführung von Maßnahmen bereitstellen können.

4.3.3.2 Effektive Wirkvariablen

Allgemein läßt sich feststellen, daß sich auf internationaler Ebene die Bemühungen der empirischen Therapieforschung sowohl quantitativ als auch qualitativ stark verbessert haben. Ein Überblick neuerer Studien zu Therapiemaßnahmen geben z. B. Bergin und Garfield (vgl. Bergin, A. E., Garfield, S. L., 1994). Im deutschen Sprachraum zeichnet sich vor allem Grawe durch langjährige Forschungsarbeiten zur Effektivität von unterschiedlichen Therapieschulen aus, um das Stadium der Glaubensgewißheiten zu beenden und nachprüfbare Ergebnisse liefern zu können (vgl. Grawe, K., Donati, R., Bernauer, F., 1994). Kanfer, Reinecker und Schmelzer vertreten in Bezug auf Selbstmanagementtherapie ein ähnliches Anliegen wie Grawe, wenn sie nachgewiesene, gemeinsame und effektive Wirkfaktoren als Fundament ihres Konzeptes verstehen. Die Idee solcher „common factors“ (vgl. u. a. Frank, J. D., 1961) existiert bereits mehrere Jahrzehnte. Allerdings hat sich die Befundlage der Psychotherapieforschung in neuerer Zeit deutlich verbessert.

Da es für meine Arbeit kaum von Nutzen wäre sämtliche Studien im einzelnen aufzulisten und näher zu betrachten, beziehe ich mich an dieser Stelle auf eine Übersicht wesentlicher allgemeiner Wirkfaktoren, die von den Autoren der Selbstmanagementtherapie dargelegt wurden. Kanfer, Reinecker und Schmelzer beziehen sich für die begründete Ausgestaltung ihres Konzeptes im Kern auf Lambert & Bergin (vgl. Lambert, M. J., Bergin, A. E., 1994), Grencavage & Norcross (vgl. Grencavage, L. M., Norcross, J. C., 1990), sowie Grawe & Braun (vgl. Grawe, K., Braun, U., 1994).
Nach Lambert & Bergin lassen sich empirisch nachgewiesene effektive Wirkfaktoren in drei große Bereiche gliedern (Kanfer, F. H., et al, 2000, S. 19):

„**Unterstützung:** z. B. Katharsis, Identifikation mit dem Therapeuten, Linderung von Isolation, positive Beziehung, beruhigende Rückversicherung, Spannungsminderung, Struktur, therapeutische Allianz, aktive Beiträge von Therapeut/Klient, Therapeut als Experte, therapeutische Basisvariablen (Wärme, Respekt, Empathie, Akzeptanz, Echtheit) sowie Vertrauen;

Lernen: z. B. Ratschläge, affektive Erwartungen, Assimilation problematischer Erfahrungen, Veränderungen eigener Effizienz-Erwartungen, kognitives Lernen, korrektive emotionale Erfahrungen, Exploration des internen Bezugsrahmens, Feedback, Einsicht und rationale Begründungen;

Aktives Handeln: Verhaltensregulation, kognitive Bewältigung, Ermutigung zum Durchstehen von Angst, Risiken eingehen, Bewältigungsversuche, Modellernen, Üben, Realitätstestung, Erfolgserlebnisse und Durcharbeiten.“

Grencavage & Norcross (vgl. Grencavage, L. M., Norcross, J. C., 1990) nennen von einer Meta-Ebene aus - sozusagen als übergeordnete Gemeinsamkeiten - folgende Überkategorien (a.a.O., S. 19):

- Entwicklung einer therapeutischen Allianz,
- Gelegenheit zu Katharsis,
- Erwerb und Einüben neuer Verhaltensweisen sowie
- Aufbau positiver Klientenerwartungen

Wie bereits erwähnt, hat sich im deutschen Sprachraum insbesondere Grawe im Laufe seiner langjährigen Forschungsarbeiten zur Effektivität verschiedener Therapierichtungen mit der Suche nach gemeinsamen Wirkfaktoren beschäftigt. Folgende vier Elemente wurden von ihm auf der Basis empirisch gewonnener Ergebnisse als „Ingredienzien effektiver Therapien" festgestellt (a.a.O.):

- Aktive Hilfe zur Problembewältigung,
- Klärungsarbeit (z. B. hinsichtlich eigener Motivation)
- Prinzip der realen Erfahrung („erfahrungsorientiertes Lernen") sowie
- Ressourcenaktivierung (vor allem mittels unterstützender Therapeut-Klient-Beziehung).

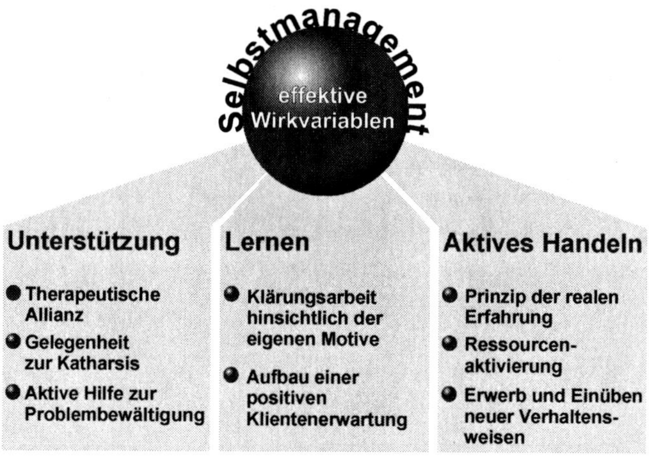

Abb. 25: Effektive Wirkvariablen

Unter Berücksichtigung der eben genannten effektiven Wirkvariablen wird innerhalb des Selbstmanagement-Konzeptes angestrebt, möglichst viele der laut Forschung als effektiv erwiesenen Vorgehensweisen mit einzubeziehen, da davon ausgegangen wird, daß mehrere Wege zu therapeutisch sinnvollen Veränderungen führen. Keinesfalls wäre der Verzicht nützlicher Methoden und Konzepte dadurch zu erklären, daß diese ursprünglich in einem anderen Bezugssystem entwickelt wurden. Allen Vorgehensweisen gemeinsam, das darf nicht aus dem Auge verloren werden, ist jedoch das übergeordnete Ziel einer dauerhaften Verhaltensänderung des Patienten. Allgemeine Grundlagen zum Themenkomplex „Verhaltensänderung/Verhaltensmodifikation“ wurden bereits in vorangegangenen Ausführungen vermittelt. Wichtig ist es, an dieser Stelle die Thematik aus der Sicht der Selbstmanagement-Konzeption aufzurollen, um daraus für die praktische Umsetzung handlungsrelevante Schlußfolgerungen ziehen zu können.

4.3.3.3 Die Initiierung von Veränderungsprozessen

Allgemein versteht sich die Selbstmanagementtherapie als komplexer Prozeß des Erwerbs neuer Fertigkeiten unter Einbeziehung lerntheoretischer Erkenntnisse; anders ausgedrückt, geht es letztlich um die Ausgestaltung von Lernprozessen, die dauerhafte Verhaltensänderungen nach sich ziehen. Über den lerntheoretischen Hintergrund hinaus besteht nach Kanfer et al. jedoch die Notwendigkeit, Erkenntnisse z. B. aus der Allgemeinen und Kognitiven Psychologie, der Motivationspsychologie, der Sozialpsychologie, dem Bereich der sozialen Wahrnehmung, und bei Bedarf auch der Nachbardisziplinen (Physiologie, Medizin, Biologie, etc.), vor allem aus drei Gründen in die Prozeßfindung miteinzubeziehen. „Die heutigen Lerntheorien sind größtenteils kognitive Lerntheorien, Theorien der Informationsverarbeitung und des Handelns, d. h. nicht mehr ausschließlich Konditionierungstheorien klassisch-behavioristischer Prägung.
Über die eigentlichen Lerntheorien hinaus werden in die therapeutischen Überlegungen mittlerweile auch die Bedingungen, unter denen Lernen stattfindet, mit einbezogen.
Therapie zielt auf Verhaltensänderung ab, jedoch geht es nicht nur um die Veränderung an sich, sondern genauso wichtig sind (a) die Aufrechterhaltung (und Stabilisierung) dieser erreichten Änderung, sowie (b) der Transfer auf neue Situationsbedingungen“ (Kanfer, F. H., et al., 2000, S. 83).
Entscheidende Bedeutung im Prozeß der Verhaltensänderung kommt der Motivation des Patienten zu. Im Rahmen der Selbstmanagement-Konzeption rücken vor allem solche Motivierungsansätze in den Blickpunkt des Interesses, die an Stelle von negativer oder auch „Druck-Motivation“ positive Anreize in den Vordergrund stellen. Denn im Gegensatz zum Prinzip der negativen Ver-

stärkung geht es bei einer positiven Ausrichtung um das Streben nach individuell hoch eingeschätzten Zielen und Wertvorstellungen; eine Zielerreichung auf diesem Weg kann im Sinne einer positiven Verstärkung interpretiert werden. Eine Motivation für Verhaltensänderung im Sinne des Selbstmanagement-Ansatzes entspringt aus subjektiv vorhandenen „guten“ Gründen zur Veränderung des momentanen Zustandes. So kann davon ausgegangen werden, daß ein Patient Ziele vor allem dann in reale Handlungen umsetzt, wenn der zu erwartete subjektive Nutzen den zu investierenden Aufwand übersteigt. Die Wahrscheinlichkeit der tatsächlichen Zielerreichung wird zudem erhöht, wenn sich Patienten selbst Ziele setzen. In diesem Zusammenhang verweisen Kanfer et al. unter anderem auf die Bedeutung des Health-Belief-Modells nach Becker, einem Erklärungsmodell menschlicher Verhaltensweisen, das sich insbesondere für die Erklärung der Problemsituation von Typ 2 Diabetespatienten eignet (vgl. auch Kap. 3, 3.3). Theoretisch wäre mit Hilfe des Health-Belief-Modells eine lückenlose Erhebung der vorhandenen Problemsituation, eingeschlossen alle Einflußgrößen, möglich. In der Praxis läßt sich eine solche Erfassung jedoch weder verwirklichen noch wäre sie aus therapeutischer Sicht sinnvoll (vgl. Kanfer, F. H., et al., 2000, S. 87). Vielmehr kann das Health-Belief-Modell innerhalb der Selbstmanagementtherapie als wichtiges Hilfsinstrument des Therapeuten/Experten fungieren; in diesem Sinne ist laut Kanfer ein solches Modell dann nutzbringend, wenn es dem Therapeuten im Verlauf der Kontaktaufnahme gelingt, jene Aspekte des Health-Belief-Modells genauer zu erfassen, zu explizieren und gegebenenfalls zu modifizieren, die einen therapeutischen Fortschritt nach sich ziehen; ebenso nützlich kann sich gegebenenfalls die Erfassung derjenigen Aspekte erweisen, die für den Prozeß der Verhaltensänderung als besonders hinderlich angenommen werden. Nochmals muß betont werden, daß eine Verhaltensänderung letztlich vor allem von zwei Faktoren abhängt. Zum einen ist es die Tatsache, wie der jeweils Betroffene sich seine Problemsituation erklärt, zum anderen sind es vor allem die subjektiven Schlußfolgerungen des Betroffenen, die Einfluß auf den Prozeß der Verhaltensänderung nehmen. So wird davon ausgegangen, daß der Patient in Abhängigkeit davon, ob er sich persönliche Einflußmöglichkeiten zuschreibt oder eben nicht, aktive Lösungen versuchen bzw. unterlassen wird. Bezogen auf die Selbstmanagementtherapie bedeutet dies, daß ein Patient zu der Erkenntnis hingeführt werden muß, daß sich die angestrebten Verhaltens-

änderungen weder von außen gesteuert, noch ohne aktive Beteiligung vollziehen werden; allerdings erfordert die Veränderung bestimmter Problemsituationen in der Regel schrittweise ein Aneignen neuer Verhaltensmuster.
Das Gelingen dieses Prozesses und damit verbunden die Ressourcenaktivierung hängt wesentlich von der Beziehung zwischen Therapeuten/Experten und Patienten ab. Aus diesem Grund ist es notwendig, einige wesentliche Prinzipien einer guten Therapeut-Patient-Beziehung, bezogen auf den Selbstmanagement-Ansatz, vorzustellen, bevor der Bogen zur praktischen Umsetzung gespannt wird.

4.3.3.4 Die therapeutische Allianz

Dem Therapeuten kommt allgemein gesprochen weder die Rolle eines Behandlungsexperten, Lehrers, Sozialreformers oder Gurus zu; er fungiert vielmehr als „Katalysator", um eine Metapher zu verwenden, im Sinne eines Impulsgebers bzw. Problemlöse-Assistenten („facilitator of problemsolving"). Seine Aufgabe ist es, Patienten, bezogen auf ihre Problemsituation, zu Autonomie und Selbstregulation zu befähigen. „Im Idealfall ergibt sich aus den jeweiligen Ressourcen der am Therapieprozeß beteiligten Partner (professionelles Wissen und Können seitens des Therapeuten; Informationen über sich und die jeweilige Lebenssituation seitens des Klienten) eine Art von Kooperation, die sich als therapeutische Allianz bezeichnen läßt. ... Dieser Begriff soll besagen, daß es sich dabei um ein Bündnis handelt, welches stets einem gemeinsamen Zweck dient, nämlich eine Besserung der Lebenssituation des Klienten zu erreichen" (Kanfer, F. H., et al., 2000, S. 63). Eine solche kooperative Beziehung basiert auf der Beachtung bestimmter Merkmale, wie sie nachfolgend beschrieben werden. Es handelt sich grundsätzlich niemals um eine zufällige Begegnung zweier Menschen, sondern immer um eine zielgerichtete Beziehung mit Arbeitscharakter, die dem alleinigen Zweck dient, dem Patienten zu einer befriedigenderen Lebenssituation zu verhelfen. Aus der besonderen Konstellation der therapeutischen Allianz ergeben sich notwendigerweise unterschiedliche Rollen. In jedem Fall nimmt der Patient ganz klar die Rolle des Hilfesuchenden ein, während dem Therapeuten die Rolle des professionellen Helfers zukommt. Nur im Bewußtsein dieser strikten Rollenverteilung ist es für beide Beteiligte möglich, eine adäquate wechselseitige Beziehung einzugehen. An die Rolle des professionellen Helfers sind wichtige Funktionen gebunden, denen der Therapeut im Therapieverlauf gerecht werden muß. Anschließend soll nun ein Überblick über solche wesentliche Funktionen die Rolle des Therapeuten deutlicher umreißen, um ein klares Bild der Therapeut-Patient-Beziehung zu zeichnen. So kommt dem Therapeuten grundsätzlich die Aufgabe zu, die Angst, die der Patient in Bezug auf seine Problemsituation zeigt, zu reduzieren. Diese Funktion ist so wichtig, weil die Reduktion blockierender Angst des Patienten auf ein erträgliches Maß unabdingbare Voraussetzung innerhalb jedes zielführenden Lernprozesses angenommen wird. Erinnert sei in diesem Zusammenhang an die Ausführungen zur Krankheitsbewältigung, speziell der Thematik der Abwehrmechanismen (vgl. Kap. 2, Punkt 2.3.2). So notwendig Abwehrmechanismen als Spontanreaktion sein mögen, so hemmend können sie sich auf Lernprozesse auswirken. Aus diesem Grund muß der Therapeut Ängsten entgegenwirken, um den Patienten bereit zu machen, sich auf die geplanten Interventionen einzulassen. Erst wenn dieser Schritt gelungen ist, können Therapiemaßnahmen die gewünschte Wirkung erzielen.

Darüber hinaus wird jedem Therapeuten eine starke Vorbildfunktion zugeschrieben, besonders um die gedanklichen und emotionalen Verhaltensmuster der Patienten während der Maßnahmen zu lenken bzw. zu kanalisieren und mit Hilfe gezielter Instruktionen, Vorschläge oder zu bewältigender Aufgaben ein bestimmtes Verhalten herbeizuführen. In diesem Sinne kommt dem Therapeuten die Aufgabe zu, den Patienten durch Anregungen und Anstöße zu neuen Einsichten bzw. konstruktiven Ideen hinzuführen. Dabei gilt es zu beachten, daß sich die Veränderung von problematischen Verhaltensmustern und der Erwerb produktiver Strategien dann als zielführend und stabil erweisen, wenn der Patient nicht nur über vermitteltes Wissen verfügt, sondern bereits konkrete Erfahrungen (vgl. Wirkvariablen, Kap. 4, 4.3.3.2) sammeln kann, wie er sich in konkreten Lebenssituationen besser verhalten sollte. Es entspricht also der Rolle des Therapeuten, dem Patienten Gelegenheiten zu bieten, sowohl neue Erfahrungen zu machen, als auch neue Verhaltensmuster einzuüben und ihn dazu anzuleiten, neues Verhalten in der alltäglichen Lebensumgebung auch losgelöst von Therapiemaßnahmen einzusetzen. Keineswegs ausgeschlossen ist es für den Experten, dem Patienten bei den ersten Schritten der Verhaltensänderung (eventuell auch intensive) Hilfestellungen anzubieten. Auch die jeweils durchgeführten Aktivitäten erfüllen dabei eine wichtige Funktion der Hilfestellung oder auch Korrekturmöglichkeit, was die Entwicklung, Planung und das Einüben neuer Fertigkeiten anbelangt. Entscheidendes Kriterium im Selbstmanagement-Konzept ist, daß der Schwerpunkt der Lernprozesse auf neuen Lernerfahrungen beruht; die Vermittlung von neuen Erkenntnissen bzw. Wissen tritt dagegen eher in den Hintergrund. In diesem Zusammenhang wird auch die Bedeutung der Eigenaktivität des Patienten unterstrichen, gerade weil die konkreten Lernerfahrungen in hohem Maße dazu geeignet sind, realistische Rückmeldungen für neue Verhaltensweisen auf mehreren Verhaltensebenen zu liefern.

Da die Experte-Patient Beziehung im Bezug auf das Selbstmanagementkonzept den Rahmen sämtlicher Interventionsmaßnahmen bildet, darf ihre Bedeutung als wichtige Einflußgröße innerhalb des Lernprozesses nicht unterschätzt werden. Durch die Formulierung „Bildung einer therapeutischen Allianz“ wird bereits der temporäre Charakter dieser Beziehung impliziert, denn sobald „Selbstmanagement“ bzw. „Autonomie“ als übergeordnetes Ziel vom Patienten erreicht wurde, nimmt die kooperativ angelegte Therapeut-Patient Beziehung und damit der Therapieprozeß automatisch ein Ende.

Rückblickend läßt sich nun, bezogen auf die Situation des Typ 2 Diabetespatienten, festhalten, daß sich der Erfolg beim „Selbstmanagement“ aus der Balance von Therapieanforderungen und psychosozialen Belastungen einerseits und den zur Verfügung stehenden Bewältigungsressourcen andererseits ergibt (vgl. Petermann, F., 1998, S. 206 ff). Der Mobilisierung vorhandener Ressourcen des Patienten kommt damit in der Gesundheitsförderung entscheidende Bedeutung zu. Dieser Aspekt soll zum Abschluß noch einmal hervorgehoben werden, denn der dauerhafte Erfolg dieser Maßnahme, nämlich die Erreichung von „Selbstmanagement“, hängt in erster Linie von einer gelungenen Aktivierung der zur Verfügung stehenden Ressourcen des Patienten ab. So kann festgestellt werden, daß Patienten Bedrohung und Überforderung erleben, wenn das Selbstmanagement im Vergleich zu den vorhandenen Ressourcen zu hohe Anforderungen stellt. Im Falle eines Ressourcenübergewichts im Vergleich zu den zu leistenden Anforderungen kommt der Patient zu der Einschätzung, den Anforderungen mit Hilfe eigener Kompetenzen und Unterstützung von außen gewachsen zu sein. Demnach ist es zur Einschätzung des zu erwartenden Erfolgs wichtig, von fachlicher Seite sowohl die Anforderungen und Belastungen, die mit der Krankheit verbunden sind, als auch vorhandene Ressourcen[1] des Patienten zu kennen. Der Erfolg jeder Maßnahme bemißt sich schließlich danach, inwieweit es dem Diabetiker tatsächlich gelingt, verfügbare Ressourcen im alltäglichen Umgang mit seiner Erkrankung einzusetzen. Allerdings ist die Aktivierung vorhandener Ressourcen und damit auch die Erreichung von „Selbstmanagement" im Kontext der Gesundheitsförderung bei Typ 2 Diabetikern sehr stark davon abhängig, inwieweit Lernprozesse auf Besonderheiten ihres Lebensalters ausgerichtet sind.

4.4 Fazit: Selbstmanagement als Grundlage für die erlebnispädagogisch orientierte Gesundheitsförderung von Typ 2 Diabetikern

Bisher wurde eingehend geklärt, daß Typ 2 Diabetespatienten den Verlauf ihrer Erkrankung in entscheidender Weise (sowohl negativ, als auch positiv) selbst beeinflussen können. Um geeignete Gesundheitsförderungsmaßnahmen ableiten zu können, bedarf es einer fundierten motivationstheoretischen Basis. Es stellte sich heraus, daß für die Ableitung konkreter Handlungsmuster, d. h. zur Planung erlebnispädagogisch orientierter Gesundheitsförderungsmaßnahmen, die bisherige Zusammenführung mehrerer Motivationsansätze (vgl. Kap. 3) ein weiteres bereicherndes Modell benötigt, um der speziellen Typ 2 Diabetesproblematik gerecht zu werden. Die gewünschte Bereicherung konnte durch das Selbstmanagement-Konzept nach Kanfer hergestellt werden. Hierbei handelt es sich um ein dynamisches, mit Blick auf andere

---

[1] Zu unterscheiden ist grundsätzlich zwischen personalen (internen) und sozialen (externen) Ressourcen. Ausschlaggebend bei den personalen Ressourcen sind zwei Bereiche: grundsätzlich vorhandene Kompetenzen zum Selbstmanagement und vorhandene positive kognitive Erwartungen bezüglich der Steuerung und Kontrollierbarkeit des eigenen Stoffwechsels bzw. Krankheitsverlaufs. Zu den wichtigsten sozialen Ressourcen wird die Unterstützung gerechnet, die der Patient von den zentralen Bezugspersonen (in Bezug auf Krankheitsbewältigung) erhält.

Konzepte offenes und auf spezielle Problemlagen anwendbares Konstrukt, das basierend auf einem ganzheitlichen Menschenbild das Verhalten des Typ 2 Diabetespatienten sehr detailliert erfassen und erklären kann. Durch die Ressourcenorientierung gelingt es mit Hilfe des Selbstmanagement-Ansatzes außerdem, bestimmte vorhandene Verhaltensweisen und Umweltbezüge als Faktoren, die den Krankheitsbewältigungsprozeß positiv unterstützen, zu identifizieren und zu nützen. Selbstmanagement kennt weder starre lineare Regeln noch singuläre Problemursachen noch die Suche nach allgemeingültigen Therapiezielen, idealen Persönlichkeiten oder gar Behandlungsmaßnahmen. Verhaltensänderung funktioniert nach Kanfer nicht ohne den soziokulturellen und lebensgeschichtlichen Kontext der Teilnehmer und einen intensiven Prozeß der Orientierung. Kanfer et al. gehen davon aus, daß menschliche Probleme multikausal verursacht, d. h. multideterminiert sind, und postulieren deshalb als Hilfsmittel therapeutischer Prozesse ein System-Modell, das als hypothetisches Konstrukt nach dem Prinzip der Komplexitätsreduktion das Erkennen von Mustern, Strukturen und Zusammenhängen einer komplexen und dynamischen Wirklichkeit ermöglicht. Insgesamt versteht sich das Selbstmanagement-Konzept im Vergleich zu anderen Therapieschulen nicht als grundlegend andersartig oder innovativ. Vielmehr wird sehr viel Wert auf die pragmatische Nutzung bestimmter Elemente gelegt, die sich als gemeinsame Wirkfaktoren bereits in anderen, z. B. Humanistischen Ansätzen (vgl. auch Kap. 3) bewährt haben. Zu betonen sind in diesem Zusammenhang vor allem Variablen, die auf aktives Handeln des Betroffenen gestützt sind und eine therapeutische Allianz zwischen Arzt und Patient voraussetzen. Es handelt sich also beim Selbstmanagement-Ansatz um ein transtheoretisches, schulenübergreifendes, problem- und zielorientiertes methodenoffenes Konzept. Jede effektive Methode zur Zielerreichung ist willkommen. Damit ist nun der Rahmen geöffnet, die Erlebnispädagogik in den motivationstheoretischen Kontext als pädagogischen Lösungsansatz der Typ-2-Diabetesproblematik einzugliedern.

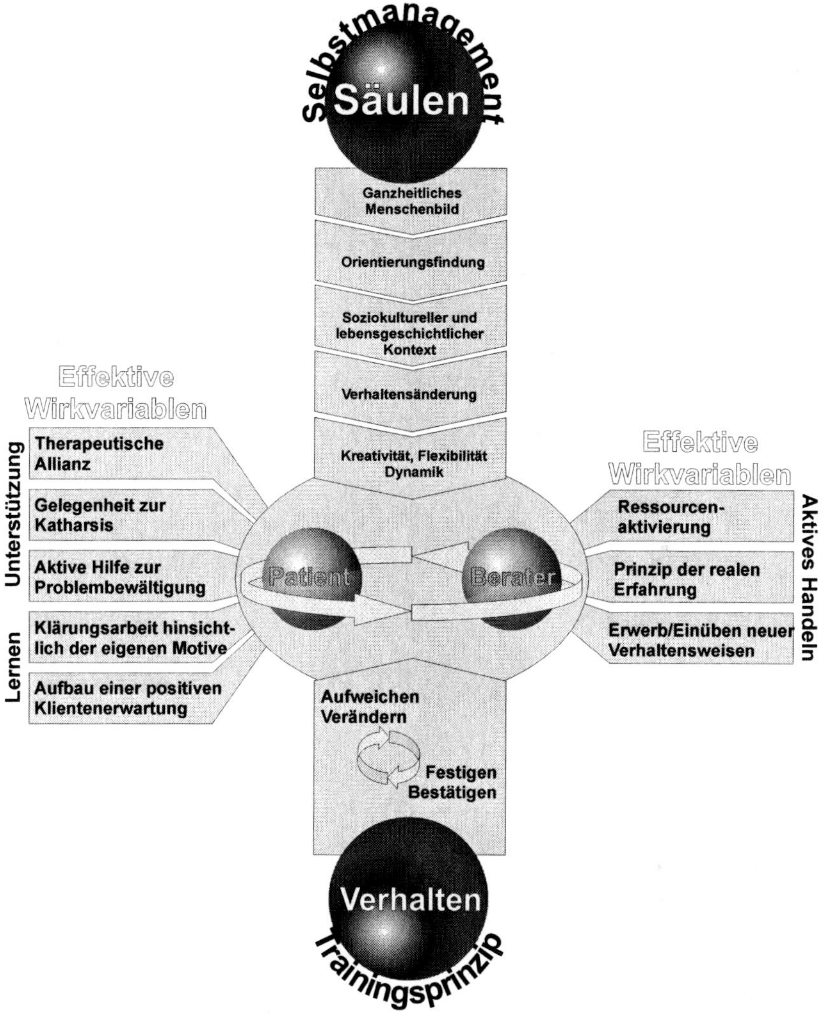

Abb. 26: Fazit: Selbstmanagement

5. Kapitel

Grundzüge der Erlebnispädagogik

Der Weg

5. Grundzüge der Erlebnispädagogik

5.1 Definition der Erlebnispädagogik

Betrachtet man den Begriff der Erlebnispädagogik näher, wird deutlich, wie facettenreich und vielschichtig sich die Einflüsse, die diesen Begriff geprägt haben und immer noch prägen, gestalten. Dennoch sind allen Richtungen und Bestrebungen erlebnispädagogischen Forschens und Wirkens bestimmte Elemente und Ziele gemeinsam. Im Folgenden soll eine Annäherung an den Begriff Erlebnispädagogik geleistet werden.

Erlebnispädagogik ist ein zusammengesetzter Begriff, gebildet aus den Wörtern Pädagogik und Erlebnis. Bei einer definitorischen Annäherung ist es somit zunächst notwendig, diese Begriffe getrennt voneinander zu betrachten, bevor sie in ihrer Gesamtheit erfaßt werden können. Pädagogik stammt aus dem Griechischen und ist eine Zusammenführung der Begriffe „pais: das Kind" und „again: führen, leiten, ziehen". „Paidagogos" war ursprünglich die Bezeichnung für jenen Sklaven, der das Kind bei seinen Gängen, z. B. zur Schule, zu begleiten hatte. Dieses „Führen der Kinder" erhielt dann im Laufe der Zeit den Bedeutungsgehalt von „Erziehen" im umfassenderen Sinn. Zunächst noch im Sinne von Kinderbetreuung verwendet, wandelte sich das Aufgabenfeld eines Pädagogen bis hin zum Erzieher und Lehrer (vgl. Drosdowski, G., 1989[7], S. 505). Erziehung faßt mittlerweile sämtliche Formen des praktischen Erziehungsgeschehens als auch ihren wissenschaftlichen Hintergrund unter dem Oberbegriff Pädagogik zusammen (vgl. Hobmair, H. (Hg.), 1994, S. 10 f). E. Weber definiert im aktuellen Kontext Pädagogik als eine „auf die Praxis bezogene, wissenschaftlich fundierte Theorie der Erziehung und der sie beeinflussenden, erzieherisch bedeutsamen Wirklichkeit. ... In ihr sind Aussagen der Erziehungslehre, die das praktische Handeln direkt regulieren will, und Aussagen der Erziehungswissenschaft, die sich um die Deskription, Analyse und Kritik sowohl der Erziehungswirklichkeit als auch der Erziehungslehre bemüht, miteinander zu verknüpfen und voneinder zu unterscheiden" (Weber, E. (Hg.), 1992[7], S. 7). Weber schließt hier den Hinweis an, daß sowohl geisteswissenschaftliche, als auch erfahrungswissenschaftliche und gesellschaftskritische Ansätze, sich gegenseitig ergänzend und korrigierend, miteinbezogen werden (vgl. a.a.O).

Der Begriff Erlebnis geht in seiner ursprünglichen Form auf das gemeingermanische Verb „leben", wahrscheinlich im Sinne von „übrigbleiben" verwendet, zurück. Um 1800 kommt das Verb „erleben" in den dt. Sprachgebrauch und bedeutet „mit ansehen, mitfühlen; mitmachen; Erfahrungen machen, erfahren." Analog dazu wird das Substantiv in der Bedeutung von „miterlebtes Ereignis; starker Eindruck" verwendet (vgl. Drosdowski, G., 1989, S. 408).

In Bezug auf pädagogisches bzw. psychologisches Wirken wird der Begriff Erlebnis im Lexikon der Pädagogik folgendermaßen definiert: „Erlebnis heißt ... im Gegensatz zum unbewußten Sein, jede Bewußtseinstatsache. Erlebnis im engeren Sinn des „bedeutsamen Erlebens" ... meint jene bes. markanten Bewußtseinsvorgänge, in denen der Mensch tiefinnerlich u. ganzheitlich von der Sinn- u. Wertfülle eines Gegenstandes ergriffen wird. Daß etwas „zum Erlebnis wird", ist sowohl dem Subjekt wie dem Objekt zuzuschreiben: der Mensch wird im Kern seiner Persönlichkeit betroffen von dem wesenhaften Zug, der ihm aus einem Stück Welt entgegenstrahlt" (Dörr, F., Stähler, W., 1960^2, S. 982).

Allerdings ist der Bedeutungsgehalt der begrifflichen Zusammenführung nicht ganz so einfach zu definieren. Herders Lexikon der Pädagogik versucht eine solche Definition durch einen kurzen geschichtlichen Abriß verschiedenster die Erlebnispädagogik prägender pädagogischer Ansätze zu umgehen. Das es keine leichte Aufgabe ist, den Begriff Erlebnispädagogik vor dem aktuellen Hintergrund zutreffend zu umreißen, beweisen allein mehrere Treffen der „interdisziplinären initiative erlebnispädagogik" an der Universität Augsburg, die sich u. a. immer wieder intensiv mit diesem Problem befaßt hat. Die Zahl an Definitionen in der neueren und neuesten Literatur ist groß, allerdings bedarf es einer eingehenderen Betrachtung, um den gemeinsamen Nenner zu finden. Da ich es jedoch für notwendig halte, nicht zuletzt mit Blick auf meine Themenstellung, den Bedeutungsgehalt des Begriffes Erlebnispädagogik im aktuellen Kontext genauer zu fassen, möchte ich mich auf die definitorische Annäherung von Ferstl stützen. Ihm ist es gelungen, in Zusammenarbeit mit der Augsburger „interdisziplinären initiative erlebnispädagogik", eine Abstrahierung zahlreicher zusammengetragener Definitionsversuche zu leisten und diese in Form einer einzigen Definition auf einen gemeinsamen Nenner zu bringen. Da die genannte Augsburger Initiative traditionell maßgeblich an der Organisation und Mitgestaltung des Internationalen Kongresses „erleben und lernen" beteiligt ist, und in diesem Rahmen ein wichtiges Diskussionsforum zur Weiterentwicklung wissenschaftlich fundierter neuester erlebnispädagogischer Konzepte (auch auf internationaler Ebene) darstellt, kann davon ausgegangen werden, daß folgende Definition weithin Zustimmung findet. Zunächst ein Einblick in die bunte Vielfalt an Definitionsversuchen von Erlebnispädagogik:

- „Die Erlebnispädagogik vermittelt Einstiege – Einstiege in die Kletterwand, Einstiege in das Höhlensystem, Einstiege in das Kajak. Viele Jugendliche entdecken sich zum erstenmal selbst, zeigen auf einmal Interesse an ihrer sozialen und natürlichen Umwelt und entwickeln neue Perspektiven für ihren Alltag" (Heckmair, B., Michl, W., 1998, S. V).
- „Erlebnispädagogik ist wissenschaftliche Reflexion und praktische Gesamtheit einer Erziehung im engeren Sinne, die durch soziale sowie natürliche Bezüge und durch die Auseinandersetzung des Individuums mit seiner Umwelt und sich selbst in Körper- und Bewußtseinsänderungen erfolgt" (Fischer, T., 1998, S. 83).
- „Wenn Offenheit, Lebendigkeit und Solidarität bedingende Axiome erlebnispädagogischer Arbeit sind – eben nicht nur zu erwerbende „Kompetenzen" – dann betrifft dies den „Arrangeur" solcher Lernprozesse, den Erlebnispädagogen, in besonderer Weise. Das Interesse für Menschen und Situationen ist zu wecken, zu erhalten oder weiterzuentwickeln" (Paffrath, F.H., 1998, S. 94).
- „Unter der Essenz der Erlebnispädagogik verstehe ich jene unverzichtbaren Elemente erlebnispädagogischer Arbeit, die der Unterscheidung dieser Arbeit von anderen Aktivitäten dienen und gleichzeitig eine immense Variationsbreite erlebnispädagogischer Handlungsmöglichkeiten begründen. Als „Essentials" der Erlebnispädagogik betrachte ich: Ziel, Gegenwart, Berührt-Sein, Bewegung, Veränderung" (Schad, G., 1998, S. 102).
- Der Begriff Erlebnispädagogik zielt „direkt auf das zentral Gemeinte ab: das individuelle Erlebnis wird als wichtiger Bestandteil der Persönlichkeitsentwicklung angesehen: dem Erlebnis muß deshalb didaktisch und me-

thodisch hohe Bedeutung beigemessen und erzieherisch ungeteilte Aufmerksamkeit geschenkt werden; es muß also darum gehen, Erlebnisanlässe zu schaffen und parallel dazu durch eine inszenierte Reflexion Verarbeitungsprozesse in Gang zu setzen, die Erlebnisse bewußt machen und damit zur psychischen Verankerung mit Erinnerungswert führen" (Ziegenspeck, J., 1998, S. 117).

Diese Auswahl an einkreisenden Versuchen zur Definition des Begriffs Erlebnispädagogik ist Ergebnis eines Workshops der Mitglieder der interdisziplinären Initiative Erlebnispädagogik an der Universität Augsburg. Ferstl (vgl. Ferstl, A., 1998, S. 47 ff) hat aus dieser Vielzahl definitorischer Umschreibungen eine Definition der Erlebnispädagogik im engeren und im weiteren Sinn abgeleitet. Der vorgelegte Definitionsansatz im engeren Sinne umfasst folgende Grundgedanken:
Erlebnispädagogik baut auf einem ganzheitlichen, wertorientierten Menschenbild auf. Erlebnispädagogik spricht alle Sinne des Menschen an, arbeitet mit dem Moment der subjektiven Herausforderung im physischen, psychischen und/oder sozialen Bereich und beinhaltet stets die bewußte und/oder unbewußte Reflektion und Transaktion der gemachten Erfahrungen. Ziel ist stets der Aufbau einer individuellen Handlungskompetenz sowie Stärkung der Ich-Identität zur verantwortlichen Gestaltung der Lebenswelt.
Erlebnispädagogik im weiteren Sinne nutzt zusätzlich die freie Natur als Lernort.

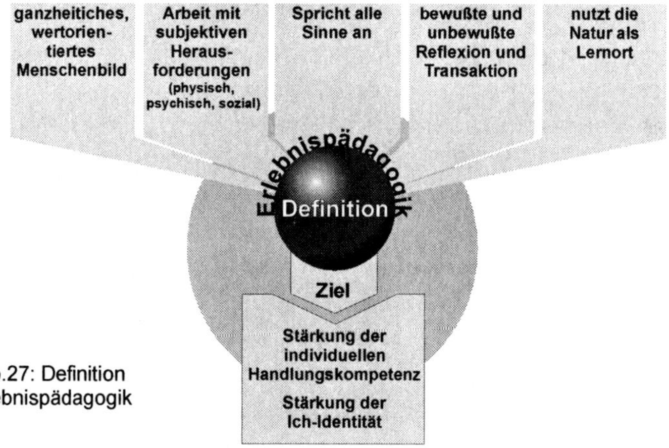

Abb.27: Definition Erlebnispädagogik

Abschließend ist zu diesen Definitionsversuchen zu bemerken, daß die Erlebnispädagogik als übergeordnete Größe verschiedenste Disziplinen und ihre Methoden in sich vereint, z. B. Abenteuerpädagogik, Aktionspädagogik, Freizeitpädagogik, Interaktionspädagogik, Kunstpädagogik, Reisepädagogik, Schulpädagogik, Spielpädagogik, Sportpädagogik und Theaterpädagogik, um nur einige wichtige zu nennen. Erinnert sei an dieser Stelle an Kurt Hahn, die Einbettung in einen interdisziplinären Kontext, wie sie hier beschrieben ist, deckt sich mit seinem Grundprinzip. Auch Hahn entwarf sein Modell der Erlebnistherapie unter Bezugnahme etlicher anderer Erziehungsansätze und Ideen.

Es sollte nicht übersehen werden, daß im Rahmen der Begriffsbestimmung die Erlebnispädagogik nicht mit der „Handlungsorientierten Pädagogik" gleichgesetzt werden sollte. Die Handlungsorientierte Pädagogik mit ihren ebenfalls vielfältigen Ausprägungen wird in Abgrenzung zum schulischen Frontalunterricht meist als Gegenspielerin einer rein kognitiv orientierten Wissenserweiterung verwendet. Durch ihre Grundsäulen „Schüleraktivierung", „Selbsttätigkeit" und „Projektarbeit" darf sie sicherlich als Teilbereich der Erlebnispädagogik betrachtet werden und bedient sich wie auch diese erfolgversprechender Methoden aus anderen sozialwissenschaftlichen Disziplinen.

5.2 Das Grundkonzept der Erlebnispädagogik nach Kurt Hahn

5.2.1 Allgemeine Daten

Die eingehende Beschäftigung mit Hahns Gedankengut ist notwendig, denn er hat als „Vater" der Erlebnispädagogik sämtliche nachfolgenden Strömungen wohl am nachhaltigsten geprägt und bis heute an Aktualität kaum eingebüßt.

Kurt Hahn lieferte dem heutigen Begriff der Erlebnispädagogik durch seine theoretischen Überlegungen und deren praktische Umsetzung grundlegende und zukunftsweisende Impulse. Sein Anliegen war es, auf die „Verfallserscheinungen" der Gesellschaft zu reagieren und ihnen von Grund auf durch

eine geeignetere ganzheitliche Bildung der Kinder entgegenzuwirken. Seinen pädagogischen Ansatz der Erlebnistherapie bringt er mit der Gründung von Landerziehungsheimen und als Initiator der Kurzschulbewegung zur Umsetzung. Hahn glaubt ungebrochen an die Macht der Erziehung und faßt dies in folgende Worte: „Ich glaube mit Plato an die Macht der Erziehung: Ich bilde mir nicht ein, daß Landerziehungsheime und Kurzschulen soziale Seuchen heilen können. Aber sie haben deren Heilbarkeit erwiesen. „Das Weideland der Jugend" ist krank überall in der Welt. Aber noch fließen die Quellen seelischer Gesundung" (Hahn, K., 1958, S. 71). Interessanterweise war Kurt Hahn „weder studierter Pädagoge noch Politiker mit Mandat. Trotzdem - oder vielleicht gerade deshalb – hat er die Pädagogik in einem ihrer Teilbereiche entscheidend beeinflußt" (Heckmair, B., Michl, W., 1998[3], S. 22).
Als Sohn jüdischer Eltern 1886 in Berlin geboren, wurde er während seiner Schulzeit insbesondere durch die Lehrer S. Auerbach und G. W. Humphreys geprägt. Als 16-jähriger begeisterte er sich bereits für Hermann Lietz' Gedankengut, als er von zwei ehemaligen Schülern des englischen Internates „Abbotsholme" dessen Schrift „Emlohstobba" geschenkt bekam. Nach dem Abitur 1904 studierte er von 1904 bis 1914 in Oxford/England, Berlin, Heidelberg, Freiburg und Göttingen klassische Philologie und Philosophie. Nach seiner Studienzeit kehrte er nach Oxford zurück, um sich dort auf Anraten Friedrich Leos Impulse für die Gestaltung der Gegenwart zu holen (vgl. Hahn, K., 1958, S. 94). Durch den Kriegsausbruch nach Deutschland zurückgekehrt, arbeitete er als Lektor und Englandexperte bei der „Zentralstelle für Auslandsdienst" am Auswärtigen Amt, was ihm wichtige Kontakte zu einflußreichen Personen ermöglichte. Er gehörte zu den engsten Vertrauten des letzten Reichskanzlers Prinz Max von Baden mit dem zusammen er 1920 das Landerziehungsheim Schloß Salem am Bodensee eröffnete. Mit der Gründung von Schloß Salem wird aus dem „pädagogischen Politiker ein politischer Pädagoge" (Pielorz, A., 1991, S. 46). Im Jahre 1923 mißlang ein Mordanschlag auf Kurt Hahn, geplant von einer völkischen Organisation. Nach 1932 verstärkten sich seine Konflikte mit den Nationalsozialisten so stark, daß er sich in einem Rundschreiben an die ehemaligen Salemschüler wandte: „Ich fordere die Mitglieder des Salemer Bundes auf, die in einer SA- oder SS-Tätigkeit sind, entweder ihr Treueverhältnis zu Hitler oder zu Salem zu lösen" (Hahn, K., 1958, S. 96). Nach seiner Verhaftung 1933 konnten der engl. Premierminister und der Markgraf von Ba-

den seine Emigration nach England erreichen. Während der Zeit seiner Emigration gründete er neben anderen Experimenten 1933 das Landerziehungsheim „British Salem School“ in Gordonstoun/Schottland und 1941 die Outward Bound School (der Name wurde vom Reeder Lawrence Holt geprägt, Anm. d. Verf.) in Aberdovey/Wales.

Hahns Ideengut fand rasch Verbreitung und hatte u. a. die Gründung von Gremien wie z. B. dem „Outward Bound Trust“ (1946), der „American-British Foundation for European Education“ (1949) und der „Deutschen Gesellschaft für Europäische Erziehung“ (1951) zur Folge. Entscheidend für die weitere Verbreitung und Entwicklung des Outward Bound-Ansatzes in Deutschland war 1952 die Gründung der ersten „Kurzschule“ an der Ostsee. 1953 trat Hahn als Leiter von Gordonstoun zurück und kehrte nach Deutschland zurück, wo er seine pädagogischen Bemühungen weiter fortsetzte. Seine letzte Schulgründung war 1962 das „Atlantic College“ in St. Donat's Castle/Glmorgan in Wales, in dem Unter- und Oberprimaner im Alter zwischen 16 und 19 Jahren aus den unterschiedlichsten Ländern aufgenommen und auf ein Abitur vorbereitet werden, daß in den Heimatländern anerkannt wird (heute sind solche Schulen unter dem Namen „United World Colleges“ verbreitet; Anm. d. Verf.). Kurt Hahn starb am 14. Dezember 1974 und wurde in Salem beigesetzt.

5.2.2 Die Wurzeln der Hahnschen Erlebnispädagogik

Klar ist, daß Kurt Hahn in seinen pädagogischen Ideen vom Gedankengut anderer Pädagogen inspiriert wurde. Besonders deutlich kommt dies bei Begriffen wie „sittliche Erziehung“, „das moralische Äquivalent des Krieges“ und „pädagogische Provinz“ zum Ausdruck.

Sittliche Erziehung

Die „sittliche Erziehung“ ist ein wesentlicher Aspekt in Hahns pädagogischem Ansatz. Hauptsächlich wurde er in diesem Punkt von Platons Philosophie und Erziehungslehre beeinflußt. In seinem Hauptwerk „Erziehung zu Verantwortung“ äußert er sich folgendermaßen: „Es ist ein Ziel der Pädagogik, die Kinder zu sittlichen Menschen zu erziehen. Wir sind aber der Ansicht, daß es das Ziel der Pädagogik ist, und daß es daneben keine anderen Ziele gibt. Unter einem sittlichen Menschen verstehen wir einen Menschen, der fähig ist, aus Achtung vor dem Sittengesetz zu handeln" (Hahn, K., 1958, S. 9). Die Voraussetzung für sittliches Handeln sieht Hahn in der Achtung vor dem Gesetz, die jedem Menschen zu eigen ist (vgl. a.a.O., S. 9). Diese Voraussetzung sieht er ernsthaft durch die Natur des Menschen selbst gefährdet, da sich bei jedem Menschen ein Kampf mit seinen Neigungen vollzieht, der allzu leicht die „Stimme der Vernunft" überlagert. Neigungen beschreibt er als jene Anlagen im Menschen, „... die bei einer gewissen Stärke den guten Willen so feindselig affizieren, daß er unterliegen muß. Es ist Aufgabe der Pädagogik, diese Neigungen so zu schwächen, daß die Achtung vor dem Gesetz sie überwinden kann" (Hahn, K., 1958, S. 11). Als treibende Kraft zur Achtung der Würde des Menschen ist jedem Menschen die „Stimme der Vernunft" bzw. „des Gewissens" zu eigen; als „energische Teilnahme" (nach Plato die wesentliche Kraft der Schönheit der Seele) wirkt sie dem Eigennutz, d. h. der Neigung die Würde der anderen Menschen zu verletzen entgegen (vgl. a.a.O., S. 11). Sittliche Erziehung kann im Erziehungsprozeß durch Nachahmung und Übung geweckt und entwickelt, später durch die Einsicht der Vernunft gefestigt werden (vgl. a.a.O., S. 24).

Das moralische Äquivalent des Krieges

In Anlehnung an den amerikanischen Philosophen William James (1842-1910) sah Kurt Hahn seinen Erziehungsbegriff als „moralisches Äquivalent des Krieges" an. Hahn äußert: „Ich weigere mich, einen Weltkrieg in jeder Generation herbeizuwünschen, um den werdenden Menschen dieses Gefühl der Erlösung zu vermitteln. Wir wollen lieber den Lebensplan in den Schulen so ordnen, daß die Jugend ihre verborgenen Kräfte entdecken und erproben kann. Die Erziehung hat keine edlere Aufgabe, als der Jugend das zu vermitteln, was um die Jahrhundertwende William James das moralische Equivalent des Krieges genannt hat" (Hahn, K., 1958, S. 61). James forderte 1910 in seiner Schrift „The Moral Equivalent of War" dazu auf, einen Feldzug gegen den Krieg zu starten. Notwendige und geeignete Maßnahmen zur Entladung der jugendlichen Kräfte waren für ihn schwierige und niedere Dienstleistungen für die Gemeinschaft oder Bewährungsproben in den Bergen, der Wüste oder der Luft (vgl. Reiners, A., 1995, S.16). Analog dazu entwickelte Hahn neben der leichtathletischen Pause, dem Projekt und der Expedition als vierte und wichtigste Säule seiner Erlebnistherapie den Rettungsdienst. Hahn sieht in der Leidenschaft des Rettens, die seiner Meinung nach in höchstem Maße charakterbildend wirkt, eine Art vorbeugendes Heilmittel, um die „Kinder davor zu bewahren, daß sie Opfer des Verfalls werden" (Hahn, K., 1958, S. 74). Seine Annahme war es, daß durch den Dienst am Nächsten eine Dynamik der menschlichen Seele entbunden wird, „ ... die noch gewaltiger als die Dynamik des Krieges" (Knoll, M. (Hrsg.), 1986, S. 104) wirkt.

Die Pädagogische Provinz

Der Begriff „Pädagogische Provinz" steht für die Schaffung eines speziellen Lernumfeldes; d. h. Erziehungs- und Bildungsarbeit erfolgt in einem bestimmten dafür geschaffenen, abgegrenzten oder geschlossenen Zentrum. Inspiriert wird Hahn in diesem Punkt hauptsächlich von der Philosophie Platons, wenn er sagt: „Um mit Plato zu reden: Das Weideland ist krank. Die Familie kann heute ihre schützende Funktion nicht mehr ausüben. Der Schutz, den die Mutter zu geben vermag, reicht höchstens bis zum 11. Lebensjahr" (Hahn, K., 1958, S. 29). Deshalb erhebt er die Forderung: „Die Eltern und die Kinder müssen getrennt werden, natürlich nicht von Geburt an, aber in den entscheidenden Entwicklungsjahren" (a.a.O., S. 26). Goethe nimmt ebenfalls Einfluß auf Hahns Gedankengut, insofern er den Begriff der „Pädagogische Provinz" in seinem Werk „Wilhelm Meisters Wanderjahre" prägt, außerdem Fichtes Entwurf eines Erziehungsstaates und schließlich im besonderen das Konzept der Landerziehungsheime nach Lietz. Hahn gibt Leopold Ziegler recht, wenn dieser in seinem bedeutenden Werk „Magna Charta einer Schule" äußert: „Die verschiedenen Typen der heutigen Staatsschule fassen mit ihrer Zielsetzung die eigentliche Lebens- und Schicksalsfrage unserer Zeit noch nicht einmal ins Auge, geschweige, daß sie eine Lösung für sie suchen ... . Dringender als je zuvor heischt die allgemeine Lage eine neue, streng aus ihr selbst heraus geborene Gattungsschule, die einmal den einzelnen Zögling von vornherein eingliedert, in die Gruppe der Lebenseinheit höherer Ordnung ... ." (zit. nach

Hahn, K., 1958, S. 33). Nach Hahns Ansicht sollte ein Landerziehungsheim niemals danach streben eine große Familie zu sein, sondern ein kleiner Staat.

5.2.3 Der gesellschaftliche Hintergrund

Kurt Hahn betrachtete, nicht zuletzt durch seine eigenen Kriegs- und Nachkriegserfahrungen, die bestehende Gesellschaft als krank; dies schlug sich auch in seinen unmißverständlichen Zweifeln an der Familie als geeigneter Erziehungsinstitution und seiner massiven Kritik am bestehenden Schulsystem nieder. So glaubte er, „ ... daß die gegenwärtige Zivilisation krank ist, daß sie der Jugend oft die Kraft raubt, bevor sie erwachsen ist, daß der, der dazu bestimmt ist, unserer Zivilisation zu dienen, gegen sie gestählt werden muß: daß durch Erziehung schützende Neigungen und Gewohnheiten entstehen können, die wahrscheinlich immun machen können“ (Skidelsky, R., 1975, S. 194).

Bei seiner Diagnose der Gesellschaft nahm Kurt Hahn eher die Beschreibung von Phänomenen vor, zumeist mit Hilfe von Begriffen aus der medizinischen Fachsprache, als ihre genauen Ursachen zu ergründen. Er war der Meinung, daß die bestehenden staatlichen Erziehungseinrichtungen ihre Möglichkeiten in Erziehung und Bildung, auf Grund ihrer formalen und damit einseitig wissensorientierten Ausrichtung, nicht ausschöpften. Statt Kinder und Jugendliche zu bilden – im Sinne von ganzheitlicher Entwicklung des Menschen - wurde pures Wissen vermittelt. Der Nutzen bzw. die Anwendung des Lernstoffes für das derzeitige oder zukünftige Leben waren dabei nebensächlich, eine für Hahn inakzeptable Situation, der Abhilfe geleistet werden mußte. Hahn ging immer davon aus, daß durch die rechte Erziehung und „Heilung“ des Einzelnen in der Folge auch die Gesellschaft geheilt werden könne. Übergeordnetes Ziel seiner erzieherischen Maßnahmen war es „... das kranke Land zu heilen, den „entzündeten Staat“ “ (Hahn, K., 1958, S. 65). Die Symptome dieser Gesellschaftskrankheiten bzw. deren Wirkung auf den jungen Menschen bezeichnet Hahn als „Verfallserscheinungen“ oder „moderne Krankheiten“; er versteht darunter zunächst den Verfall der Unternehmenslust, den Verfall der Sorgsamkeit und schließlich den Verfall der menschlichen Anteilnahme. Als Ursachen dieser Verfallserscheinungen nennt er „soziale Seuchen“, wie z. B.

die Vernachlässigung der körperlichen Tauglichkeit, Schlamperei und Kaltherzigkeit (vgl. a.a.O. S. 71 f). Um diesen Verfallserscheinungen und sozialen Seuchen entgegenzuwirken, entwickelt Hahn sein pädagogisches Konzept, die Erlebnistherapie. Mit der Erlebnistherapie wollte Kurt Hahn diesen sozialen Seuchen und den daraus entstehenden Verfallserscheinungen bewußt, geplant und systematisch entgegenwirken. Sein Anliegen war eine schützende, vorbereitende und ganzheitliche Erziehung der Kinder, nicht zuletzt als Beitrag zur Heilung der Gesellschaft.
Von besonderem Interesse erscheint mir im Hinblick auf Gesundheitsförderung das der medizinischen Fachterminologie entlehnte Vokabular. Indem Kurt Hahn beispielsweise die „sozialen Seuchen" des „kranken Staates" heilen will, läßt sich nicht leugnen, daß es sich hier, wenn auch auf metaphorischer Ebene, um eine Art Gesundheitsförderung handelt. Ich möchte das Gedankengut von Kurt Hahn seinem ursprünglichen Kontext nicht entfremden, jedoch erscheint mir ein Hinweis auf die metaphorische Besonderheit dieses sprachlichen Ausdrucks vor dem Hintergrund meiner Themenstellung durchaus angemessen.

5.2.4 Die Erlebnistherapie

„Es ist eine Vergewaltigung, Kinder in Meinungen hineinzuzwingen, aber es ist Verwahrlosung, ihnen nicht zu Erlebnissen zu verhelfen, durch die sie ihrer verborgenen Kräfte gewahr werden können" (a.a.O., S. 83). Laut Hahn wurde für den rasanten wissenschaftlichen und technischen Fortschritt ein hoher Preis gezahlt: „Die Herabminderung der Menschenkraft" (Hahn, K., 1958, S. 8). Schlimmer als das ist für ihn die Tatsache, daß es allgemeine Auffassung geworden ist, den Verfall der Menschenkraft in den Entwicklungsjahren als ein Naturgesetz anzusehen. Er macht es zu seiner Lebensaufgabe „dieses Dogma als eine Irrlehre zu entlarven. Man kann die Kinderkraft erhalten ungebrochen und unverdünnt, den unbesiegbaren Lebensmut, das Mitgefühl, die lebhafte Neugierde, die Bewegungsfreude – all diese Schätze der Kindheit" (a.a.O., S. 8). Den Lösungsansatz sieht er analog zur Kinderkraft darin, an der Schwelle der Pubertät giftlose Leidenschaften zu entzünden; er nennt die Lust am Bauen, die Sehnsucht nach Bewährung im Ernstfall, auch in der Gefahr, den Forschungstrieb, die Seligkeit des musischen Schaffens, die Freude an einer Kunstfertigkeit, die wiederum Sorgfalt und Geduld fordert und fördert (vgl. a.a.O., S. 73).

Für die Umsetzung dieser pädagogischen Ideen und Ziele in der Erlebnistherapie gibt er eine genaue Aufteilung innerhalb des Wochenplanes an. Analog zu den vier Verfallserscheinungen besteht die Erlebnistherapie aus vier Gegenelementen (a.a.O., S. 74):

- ❑ Die leichtathletische Pause viermal in der Woche am Vormittag
- ❑ Die Expedition mehrfach im Trimester
- ❑ Das Projekt am Sonnabendvormittag
- ❑ Ein Nachmittag, der ausschließlich dem Rettungsdienst gewidmet ist

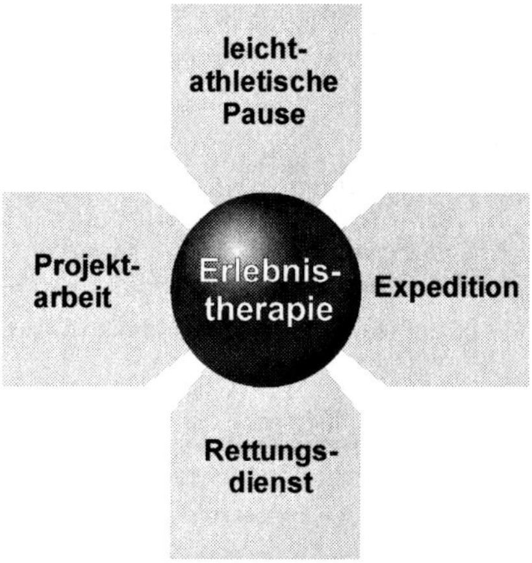

Abb. 28: Elemente der Erlebnistherapie nach Kurt Hahn

Zu 1)

Die leichtathletische Pause dient der Förderung und Entwicklung von Schnellkraft, Sprungkraft, Ausdauer und Körperbeherrschung. Es werden klare Leistungsziele im Werfen, im Lang- und Kurzstreckenlauf, im Rennen und Springen gesetzt, die jedes Kind erreichen kann, das sein Training ernst nimmt. Angenommen wird, daß bei jedem Kind auf der einen Seite eine besondere

Eignung für eine bestimmte leichtathletische Disziplin, gleichzeitig jedoch eine gewisse Unbegabtheit in einer anderen Disziplin vorhanden ist. Gerade die Unbegabtheit bietet die Chance, die Überwindungskraft zu üben. Denn für die Ausbildung der Willenskraft ist es wichtiger, eine angeborene Schwäche in den Griff zu bekommen als die angeborene Stärke zu steigern. Beides ist jedoch wichtig und heilsam. Durch fortschreitendes Training ist es möglich schrittweise die Zuversicht und Selbstachtung der Schüler zu stärken, indem sie Leistungsverbesserungen erreichen, die zuvor unerreichbar schienen. Für gesunde Kinder gilt die körperliche Tauglichkeit als notwendige, wenn auch nicht hinreichende Bedingung für Unternehmungslust. Kranke Kinder, genannt werden als Beispiele Asthmatiker und Krüppel, schöpfen ihre Überwinderkraft aus der Quelle ihres Leidens, die den täglichen Antrieb zur Selbstüberwindung fordert (vgl. a. a. O., S. 74). Trotz der hohen Wertschätzung von körperlicher Betätigung warnt Kurt Hahn eindringlich vor einem Sportkult, der jede freie Minute in Anspruch nimmt. Aus diesem Grund hält er eine beschränkende zeitliche Einteilung des Sporttreibens innerhalb des Wochenplans für absolut notwendig.

Zu 2)
Die Expedition ist laut Hahn als Ergänzung zum sportlichen Training unentbehrlich. Die ergänzende Besonderheit besteht darin, bei Wind und Wetter natürliche Hindernisse zu überwinden, wovor ein reiner Leichtathlet normalerweise zurückscheut. Außerdem gilt es die Expeditionen so anzulegen, daß sie nicht nur der körperlichen Ertüchtigung dienen, sondern einen weiteren Aspekt, nämlich die Befriedigung des Forschungstriebes mit einbeziehen. Körperliche Leistung wird im Falle der Expedition eher als Beiwerk betrachtet, als Mittel zum Zweck, wie z. B. der Erkundung der umgebenden Welt, d. h. ihrer Tiere und Pflanzen, der geologischen Struktur oder historischer Denkmäler. Die Zahl der Expeditionen liegt bei etwa drei bis vier kleineren Expeditionen im Trimester, die eine Art Vorbereitung bilden zu einer groß angelegten Erkundung. Eine größere Erkundungstour bedarf einer eingehenden Planungsphase und ist von Einzelnen oder in Gruppen in den Ferien durchzuführen. Eine Expedition könnte grundsätzlich auch in den Dienst eines Projektes, dem dritten Hilfsmittel, gestellt werden (vgl. a.a.O., S. 74 f).

Zu 3)

Damit ein Projekt seine Wirkung tut und ein Kind gefangen nimmt, empfiehlt Hahn ein Ziel, das gleichzeitig abschreckt und lockt; dieses Ziel sollte bei der Durchführung klar umrissen sein und einen natürlichen Abschluß bilden. Wünschenswert, aber nicht notwendig ist es, das Projekt der Interessensphäre der Beteiligten entspringen zu lassen. Nicht notwendig scheint es, da viele Kinder nur über latente Interessen verfügen, die sie erst bei der konkreten Bewältigung einer Aufgabe, die ihnen zunächst von einem Erwachsenen gestellt wurde, entdecken. Projekte umfassen Einzel- und Gruppenprojekte gleichermaßen. Ein Projekt vollzieht sich in einem Prozeß, bei dem mehr oder weniger vage Zielvorstellungen allmählich zu konkreten Ergebnissen werden. Wichtige Projektinhalte, wie sie auch heute noch bestehen, sind dabei die Projektinitiative aus einer problemhaltigen Sachlage heraus, der Projektplan, um die Vorgehensweise abzuklären und als Kernstück die konkrete Auseinandersetzung mit dem gewählten Problem. Anschließend soll eine Art Reflexion erfolgen, bei Hahn häufig beschrieben als „beseligendes inneres Empfinden" bzw. „Erleben". Bei einem solchen Vorgehen ist es gut möglich, daß die Grenzen zwischen einem Projekt und dem vierten Heilmittel, dem Rettungsdienst, fließend verlaufen (vgl. a.a.O., S. 75 f).

Zu 4)

Den Rettungsdienst betrachtet Hahn als wichtigstes Hilfsmittel. Er ist es, der metaphorisch ausgedrückt, auf die Kinder einen zündenden Funken überspringen läßt, um eine schützende Leidenschaft zu entfesseln, die in höchstem Maße charakterbildend wirkt. Hahn beschreibt den Rettungsdienst anhand der drei Ausprägungen in Gordonstoun: der Küstenwache, der freiwilligen Feuerwehr und dem Bergrettungsdienst. Rettungsdienst darf in keinem Fall auf Seelenverbesserung angelegt sein. Er kann seine charakterbildende Wirkkraft nur dann in vollem Maße entfalten, wenn er realitätsbezogenen Ernstcharakter aufweist. Die Küstenwache wurde als Rettungsdienst des Gordonstouner Schullebens eingeführt, da der nationalen Behörde für dieses Unterfangen von oberer Instanz die Hände gebunden waren, und sie sich hilfesuchend an die Schüler von Gordenstoun wandte. Kurt Hahn selbst ist begeistert und beeindruckt von dieser gelungenen Umsetzung, wenn er sagt: „ ich werde es nie vergessen, wie unsere Jungen in stürmischen Nächten auf

Wachposten stehen ... und auf das Meer hinausspähen, keinen Augenblick in der Aufmerksamkeit nachlassend, aus Sorge, es könnte ihnen entgehen, „daß ein Schiff in Not ein kümmerliches Lichtsignal abbrennt" (a.a.O., S. 77).

Der Küstenwache folgte die Einrichtung der freiwilligen Feuerwehr, die sich als Feuerstation für die unmittelbare Umgebung von Gordonstoun bewähren und etablieren konnte. Dabei waren mehrere Einsätze dieses Rettungsdienstes durchaus gefährlich.

Der Bergrettungsdienst wurde als drittes eingeführt, um vielen Menschen, die in den schottischen Mooren in Not gerieten, mit Hilfe der trainierten Bluthunde rettende Hilfe zu bringen.

Hahn verweist in diesem Zusammenhang auf zahlreiche andere Initiativen im Dienste der Rettung, wie z. B. das Jugend-Rot-Kreuz in Deutschland, die Bayerische Bergwacht, die australische Küstenwache oder die National Ski Patrol in Amerika (vgl. a.a.O., S. 76 f).

Kurt Hahn ist durchaus nicht der Meinung, daß die Erlebnistherapie mit ihren vier Elementen genügt, um Heranwachsende in ihrer staatsbürgerlichen Verantwortung zu üben. Seiner Ansicht nach vermag sie nicht mehr und nicht weniger als die Hingabe des Kindes zu erhalten, die Kraftquelle, aus der sich jeder Gemeinsinn nährt. Die Erlebnistherapie ist eingebettet in die Organisation eines Gemeinschaftslebens, das die Jugend entscheidend mitgestalten soll. Für erforderlich hält Hahn, gemäß einer staatlichen Ordnung, sowohl geschriebene als auch ungeschriebene Gesetze, bei deren Durchführung es eine Mitverantwortlichkeit unter den Schülern zu organisieren gilt. Der Erzieher hat bei all diesen Prozessen, gemäß den Veranlagungen und Bedürfnissen der Jugendlichen, für die Intensität und Dauer der seelischen Berührung Sorge zu tragen. Als Eigenschaften der höchsten Menschenkraft, die die Schüler innerhalb der Lernprozesse entwickeln sollen, nennt Hahn: „Gemeinsinn; Gerechtigkeitsgefühl; Fähigkeit zur präzisen Tatbestandsaufnahme; Fähigkeit, das als Recht erkannte durchzusetzen: gegen Unbequemlichkeit, gegen Strapazen, gegen Gefahren, gegen Hohn der Umwelt, gegen Langeweile, gegen Skepsis, gegen Eingebungen des Augenblicks; Fähigkeit des Planens; Fähigkeit des Organisierens: Einteilung von Arbeiten, Leitung von Jüngeren; Fähigkeit, sich in unerwarteten Situationen zu bewähren; Geistige Konzentrationsfähigkeit: bei Arbeiten aus dem eigenen Interessenkreis und außerhalb des eigenen Interessenkreises; Sorgfalt: im täglichen Leben, bei der Erfüllung besonderer Pflichten; Handgeschicklichkeit; Äußere Lebensgewohnheiten; Leistungen im Unterricht; Praktische Arbeiten; Künstlerische Leistungen; Leibesübungen: Kampfkraft, Zähigkeit, Reaktionsgeschwindigkeit" (a.a.O., S. 28).

5.2.5 Kritik an Kurt Hahns Erlebnistherapie

Am eingehendsten erfuhr Hahns pädagogisches Gedankengut Kritik durch Hartmut von Hentig, Gründer der Laborschule Bielefeld Anfang der 70-er Jahre. Von Hentig selbst, der auf einer wissenschaftstheoretischen Landkarte der Pädagogik seinen Platz unter kommunikativer Didaktik bzw. symbolischen Interaktionismus einnimmt (vgl. Jank, W., Meyer, H., 1994[3], S. 109) unterscheidet zwei grundsätzliche Lernformen schulischen Unterrichts: Lernen durch Lehre und Lernen durch Erfahrung (vgl. Peterßen, W. H., 1996[7], S. 170). Grundsätzlich ist von Hentig der Ansicht, daß Schule weder völlig in das wirkliche Leben hinausgehen kann noch die Realität uneingeschränkt in das Klassenzimmer hereingeholt werden kann. Er mißt der Eigenerfahrung der Schüler sehr große Bedeutung bei, ist jedoch gleichzeitig der Meinung, daß Erfahrung niemals vorgeplant bzw. verplant werden kann, denn dann wäre es laut von Hentig keine Erfahrung mehr. Er plädiert für offene und fächerübergreifende Curricula, Situationen selbstbestimmten und selbstentdeckenden Lernens in alters- und leistungsheterogenen Gruppen mit dem Ziel, die Kinder zu befähigen, Agenten ihrer eigenen Lernprozesse zu werden (vgl. Haarmann, D., 1997, S. 11). Zwar ist es von Hentigs Ansinnen einen schülerorientierten Unterricht zu gestalten, jedoch ist er nicht in die Reihe moderner Erlebnispädagogen einzuordnen.

Was v. Hentig in Hahns Erlebnistherapie vermißt, ist das Moment der kritischen Einsicht im Sinne eines Korrektivs von unverarbeiteter Erfahrung. Auch macht er Hahn zum Vorwurf, bei seinem pädagogischen Ansatz inhaltlich wie methodisch monumental einseitig zu verfahren (vgl. v. Hentig, H., 1966, S. 50). Heckmair und Michl äußern zu dieser Kritik, daß diese Misere in der Art und Weise wie Hahn seine Inhalte mitteilt und formuliert, nämlich zumeist in Anekdoten, Gleichnissen oder Metaphern, begründet ist. So stellen sie fest, daß die Anteile an analytischem Denken zugegebenermaßen gering sind, je-

doch die moralischen und verallgemeinernden Botschaften hoch (vgl. Heckmair, B., Michl, W., 1998, S. 26)
Außerdem wirft v. Hentig Hahn vor, daß er durch überspitzte Argumentationen zu sehr in eine Polarisierung, z. B. von gut bzw. böse, falsch bzw. richtig, moralisch bzw. unmoralisch abgleitet, anstatt zu relativieren. Heckmair/Michl interpretieren diese vermeintliche Schwäche allerdings als Hahns besondere Stärke, die sie als beharrliche Konsequenz sehr positiv werten (vgl. a.a.O., S. 26).
Heckmair/Michl beschreiben andererseits auch Grenzen, an die Hahns Erziehungskonzept der Charakterbildung stößt, wenn z. B. Sexualität als Laster und Rauchen als charakterliche Schwäche abqualifiziert wird. Dann, so glauben sie, provoziert Hahn mit seinem Erziehungskonzept nämlich eine Eigenschaft, der er stets vehement entgegengetreten ist: die Unehrlichkeit. Heckmair/Michl sehen in diesem Punkt die Notwendigkeit, Hahns Konzept vor dem Hintergrund aktueller erlebnispädagogischer Ansätze weiterzuentwickeln (vgl. a.a.O.).
Zwar ist nicht zu bestreiten, daß Hahns Theorieversuche recht verstreut und wenig systematisch erfolgten, trotzdem hat sein Erziehungskonzept bis heute kaum an Aktualität eingebüßt. In Deutschland hat die Erlebnispädagogik zunächst, unter direkter Beeinflussung Kurt Hahns, in Bereichen der Jugendhilfe und Jugendarbeit Einzug erhalten, konnte sich aber auch in anderen Bereichen der Bildungsarbeit, z. B. der Erwachsenenbildung (vgl. u. a. Schödlbauer, C., Dieterich, R., Siebert, H., Breß, H., Schindt, M., 2000) bewähren und ist weiterhin im Wachstum begriffen. Ernsthaftigkeit und Unmittelbarkeit als Voraussetzung und Bedingung der Lernsituationen waren in Hahns Erziehungsmethode stets von Erfolg gekrönt, im Gegensatz zu anderen reformpädagogischen Versuchen. Heckmair/Michl ziehen Bilanz mit folgenden Worten: „Vieles, was Sozialwissenschaftler – und in ihrer Gefolgschaft unzählige Pädagogen – in der kritischen Theorie der späten 60er Jahre in den Bereich Freizeit und Ersatzbefriedigung abdrängten, wurde und wird wieder ausgegraben und genutzt für Bildung und Erziehung. Und an Kurt Hahn kommt man hier nicht vorbei (Heckmair, B., Michl, W., 1998[3], S. 27).

5.3 Aktueller Stand internationaler erlebnispädagogischer Programme

Aus den bisherigen entwicklungsgeschichtlichen Ausführungen zur Erlebnispädagogik geht deutlich hervor, daß erlebnispädagogische Ansätze in ihrer Vielfalt ein facettenreiches, vielschichtiges Bild pädagogischer Möglichkeiten ergeben, die sich jedoch auf einen gemeinsame Nenner bringen lassen. Kurt Hahn war es vor und während des Zweiten Weltkrieg gelungen, mit seiner Erlebnistherapie ein übergeordnetes Konzept zu entwickeln, indem er zahlreiche entwicklungsgeschichtlich relevante erlebnispädagogische Strömungen in sein Gedankengut mit einbezog. Dies wurde ausführlich beschrieben, da Hahn mit seinen Ideen einen entscheidenden Beitrag zur Ausgestaltung und Konzeptionierung neuerer und neuester erlebnispädagogischer Ansätze geliefert hat und diese, bezogen auf den aktuellen Kontext, nachhaltig prägt. Im Folgenden soll nun vor diesem Hintergrund der Blick auf aktuelle Entwicklungen weltweit und insbesondere die Situation in Deutschland gerichtet werden.

5.3.1 Internationaler Stand der Erlebnispädagogik

Bevor nun auf aktuelle Ausprägungen bzw. methodische Fragen zur Umsetzbarkeit aktueller erlebnispädagogischer Programme näher eingegangen wird, ist es von grundsätzlichem Interesse, den derzeitigen Entwicklungsstand erlebnispädagogischen Wirkens in Deutschland zu kennen. Priest bedient sich zur anschaulichen Erläuterung der quantitativen Entwicklung der Erlebnispädagogik eines Vergleichs aus der Wirtschaft. Danach läßt sich laut Priest die Entwicklung der Erlebnispädagogik der vergangenen sechzig Jahre - seit ihrem frühen Anfang mit Outward Bound während des Zweiten Weltkrieg - auf einen klassischen Produktzyklus (Start-, Wachstums-, Plateau-, sowie Abnahmephase) übertragen. Im weltweiten Vergleich ordnet Priest einige asiatische Staaten (z. B. Taiwan, Hongkong, Korea oder Japan) und verschiedene europäische Länder (z. B. Belgien, Holland, Finnland, Norwegen oder Tschechien) der Initialphase der Wachstumskurve zu.

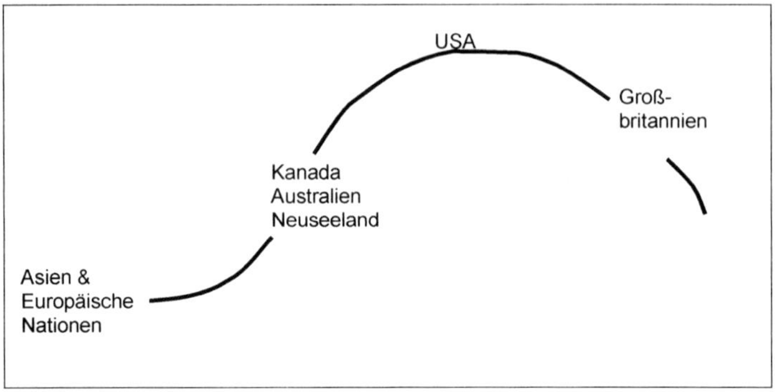

Abb. 29: Wachstumskurve (Priest, S., 1998, S. 90)

Nach Priest zeigen viele dieser Länder ähnliche Muster, insofern die wenigen bereits existierenden Anbieter erlebnispädagogischer Maßnahmen dort hauptsächlich Zusammenkünfte organisieren, um über ihre Methoden und Ideen zu diskutieren.
Dagegen sind ehemalige Commonwealthstaaten (z. B. Neuseeland, Australien oder Kanada) bereits weit in der Exponentialphase. Dieser Entwicklungsstand zeichnet sich durch regelmäßige Konferenzen, Dokumentationen in Büchern und Zeitschriften sowie das Entstehen erster Gesetze und Auflagen aus, was wiederum eine Erhöhung der Sicherheitsstandards zur Folge hat.
Die USA, laut Priest das Heimatland der Erlebnispädagogik seit 1970, hat ihren Platz bereits in der Plateauphase. So besteht dort bereits eine lange Tradition an Konferenzen und Publikationen und die mittlerweile relativ gleichbleibende Anzahl von Praktikern hat sich einer ständigen Herausforderung von immer neuen Gesetzen und Einschränkungen zu stellen. Zudem hat es nach Priest den Anschein, daß die eigentlich kreativen Ideen und Methoden von Spezialisten aus den Vereinigten Staaten stammen. Zwar ist Amerika auch in führender Position, was die Gerichtsverfahren bezüglich erlebnispädagogischer Programme anbelangt; konsequenterweise lassen sich dort allerdings auch die höchsten Sicherheitsstandards aller Nationen nachweisen.

England ist nach 60 Jahren des Wachstums bereits im Abnahmebereich anzusiedeln; da es derzeit weitgehend an Gegenmaßnahmen fehlt, um dem Abbau erlebnispädagogischer Programme entgegenzuwirken, ist ein fortschreitender Abbau nicht aufzuhalten. Zu viele Standardisierungen und Einschränkungen fördern zusätzlich die Abnahme noch bestehender erlebnispädagogischer Einrichtungen bzw. Programme. Konferenzen und Publikationen sind gut etabliert, jedoch haben sich die Ideen und Methoden in den letzten zwanzig Jahren kaum verändert, was natürlich einen schlechten Nährboden für kreatives oder innovatives Ideengut abgibt.
Priest folgert aus der gesamten Situation weltweit, daß es nicht immer von Vorteil ist, die Vorreiterrolle zu spielen; den nachfolgenden Nationen wird eher die Möglichkeit eingeräumt, aus den Fehlern der vorangegangenen zu lernen. Für Deutschland stellt sich die aktuelle Situation wie folgt dar.

5.3.2 Aktuelle Situation in Deutschland

Es gibt grundsätzlich vier unterschiedliche Typen erlebnispädagogischer Kursangebote, die sich in Zweck und Ergebnis deutlich voneinander unterscheiden:

Erlebnispädagogische Bereiche

Typ	Zweck	Ergebnisse
Freizeit/Erholung	Gefühle verändern	Spaß, Genuß, Auftanken von Energie
Erziehung	Denken verändern	Ideen, neue Konzepte, Bewußtsein/Einstellungen
Entwicklungsförderung	Verhaltensänderung	Verstärkung funktionaler Verhaltensweisen
Therapeutisch	Veränderung von Fehlverhalten	Verminderung disfunktionaler Verhaltensweisen

Tab. 5: Typen erlebnispädagogischer Angebote
(Priest, S., 1998, S. 84)

Allen Angeboten ist gemeinsam, daß sie stets zielgerichtet und auf die Bedürfnisse und Wünsche der jeweiligen Klientel abgestimmt sein sollten. Auch müssen die Programme der Lebensumgebung der Teilnehmer angepaßt sein, da ansonsten weder die gewünschten Ziele erreicht werden noch ein positiver

Lebensbezug zum Alltag der Klienten geschaffen werden kann. Insgesamt zeigt sich in Deutschland, daß in einzelnen Bereichen die Entwicklung erlebnispädagogischer Programme unterschiedlich weit fortgeschritten ist. Allen Programmen in Deutschland ist jedoch gemeinsam, daß sie sich weitgehend noch in der Wachstumsphase befinden. Auf ein Übersichtsdiagramm übertragen, gestaltet sich die spezielle Situation in Deutschland derzeit folgendermaßen:

Phase	Programme	Erlebnispädagogische Institutionen u. Zentren	Professionalisierung	Umwelt	Sicherheit
Start	Erste Programme werden mit Neugierde und Enthusiasmus begrüßt	Sehr wenige Zentren, die meisten Programme starten von Basislagern	Erste Konferenzen, Gründung von Berufsverbänden und Gruppierungen	Mehr und mehr Menschen gehen in der Freizeit in die Natur	Steigende Teilnehmerzahl bei Naturaktivitäten
Wachstum	Skeptiker stellen sich der großen Anzahl an neuen Programmen entgegen	Vervielfachung der Anzahl der Zentren, erste künstliche Anlagen entstehen	Erste Zeitschriften und Magazine werden publiziert, Untergruppen bilden sich	Verstärkter Nutzen der Natur und größere Schäden bei immer kleiner werdenden Ressourcen	Erhöhte Such- und Rettungsaktionen sowie Teilnehmerunfälle rücken in das öffentliche Interesse
Plateau	Programme werden festgeschriebener, spezifischer und diverser	Überbetonung von künstlichen Anlagen und festen erlebnispädagogischen Einrichtungen	Mehr Zeitschriften, Magazine und Bücher entstehen, erste wiss. Untersuchungen werden (zu spät) durchgeführt	Der Zugang zur Natur wird durch Auflagen der Behörden limitiert	Technologie verbessert die Sicherheit, Regeln lösen die Selbsteinschätzung ab
Abnahme	Anzahl der Programme beginnt kleiner zu werden, Programme werden kombiniert und zusammengefaßt	Zentren schließen aufgrund finanzieller Probleme	Verlust der Kreativität und fehlende Öffentlichkeitsarbeit v.a. gegenüber Kritikern	Die staatliche Gesetzgebung erstickt die Programme	In den Medien breitgetretene tödliche Unfälle zerstören das öffentliche Image

Phase	Praxis	Zertifikation / Akkreditierung	Qualifikation	Gesetzgebung	Prozeßbegleitung
Start	Eigenbewertung und Selbstkritik der Programmpraxis	Frühe Versuche, ErlebnispädagogInnen zu zertifizieren, schlagen fehl	Technische Fertigkeiten (hard skills) formen die Basis der Qualifikation	Keine oder geringe Abhängigkeit von staatlichen Gesetzen	Nicht vorhanden (Freizeitprogramme sind die Norm)
Wachstum	Identifizierung von akzeptablen, übertragbaren allgemeinen Standards	Hochschulen übernehmen die Rolle der Berufsausbildung	Soziale Fähigkeiten (soft skills)treten kombiniert mit den techn. Fertigkeiten in den Vordergrund	Steigende Anzahl von Zivilverfahren aufgrund geringer Programmsicherheit	Einfache Methoden (hauptsächlich erzieherische Programme)
Plateau	Standardisierung der besten Praktiken, eine Ethik wird durchdacht	Freiwillige Programmakkreditierung	Übergreifende Fähigkeiten (meta skills) und o.g. bestimmen das Qualifikationsprofil	Gesetzgebung beginnt, den Entscheidungsprozeß zu beeinflussen	Durchschnittlich (entwicklungsfördernde Programme sind am häufigsten)
Abnahme	Verschiedene Mindeststandards der Praxis mit festgeschriebener Ethik	Verpflichtende Programmakkreditierung und staatl. Lizenzierung	Burnout der Mitarbeiter ist ein zentrales Problem	Erste strafrechtliche Gerichtsverfahren, weitere werden erwartete	Fortgeschrittene Methoden (Therapeutische Programme sind am häufigsten)

Tab. 6: Entwicklung der Erlebnispädagogik – spezielle Situation in Deutschland (Priest, S., 1998, S. 97)

5.4 Didaktische Aspekte der Erlebnispädagogik

5.4.1 Allgemeine Kriterien erlebnispädagogischer Ansätze

Trotz einer Vielzahl aktueller erlebnispädagogischer Maßnahmen mit unterschiedlicher Schwerpunktsetzung bezüglich Methoden und Inhalten gibt es dennoch allgemeingültige didaktische Prinzipien, die im Sinne von Leitlinien allen Angeboten gemeinsam sind. Grundsätzlich werden nach Reiners (vgl. Reiners, A., 1995, S. 21 f) drei Arten erlebnispädagogischen Lernens unterschieden: „spezifisches“, „nicht-spezifisches“ und „metaphorisches“ Lernen.

Spezifische Lerneffekte
dienen ausschließlich als Mittel zum Zweck, Lernerfolge in diesem Bereich sind für das Alltagsleben der Betroffenen weniger interessant. Hier geht es beispielsweise konkret um die Fähigkeit eine topologische Karte zu lesen oder ein Boot zu segeln etc..

Nicht-spezifisches Lernen
umfaßt bestimmte selbst erarbeitete Methoden, z. B. Problemlösungs- und Konfliktbewältigungsstrategien oder auch die Veränderung von Wertvorstellungen, Ansichten, Selbstbild, etc..

Metaphorisches Lernen
liegt dann vor, wenn Lernerfahrungen einer dem Alltag analogen Situation entspringen und damit für den Beteiligten eine reelle Chance zur Verhaltensänderung im Alltagsleben gegeben ist. Metaphorisches Lernen kann grundsätzlich sowohl während der Aktivität, mit Hilfe alltagsähnlicher Strukturen als auch nach der Aktivität an Hand von Reflexionen stattfinden.

Zur Planung und Gestaltung erlebnispädagogischer Maßnahmen dienen als Orientierungshilfe bis heute die Grundsäulen nach Kurt Hahn (vgl. Kap. 5, 5.3). So bezieht sich beispielsweise „Outward Bound Deutschland“, einer der führenden Anbieter erlebnispädagogischer Maßnahmen, um ein repräsentatives aktuelles Beispiel zu nennen, auf die Hahnschen Basiselemente (vgl. Jagenlauf, M., 1995, S. 216); gemeint sind konkret, körperliches Training, Projekte, Dienste und Touren bzw. Expeditionen. Körperliches Training wird von „Outward Bound" durch sportliche Aktionen, z. B. Bergsteigen und Klettern, Schlauchboot- und Kajakfahren, Skifahren, Segeln, Wandern und Trekking aber auch Schwimmen Radfahren etc. umgesetzt; hauptsächlich mit dem Ziel Vitalität, Fitness und Kondition zu fördern. Projekte dienen bei „Outward Bound" vor allem dem Zweck der Förderung von Informationsrecherche, Genauigkeit, Phantasie, Konzentration und Geduld. Verschiedene Dienste, Erste Hilfe eingeschlossen, werden vor allem zur Förderung von Hilfsbereitschaft, Anteilnahme und Teamfähigkeit initiiert. Touren und Expeditionen, z. B. Bergtouren, Trekkingtouren, Skitouren und Segeltörns etc. tragen im Sinne von „Outward Bound" zur Förderung von Initiative, Entscheidungsfähigkeit sowie Ausdauer und Anstrengungsbereitschaft bei. Wie empirische Untersuchungen (u. a. nach Jagenlauf und Breß, 1990) zeigen, können erlebnisorientierte Bildungsangebote insbesondere Persönlichkeitseigenschaften wie Selbstvertrauen, Ich-Stärke, positive Einstellung bezüglich körperlicher Aktivitäten, Eigeninitiative, Rücksichtnahme, Toleranz und Teamfähigkeit, wie sie auch in der Gesundheitsförderung von Typ 2 Diabetikern eine entscheidende Rolle spielen, fördern (vgl. Jagenlauf, M., 1995, S. 216).

5.4.2 Leitlinien erlebnispädagogischer Maßnahmen

Wie bereits erwähnt, gibt es trotz einer Vielfalt erlebnispädagogischer Möglichkeiten einige wesentliche methodische Prinzipien, die allen Maßnahmen gemeinsam sind und die je nach Zielgruppe und Problemstellung eine bestimmte Schwerpunktsetzung erfahren. Die von mir vorgenommene Schwerpunktsetzung erfolgte mit Blick auf die Diabetes Typ 2 Problematik und erfaßt meines Erachtens zielgruppenspezifisch alle wesentlichen Kriterien, die erlebnispädagogische Maßnahmen erfüllen sollten.

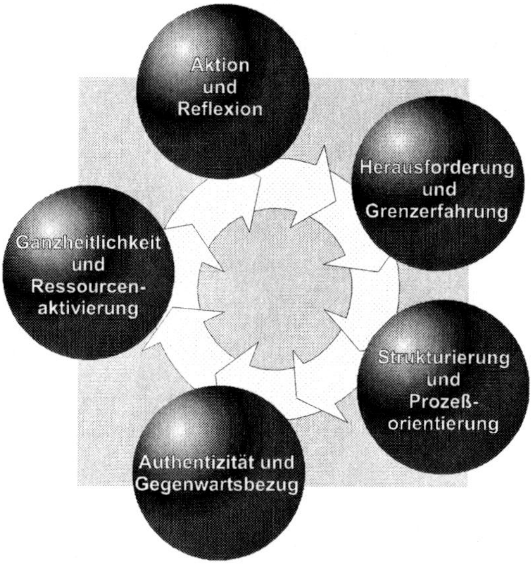

Abb. 30: Leitlinien erlebnispädagogischer Maßnahmen

Aktion und Reflexion

Grundlage erlebnispädagogischer Lernprozesse bilden Aktivitäten, die den Dimensionen Natur, Gemeinschaft und Erlebnis entspringen und Erfahrungen ermöglichen. Dabei gilt es einige Anforderungen zu erfüllen: Grundsätzlich müssen die Maßnahmen einen Bezug zur Lebenssituation der Teilnehmer aufweisen; dabei sollte immer ein gewisser Neuheits- und Intensitätsgrad gegeben sein. Schließlich ist das Ziel der Maßnahmen die Motivation zur Verhaltensänderung bzw. Verhaltenserweiterung. Damit diese Veränderungsprozesse gelingen können, bedarf es eines Zusammenspiels von Aktion und Reflexion, verstanden als Anker für gemachte Erfahrungen (vgl. auch Wirkmodelle unter Punkt 5.2.3). Reflexion bedeutet nichts anderes als einen gemeinsamen Rückblick der Gruppe auf das Erlebte. Die Erfahrungen der Teilnehmer werden dabei durch die reflexive Verarbeitung (Rückblick, Interpretation und Bezug des Erlebten zum Alltag) des Geschehens von einer vorbewußten auf eine bewußte Ebene gehoben. Bei Typ 2 Diabetikern geht es hier nicht nur um die Durchführung von sportlichen bzw. ernährungstechnischen Aktionen. Diese müssen erstens alltagsrelevant aufbereitet und umgesetzt werden; zweitens jedoch nach der Aktivität auch im Bewußtsein verankert werden, um die Sinnhaftigkeit bzw. Notwendigkeit neu erworbener Handlungsmuster mit der Problemlage noch einmal in Beziehung zu setzen. Nur auf diese Weise können veränderte Verhaltensweisen in den Alltag transportiert und somit eine dauerhafte Motivation der Patienten zu verändertem Verhalten aufgebaut werden.

Herausforderung und Grenzerfahrung

Werden durch erlebnispädagogische Lernprozesse neue Handlungsfelder erschlossen, stehen die Teilnehmer vor Herausforderungen, die ihnen außer neuen Möglichkeiten auch ihre persönlichen Grenzen zeigen. Wichtig ist allerdings eine behutsame Vermittlung von Grenzerfahrungen, gleichzeitig ist Unter- und Überforderung zu vermeiden. Die einzelnen Lernschritte sind dabei so zu planen und dosiert anzubieten, daß eine Auseinandersetzung mit der jeweiligen Aufgabe für den Teilnehmer reizvoll ist, um die Motivation und das Engagement am Lernprozeß sicher zu stellen; für Typ 2 Diabetespatienten bedeutet die Begegnung mit Herausforderungen und Grenzerfahrungen eine aktive und intensive Auseinandersetzung mit ihrer ganz individuellen Problemsituation. Im Mittelpunkt stehen die Fragen, welche Sportart bzw. welches Ernährungsverhalten der körperlichen Konstitution angemessen, welches Verhalten vom medizinischen Standpunkt erwünscht ist und was vom Patienten gewollt wird. Durch derartige Erfahrungen wird es jedem Betroffenen möglich, für sich konkrete individuelle Ziele festzusetzen und bewußt den alltäglichen Umgang mit der Erkrankung zu planen und Verhaltensänderungen aktiv umzusetzen. Anzumerken ist in diesem Zusammenhang, daß die Ergebnisse dieser Lernprozesse prinzipiell als korrigierbare Größe gehandhabt werden sollten.

Ganzheitlichkeit zur Ressourcenaktivierung

Erlebnispädagogisches Lernen basiert immer auf der ganzheitlichen Erfassung des Menschen. Kognitive, affektive, motorische und soziale Lerngelegenheiten schaffen für den nötigen Rahmen. Auf diese Weise vollziehen sich Lernprozesse nicht losgelöst vom sozioökonomischen Umfeld des Menschen, da er in verschiedene Dimensionen erfaßt und angesprochen werden kann. Die ganzheitliche Erfassung des Menschen zielt im Kern auf die Aktivierung versteckter Ressourcen zur Problembewältigung. Für Typ 2 Diabetiker bedeutet das Entdecken und Aktivieren versteckter Ressourcen einen entscheiden Schritt in die Selbständigkeit. Die Befähigung zum selbständigen Umgang mit der Erkrankung hängt maßgeblich davon ab, welche Mittel und Wege gegeben sind, um konstruktive Handlungen ins Auge zu fassen. Patienten haben durch die ganzheitliche Ausrichtung der Lernprozesse einerseits objektive Rahmenbedingungen, die ihnen helfen, durch das eigene Tätigwerden neue Fähigkeiten und Fertigkeiten kennenzulernen; andererseits sind mit diesen objektiven Gegebenheiten gleichermaßen subjektive Wahrnehmungen verbunden; beides zusammen bildet wiederum die Basis zur Einschätzung von positiven oder negativen Handlungsausgängen, was letztlich die Wahrscheinlichkeit der Umsetzung empfohlener Gesundheitsmaßnahmen entscheidend beeinflußt.

Authentizität und Gegenwartsbezug

Bei erlebnispädagogischen Maßnahmen wird grundsätzlich ein evidenter, für die Teilnehmer ersichtlicher Zusammenhang zwischen den einzelnen Aktivitäten und der Ausgangsproblematik gefordert. Somit ist es von Bedeutung, daß die Aktivitäten isomorph, d. h. strukturähnlich zu den problematischen Alltagsbereichen der Teilnehmer angelegt sind. Durch diesen direkten Bezug zur Problemlage der Teilnehmer impliziert Erleben Bewußtsein und bedeutet Leben in der Gegenwart mit allen gegenwärtigen Implikationen. Gelingt es, diesen Bezug bei den Teilnehmern spürbar und erfahrbar herzustellen, entspringt daraus die entscheidende Motivation als Basis zur dauerhaften Verhaltensänderung. Für Typ 2 Diabetiker bedeuten isomorphe Aktivitäten konkret das Ausprobieren einer adäquaten Ernährungsweise und geeigneter sportlicher Betätigungsfelder. Die Patienten sollen durch konkrete Kochaktionen (mit allem was dazugehört) die Erfahrung machen können, daß es sich bei Diabetes-Kost nicht um eine Diät im eigentlichen Sinne handelt, sondern weitgehend um eine gesunde und vollwertige Ernährung. Diabetesadäquate Ernährung und Gewichtsreduktion stehen im unmittelbaren Zusammenhang mit Maßnahmen zur körperlichen Bewegung. Empfohlen werden Maßnahmen wie beispielsweise Schwimmen, Wandern, Radfahren, Tischtennis, Dauerlauf etc.. All diese Maßnahmen sollten allerdings nicht rein auf Gesundheits- und Fitnessaspekte reduziert werden. Nicht zu unterschätzen sind Nebenprodukte wie z. B. gemeinsames Lachen, gute Gespräche, interessante Kontakte, Selbstwertgefühl, Unterhaltung und Kurzweile, Selbstbestätigung und Erfahrungsaustausch, das Gefühl mehr zu schaffen als man dachte usw. Bei all diesen Aktivitäten ist in jedem Fall die positive Gesamtbilanz am Ende der Maßnahme entscheidend, um die Motivation der Teilnehmer zu dauerhaften Verhaltensänderungen nachhaltig zu stärken.

Strukturierung und Prozeßorientierung

Prinzipiell gilt, daß professionelles (erlebnis)pädagogisches Handeln strukturiert erfolgen muß, will es erfolgreich sein. Demnach ist es notwendig vor der jeweiligen pädagogischen Maßnahme den genauen Ablauf des Vorgehens zu klären. Sowohl die Ziele als auch die Prozeßschritte sollten vorab festgelegt werden. Dabei sind im Kern drei Schritte zu beachten:

a) Überlegungen vor dem Training

b) Hilfsmittel während des Trainings

c) Transferunterstützung nach dem Training

Zu a)

Transfererfolg fußt in jedem Fall auf einer gründlichen Diagnose. Um den Erfolg erlebnisorientierter Maßnahmen meßbar gestalten zu können, muß genügend Wissen über das Ziel vorliegen, d. h. es muß klar formuliert sein wozu eine Intervention gedacht ist und was genau damit erreicht werden soll. Ein konkretes Ziel allein genügt jedoch nicht, es bedarf außerdem einer eingehenden Klärung der Ausgangssituation. Ohne die Ausgangssituation (Ist-Situation) genau zu kennen, ist es erstens schwierig die Maßnahmen individuell auf die Teilnehmer abzustimmen und zweitens wäre es nicht möglich, zu einem späteren Zeitpunkt Veränderungen nachzuweisen. Dieser Ist-Soll-Vergleich verdeutlicht somit konkret in welcher Hinsicht die Notwendigkeit zu einer Verhaltensänderung besteht. Somit stellt eine konkrete Zielvereinbarung mit den Teilnehmern bzw. eine ausführliche und exakt durchgeführte Auftragsklärung die Basis jeder erlebnispädagogischen Aktivität dar.

Zu b)

Maßnahmen zur Transfersicherung betreffen nicht nur die Planungsphase der Ziel- bzw. Auftragsklärung, sondern beziehen sich auch auf die Hilfsmittel während der Aktivitäten. Damit den Teilnehmer der Transfer der neu praktizierten Verhaltensänderung auf das Alltagsleben gelingt, sind Möglichkeiten, die kreative Transferschleifen bieten können, gefragt. Hilfsmittel, beispielsweise Trainingstagebücher, die von den Teilnehmern geführt werden, angeleitete Reflexionsrunden, Feedback-Sitzungen sowie bereits während der Aktivitäten die Vorbereitung einer möglichen Rückfall-Vermeidungs-Strategie erhöhen entscheidend die Chance, neue Verhaltensweisen tatsächlich in den Alltag zu übertragen. In der Abschlußphase erlebnispädagogischer Maßnahmen bietet es sich für die Teilnehmer an, persönliche Ziele zu erarbeiten, die sie im Alltag umsetzen wollen und in einem sogenannten „Vertrag mit mir selbst" formulieren.

Zu c)

Damit verändertes Verhalten dauerhaft im Alltag praktiziert werden kann und um die „back-home-Frustration" zu vermeiden, bedarf es der Unterstützungsleistungen, die über die Maßnahmen hinausreichen. Gewünscht wären beispielsweise Follow-up-Aktivitäten, bei denen die Teilnehmer ihre bereits umgesetzten Verhaltensänderungen darstellen, gegebenenfalls Umsetzungsblockaden thematisieren und mit Unterstützung der Gruppe konstruktive Lösungswege erarbeiten können.

Insgesamt ist zu bemerken, daß die freie Entscheidung der Teilnehmer bei den Maßnahmen sowie die Vermeidung von Sanktionen seitens des Erlebnispädagogen im allgemeinen eine wichtige Voraussetzung gelungener erlebnispädagogischer Lernprozesse sind. Letztlich geht es bei allen erlebnispädagogischen Aktivitäten darum, jedem Beteiligten die Möglichkeit einzuräumen neue Lösungswege auszuprobieren und auszuwerten. Typ 2 Diabetiker können gerade durch den prozeßhaften Aufbau der einzelnen Lerneinheiten schrittweise befähigt werden, für sich selbst die Entscheidung zu einer dauerhaften Verhaltensänderung zu treffen und diese probeweise zu praktizieren. Nach Reiners braucht professionelle Erlebnispädagogik „ein Curriculum, das auf didaktische und methodische Aspekte handlungsorientierter Interaktion verweist" (Reiners, A., 1995, S. 21), wie es in Kapitel 6 für die konkrete Situation von Typ 2 Diabetikern nachzulesen ist.

Zusammenfassend läßt sich sagen, daß die Leitlinien in gewisser Weise ein Richtinstrument darstellen, um einerseits die Wirkungsweise erlebnispädagogischen Handelns, aber auch Überprüfbarkeit und Nachweisbarkeit des Erfolges bzw. der Wirkungen weitgehend sicherzustellen. Trotz dieser Richtlinien sind längst noch nicht alle Fragen bezüglich des Transfers sowie der Transfersicherung von Lernerfolgen geklärt. Dabei wird als „Transfer ... das Fortschreiten des Lernenden vom Konkreten zum Abstrakten verstanden, indem er neue Verhaltensweisen in der konkreten (Kurs-)Situation entdeckt, diese Lernerfahrungen generalisiert und auf andere (Alltags-)Situationen überträgt“ (Reiners, A., 1995, S. 59). Nach Bühler (vgl. a.a.O.) stellt die eigentliche Übertragung der Lerninhalte nach Abschluß der Maßnahme nur ein zweitrangiges Problem dar. Erstrangig übt er Kritik an der nach seiner Ansicht unangemessenen Berücksichtigung der Alltagsrealität während der Maßnahme. Konkret beziehen sich seine Kritikpunkte vor allem auf die zeitliche und räumliche Entfernung von der realen Problemsituation des Teilnehmers; zudem spricht er von einer geringen prägenden Kraft der Maßnahmen aufgrund der kurzen Kursdauer; Bühler bewertet zudem im allgemeinen die Nachbetreuung der Teilnehmer nach Beendigung des Kurses zur Integration der Lernerfahrungen in den Alltag als mangelhaft; schließlich sieht er eine ernsthafte Gefährdung der Motivation zur Transferleistung aufgrund eines entstehenden Freizeitgefühls seitens der Teilnehmer, um die wichtigsten Kritikpunkte zu nennen.

Aus dieser Kritik heraus entstand eine wertvolle wissenschaftliche Diskussion, um diesen Problemen entgegenzuwirken. Auf der Suche nach konstruktiven Lösungswegen, durch die sichergestellt werden kann, daß unterschiedliche Schlüsselerlebnisse und deren Wirkung in den Alltag übertragen werden können, wurden verschiedene Wirkungsmodelle entwickelt, die im Anschluß näher erläutert werden.

5.4.3 Wirkmodelle

Das „The Mountains Speak for Themselves“ Modell

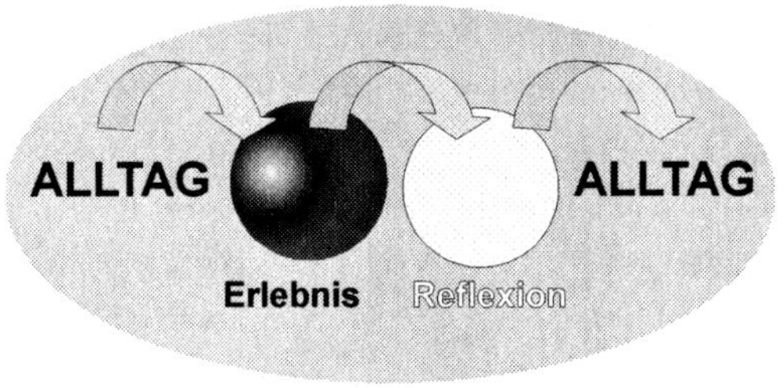

Abb. 31: Das „The Mountains Speak for Themselves“ Modell

Bis Ende der 60-er Jahre herrschte in der wissenschaftlichen Diskussion Übereinstimmung darüber, daß der Transfer erlebnispädagogischer Maßnahmen automatisch, nach dem Motto „Die Berge sind stille Meister“ oder „The Mountains Speak for Themselves“, geschieht. Nach diesem Verständnis bedarf ein intensives Erlebnis keiner nachträglichen Erläuterung, sondern wirkt durch sich selbst. Damit war es den Teilnehmern überlassen, ob oder wie sie die gemachten Erfahrungen verarbeiten konnten. Die Aufgabe der Betreuer lag vor allem darin, Raum und Zeit für Erfahrungen zu schaffen und für die physische Sicherheit zu sorgen. Aspekte wie beispielsweise Nachbetreuung oder Reflexion standen im Hintergrund.
Ziel dieser Methode ist es, um noch einmal zusammenzufassen, den Teilnehmern auf indirektem Weg neue Erfahrungen zu vermitteln, wobei der Pädagoge lediglich für die Schaffung von geeigneten Rahmenbedingungen zuständig ist. Die tiefere Erkenntnis ergibt sich im Laufe der Maßnahme von selbst. Der Nachteil dieses Ansatzes liegt klar auf der Hand, denn die durch Erlebnisse ausgelösten Lernprozesse lassen sich mit dieser Methode nur schwer steuern oder korrigieren. So können negative Erfahrungen wie Leistungsdruck, Gruppenzwang, Versagensangst etc. im Zweifelsfall nur schwer oder gar nicht richtig gestellt bzw. korrigiert werden. Da durch diese Vorgehensweise nicht auf die spezifischen Bedürfnisse der Zielgruppen eingegangen werden kann, die Ziele sehr global angesetzt sind und sich im Laufe der Zeit die Kursdauer stark verkürzte, konnte sich schließlich ein neuer Ansatz

durchsetzen, der nach Reiners (vgl. Reiners, A., 1995, S. 60) auch heute noch am häufigsten verwendet wird. Durch die starke Orientierung dieses Modells an den damals zusehends anerkannten Outward Bound Schulen ist es heute bekannt unter dem Namen „Outward Bound Plus"-Modell.

Das „Outward Bound Plus" Modell

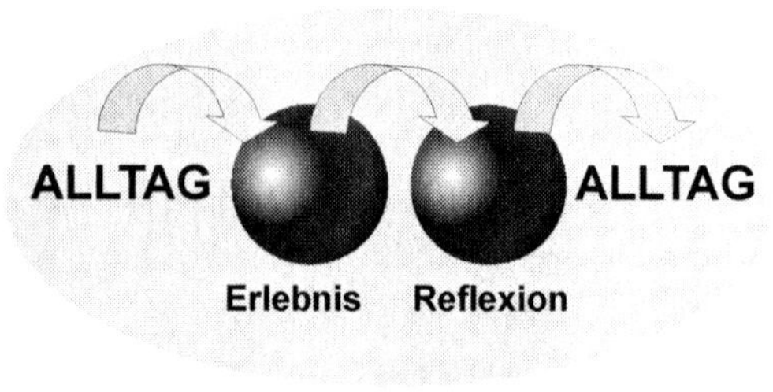

Abb. 32: Das „Outward Bound Plus" Modell

Diesem Modell liegt als wesentliche Bedingung zur Transfersicherung der Erlebnisse im Alltag, eine kognitive Verarbeitung des Erlebten mittels Reflexion zu Grunde. Ziel dieser Reflexionsmaßnahmen ist es, das Erlebte im Bewußtsein zu verankern. Zusätzlich ist es das Anliegen dieses Ansatzes die Teilnehmer erlebnispädagogischer Aktivitäten für den Prozeß der Reflexion zu sensibilisieren und damit gleichzeitig die Einsicht in das eigene Handeln zu fördern. Durch die wiederholte Auseinandersetzung kann das Erlebte noch einmal überdacht und verarbeitet werden. Im Vergleich zum „The Moutains Speak for Themselves" - Modell ist der Betreuer nicht nur für den Erlebnisrahmen zuständig, sondern hat zusätzlich der Aufgabe gerecht zu werden, die gewonnenen Erkenntnisse in das Alltagsleben der Teilnehmer zu integrieren. Die wachsende Verbreitung dieses Modells hatte für den Betreuer neben der geforderten fachsportlichen Ausbildung zusätzlich eine Erweiterung des Kompetenzprofils (Pädagogen, Psychologen etc.) zur Folge. Ein wesentlicher Vorteil dieses Modells besteht darin, daß mit Hilfe von Reflexion der Bezug zwischen Erlebnis und Alltag der jeweiligen Zielgruppe bedürfnisorientiert hergestellt werden kann. Damit bietet es sich, an Problemsituationen direkt und mit Bezug auf die jeweilige Lebensrealität zu verarbeiten. Insgesamt gelingt es durch die stärkere Auseinandersetzung mit den Teilnehmern im Vergleich zum

„The Mountains Speak for Themselves“ – Modell hier besser, Zielsetzung und Inhalte der Aktionen individuell auf die Betroffenen abzustimmen.
Trotz aller Vorteile und obwohl sich dieses Modell als wesentlich erfolgreicher herausstellte als das erstgenannte, weist auch dieser Ansatz durchaus Schwächen auf. Denn nicht jede Situation erscheint dazu geeignet eingehend analysiert zu werden. Nachdem neue Methoden zum Einsatz gekommen waren, wurde Kritik daran geübt, daß es sich hier im Grunde um einen konventionellen therapeutischen Ansatz handle, dessen neue Errungenschaft die Natur als Handlungsort darstellt. Außerdem wurden Befürchtungen laut, daß die Erlebnispädagogik durch ein zu technisiertes Vorgehen ihre Einzigartigkeit verlieren könnte. Erfahrungslernen wurde kritisch als ein „nach der Erfahrung-Lernen“ bezeichnet. Als weiterer wesentlicher Kritikpunkt wurde formuliert, daß sich in diesem Ansatz die Lernprozesse zu Lasten der Aktionen und Naturerlebnisse schwerpunktmäßig in die Reflexionsphase verschieben könnten. In diesem Fall könnten die Lernchancen, die bereits in der Aktion selber liegen, nicht wahrgenommen und entsprechend genutzt werden. Schließlich gab es auch Bedenken, daß wichtige Erfahrungen durch eine mißlungene Reflexionsphase verzerrt werden könnten.

Das metaphorische Modell

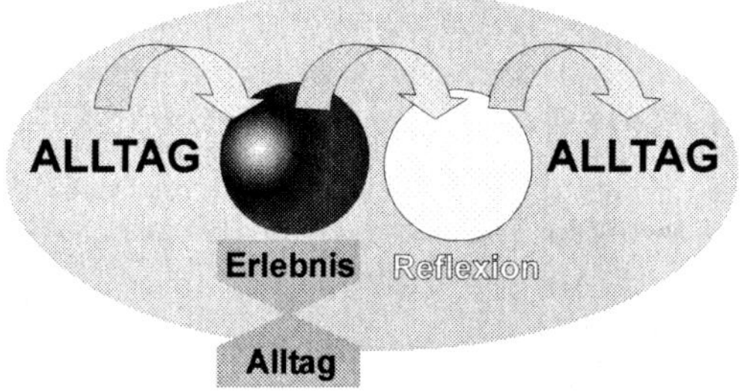

Abb. 33: Das metaphorische Modell

Das metaphorische Modell bildet Anfang der 80er Jahre eine Weiterentwicklung des „Outward Bound Plus“ – Modells. Ausgehend von der Kritik am „Outward Bound Plus“ – Modell wurde die Akzentuierung wieder mehr auf die pädagogisch begleitete erlebnisreiche Situation bzw. Aktion verlagert. Allerdings dürfen derartige Situationen beim metaphorischen Modell nicht nur angeboten werden (vgl. „The Mountains Speak for Themselves"), sondern müssen dem Anspruch auf isomorphe, d. h. strukturähnliche Gegebenheiten, vergleichbar mit der ursprünglichen Problemsituation, gerecht werden. Nach Reiners versteht man unter Isomorphie „die Formengleichheit zwischen der äußeren erlebnispädagogischen Situation, der Aufgabe und ihrem Setting und innerpsychischen, gruppendynamischen Strukturen oder Lebensweltstrukturen der Teilnehmer" (Reiners, A., 1995, S. 160). Die metaphorische Bedeutung der Maßnahme liegt bereits vor der Durchführung klar auf der Hand. Ein wichtiges Ziel dieses Wirkungsmodells ist es, einen gelungenen Bezug zur Alltagswelt herzustellen; wobei die Übertragung bei diesem Ansatz schwerpunktmäßig mit Hilfe der Isomorphie auf einer unbewußten Verknüpfung und weniger auf einer arrangierten Bewußtmachung basieren sollte. Und obwohl es in der Natur der Isomorphie liegt keiner Erklärung zu bedürfen, möchte das metaphorische Modell ausdrücklich nicht auf Reflexion verzichten, da nur auf diesem Weg unerwünschte Isomorphien vermieden werden. Wirkung zeigt das vorliegende Modell nur dann, wenn der Betreuer einen guten Überblick über gruppendynamische Prozesse besitzt und sich auch der Dispositionen der einzelnen Teilnehmer bewußt ist; nur in diesem Fall ist es möglich, sich treffender Isomorphien zu bedienen. Eine zusätzliche Vorbereitungszeit sollte vom Erlebnispädagogen eingeplant werden, um für jeden Teilnehmer eine Analogie zu sichern, mit der er sich vor dem Hintergrund seiner eigenen Lebensbedingungen identifizieren kann.

Welches der drei Wirkungsmodelle nun optimalerweise die Grundlage für erlebnispädagogische Maßnahmen bilden sollte, kann angesichts der Nachteile, die jedes der Modelle mit sich bringt nicht ausschließlich beantwortet werden. Je nach Gruppenkonstellation, Ausgangsproblematik, Teilnehmerbeziehungen, Rahmenbedingungen oder Programmablauf ist abzuwägen, nach welchem Wirkungsmodell die Erlebnisse am besten zu transferieren sind. Hier ist der Erlebnispädagoge gefragt, ein gutes Gespür zu entwickeln, welches Modell (oder gar eine Mischform) in welcher Situation das geeignete ist.
Bereits an dieser Stelle wird ersichtlich, daß der Erlebnispädagoge eine Fülle von Anforderungen zu bewältigen hat, wenn die Maßnahmen erfolgversprechend konzipiert werden sollen. Die Kompetenzen eines Erlebnispädagogen

sollen im folgenden Punkt näher betrachtet und damit der Themenkomplex Erlebnispädagogik zum Ende geführt werden.

5.4.4 Kompetenzprofil eines Erlebnispädagogen

Die wissenschaftliche erlebnispädagogische Diskussion beschäftigt sich neben der pädagogischen Grundlegung verschiedener Konzepte auch mit den Kompetenzanforderungen ihrer Betreuer. Denn jede Aktion, jedes Programm ist immer nur so gut wie die Menschen, die es vertreten und die jeweilige Ausarbeitung, Durchführung und Nachbetreuung gestalten. Mit der geschilderten Veränderung der Wirkungsmodelle, Kurskonzepte und –elemente war auch das Anforderungsprofil des Erlebnispädagogen einem Wandel unterworfen. Bisher gibt es noch kein allgemeingültiges, klar umrissenes Berufsbild des Erlebnispädagogen; so existieren zwischen einzelnen Institutionen, aber auch von Land zu Land unterschiedliche Vorstellungen darüber, was ein Erlebnispädagoge können sollte (vgl. Reiners, A., 1995, S. 87). In neuerer Zeit sind insbesondere Fragen in den Mittelpunkt der wissenschaftlichen pädagogischen Diskussion gerückt, die sich mit der Qualifikation des Erlebnispädagogen unter dem Aspekt der Qualitätssicherung bestimmter Programme und ihres pädagogischen Anspruchs beschäftigen. Dies betrifft vor allem jüngere deutschsprachige Publikationen, wie z. B. Küthe, I. & Heckmair, B., 1993; Hufenus, H. P., 1996; Ruckstuhl, D., 1995; Stüwe, G., et al., 1996; Unterholzer, G., 1996, um nur einige Beispiele anzuführen.

Helmut Altenberger, Hochschullehrer und Mitglied der „interdisziplinären initiative erlebnispädagogik" in Augsburg, ist es gelungen, trotz des Facettenreichtums an Vorstellungen ein Kompetenzprofil zu entwickeln, das im wesentlichen sämtliche Grundkompetenzen erfaßt, die jeder Erlebnispädagoge besitzen sollte (vgl. Altenberger, H., 1997, S. 9 ff). Altenberger wählt zur besseren Veranschaulichung aus mehreren Gründen die Metapher des Baumes. Der Baum ist in seiner organischen Erscheinung durch Wachstum und Jahreszeiten ständigen Veränderungsprozessen unterworfen. Auf die Erlebnispädagogik überträgt Altenberger dies durch folgende Vergleiche: Haben wir ein Bild vor Augen, beispielsweise im Winter, wenn der Baum sein Blätterkleid abgelegt hat, so kommt zum Vorschein, was den Baum in seiner Ganzheit ausmacht. Sichtbar ist der Stamm und die Krone mit ihren Ästen und Zweigen, die den Aufbau und die Struktur des Baumes in seiner Ganzheit darstellen. Analog zur Erlebnispädagogik könnte dies bedeuten, daß die Qualität und Wirkung, die Bedeutung der Erlebnispädagogik für Erziehung und Bildung vor allem an den Fähigkeiten der Menschen sichtbar wird, die als Betreuer, Leiter, Erzieher und Lehrer erlebnispädagogische Programme planen und durchführen. Ihre Fähigkeiten und Eigenschaften lassen sich gewissermaßen mit der inneren und lebendigen Struktur eines Baumes vergleichen, dazu gehören auch Äste und Zweige. In seiner ganzen Erscheinung symbolisiert der Baum Werte wie Standhaftigkeit, Fruchtbarkeit, Lebendigkeit und Veränderlichkeit; hier handelt es sich um Qualitäten, die für jeden Erlebnispädagogen höchst wünschenswert sind. Fähigkeiten, auf die es in der Erlebnispädagogik besonders ankommt, werden durch starke, belastbare Äste und Zweige symbolisiert; diese jedoch sind nur ein Teil des Ganzen. Der Stamm schließlich symbolisiert gut sichtbar die tragende Säule, die sich, aus dem ernährenden Wurzelwerk entwickelt. Die Baummetapher dient Altenberger nun zur Auslegung als Veranschaulichung erlebnispädagogischer Kompetenzen. Dabei steht der Stamm des Baumes für die Hauptfähigkeiten; eine tragfähige Grundlage erhalten diese durch ein ausgeprägtes, starkes, fest- und tiefsitzendes Wurzelwerk, übertragen sind dies die Persönlichkeitseigenschaften, die ein Erlebnispädagoge besitzen sollte. Altenberger betont, daß das „Baummodell" als Strukturierungs- und Systematisierungshilfe angesehen werden sollte und nicht dogmatisch ausgelegt werden darf. Da sich das Wesen des Baumes nur in seiner Ganzheit ausdrücken läßt, stellt es nach Altenberger auch eine geeignete Darstellungshilfe für komplex erscheinende Kompetenzen eines Erlebnispädagogen dar. Gemeint ist damit, daß Einzelkompetenzen erst durch das Zusammenspiel in der Person des Erlebnispädagogen zu einem stimmigen Ganzen zusammengefügt werden.

Persönlichkeitseigenschaften

Die Persönlichkeitseigenschaften des Erlebnispädagogen sind vergleichbar mit den Wurzeln eines Baumes. Nach Altenberger sind sie Ergebnis einer prozeßhaft weiterzuentwickelnden umfassenden Persönlichkeitsbildung. Altenberger nennt als Grundeigenschaften, die jeder Erlebnispädagoge besitzen sollte: Vertrauen, Wertschätzung und Verantwortung. Unter Vertrauen versteht er einerseits ein gesundes Vertrauen zu sich selber (Selbstvertrauen), andererseits auch das Vertrauen, das der Erlebnispädagoge zu seiner Gruppe hat, ebenso das Vertrauen, das die Gruppe dem Erlebnispädagogen entgegenbringen sollte. Eine stabile Vertrauensbasis bildet eine wichtige Voraussetzung für die Wertschätzung der eigenen Fähigkeiten, aber auch die Wertschätzung jedes einzelnen Gruppenmitglieds. Verantwortung betrifft laut Altenberger die Fähigkeit des eigenen, an ethischen Maximen orientierten subjektiven sowie kollektiven Handelns. Im erlebnispädagogischen Kontext handelt es sich um die Fähigkeit, zum eigenen erlebnispädagogischen Wirken, aber auch um die Fähigkeit gegenüber der Gruppe und gegenüber der Umwelt Verantwortung zu übernehmen.

Pädagogische Hauptqualifikationen

Die pädagogischen Hauptqualifikationen werden nach Altenberger durch den Stamm des Baumes symbolisiert und umfassen im Kern die Einzelaspekte Ziel- bzw. Zielgruppenorientierung, aber auch Lehr- und Lernkompetenzen. Erlebnispädagogisches Arbeiten unterliegt den Standards, Bildungs- und Erziehungszielen der Allgemeinen Pädagogik/Erziehungswissenschaft. Nur wenn erlebnispädagogisches Arbeiten darauf Bezug nimmt und diesen Maßstäben gerecht wird, kann der pädagogische Anspruch eingelöst werden. Die Fähigkeit, Begründungszusammenhänge zwischen Zielen und Methoden erlebnispädagogischer Programme herzustellen und in den allgemeinpädagogischen wissenschaftlichen Kontext einordnen zu können, gehört zu den Grundqualifikationen jedes Erlebnispädagogen. In diesem Zusammenhang ist es Pflicht und Aufgabe des Erlebnispädagogen, Bezüge und Verbindungen zu relevanten pädagogischen Einzeldisziplinen wie beispielsweise der Erwachsenenbildung, Sozialpädagogik, Behindertenpädagogik, Sportpädagogik etc. herzustellen. Dadurch ist erlebnispädagogische Arbeit immer konkret zu beziehen auf einen spezifischen Teilnehmerkreis, die Zielgruppen. Kenntnisse über die besonderen personalen und sozialen Voraussetzungen der Zielgruppe sind genauso wichtig wie das Wissen um deren Erwartungen, Interessen und Bedürfnisse. Eine weitere Hauptqualifikation betrifft die Lehr- und Lernkompetenzen, die vor allem Planung, Durchführung und Auswertung erlebnispädagogischer Sequenzen und Angebote betreffen. In diesem Kontext hat der Erlebnispädagoge Anforderungen gerecht zu werden, die das Anleiten, Beobachten, Wahrnehmen, Analysieren, Beraten, Unterstützen und Begleiten von Lernprozessen betreffen.

Erlebnispädagogische Teilqualifikationen

Erlebnispädagogische Teilqualifikationen sind nach Altenberger mit den Ästen und Zweigen eines Baumes vergleichbar. Von großer Wichtigkeit sind Führungs- und Leitungsfähigkeiten, die in einem Wechselspiel mit sozialen und kommunikativen Fähigkeiten stehen. Ebenso ist eine selbstkritische Reflexion der geleisteten Arbeit erforderlich, nicht zuletzt der Arbeit in, mit und durch die Gruppe. Dialogische Fähigkeiten bezüglich Sprache, Mimik, Gestik und Körper stehen in direkter Wechselwirkung mit Kontakt- und Beziehungsfähigkeit sowie gruppendynamischen Qualitäten. Nach Altenberger gilt für jeden Erlebnispädagogen uneingeschränkt die Beherrschung und Achtung allgemein ethischer und berufsethischer Standards. Er nennt als Beispiel fünf Aspekte: „Auseinandersetzung mit Fragen nach dem Sinn des Lebens; Loyalität in der Einhaltung von verbindlichen fachlichen (erlebnispädagogischen) Standards; freiwillige Selbstbeschränkung auf jene erlebnispädagogischen Inhalte/Medien, in denen eine ausreichend qualifizierende Ausbildung/Weiterbildung vorliegt; Bereitschaft zu Supervision sowie Offenheit für Selbst- und Fremdfeedback einschließlich der Bereitschaft zur berufsbegleitenden Weiterbildung; Bereitschaft zur Entwicklung und Erprobung von neuen Konzepten einschließlich einer hohen geistigen Flexibilität (Altenberger, H., 1997, S. 13). Unabdingbar ist für den Erlebnispädagogen auch eine umfassende Erfahrung mit handlungs- und erlebnisorientierten Inhalten, Veranstaltungen und Programmen, die wünschenswerterweise durch ein breites Maß an Ausbildungserfahrung, aber auch durch Praktika, Assistenz- und Betreuertätigkeit sicherzustellen ist. Gegebenenfalls ist eine solide Beherrschung von Grundtechniken in ausgewählten erlebnispädagogischen Aktivitäten und Medien, beispielsweise aus Berg-, Wasser- und Wintersport erforderlich. In diesem Zusammenhang sind die Beachtung der Sicherheitsvorkehrungen die Fähigkeit zur Ersten Hilfe, verbunden mit der Gefahrenerkennung und der Beherrschung der erforderlichen Sicherungstechniken sowie Kenntnisse über unfallrechtliche Bestimmungen von besonderem Interesse. Außerdem muß der Erlebnispädagoge höchsten Anforderungen gerecht werden, was die eigene Leistungsfähigkeit und Belastbarkeit anbelangt; zusätzlich muß er auch zur

Beurteilung der Teilnehmer bezüglich Belastbarkeit in physischer und psychischer Hinsicht in der Lage sein. Und schließlich sollte jeder Erlebnispädagoge über ausreichende naturkundliche und ökologische Grundkenntnisse, d.h. Landeskunde, kulturelle Besonderheiten etc. der jeweiligen Region verfügen, sowie grundlegende administrative und unternehmerische Fähigkeiten besitzen.

5.5 Fazit: Chancen und Grenzen von Erlebnispädagogik in der Gesundheitsförderung von Typ 2 Diabetikern

Da Typ 2 Diabetikern das einschneidende Krankheitsereignis, das aufrüttelnde Erlebnis fehlt, stellt bei Gesundheitsförderungsmaßnahmen die Vermittlung von Erlebnissen eine besondere Chance im Krankheitsbewältigungsprozeß dar. Die Erlebnispädagogik bietet hier geeignete Lösungsstrategien zur dauerhaften Verhaltensänderung. Erlebnispädagogik zielt auf die Bildung des Patienten zur Selbstverantwortung und zum Selbstmanagement mit seiner Erkrankung. Insgesamt existiert ein Facettenreichtum an erlebnispädagogischen Möglichkeiten zur Gestaltung von Lernprozessen. So zahlreich die Möglichkeiten sich gestalten mögen, so vielschichtig gestaltet sich auch ihr geschichtlicher Hintergrund. Die Erlebnispädagogik steht in einer langen Tradition, deren Anfänge bis Platon und Aristoteles zurückreichen, und deren Entwicklung bis heute nicht abgeschlossen ist. Häufig wird Kurt Hahn als Vater der Erlebnispädagogik tituliert, obwohl er weitgehend frühere philosophische und pädagogische Ideen und Ansätze aufgreift, aus denen er sein Erziehungsmodell, die „Erlebnistherapie", entwickelt. Ihm ist es in außergewöhnlicher Weise gelungen, ein zukunftsweisendes Erziehungsmodell zu beschreiben, das sich nachhaltig auf sämtliche erlebnispädagogische Strömungen des 20/21. Jahrhunderts auswirkt. Grundsäulen dieses Konzepts bilden die leichtathletische Pause, die Expedition, das Projekt und der Rettungsdienst; Aktionen, die auch heute noch von erlebnispädagogischen Anbietern durchgeführt werden, wenngleich oft in veränderter oder abgewandelter Form. Der internationale Entwicklungsstand der Erlebnispädagogik läßt sich nach Priest sehr gut mit dem klassischen Produktzyklus (Start-, Wachstums-, Plateau-, und Abnahmephase), einem Vergleich aus der Wirtschaft veranschaulichen. In Deutschland befindet sich die Erlebnispädagogik noch in der Wachstumsphase, d.h. sie hat ihren Höhepunkt noch nicht erreicht. Insgesamt läßt sich die Angebotsvielfalt vier verschiedenen Typen zuordnen. So sind Freizeit und Erholungsprogramme darauf ausgerichtet, Gefühle anzusprechen und wollen Spaß, Genuß und ein Auftanken der Energie erreichen. Erziehungs- und Bildungsprogramme streben eine Veränderung im Denken der Teilnehmer an und legen ihren Schwerpunkt auf neue Ideen, neue Konzepte, Bewußtseins- oder Einstellungsveränderungen. Bei Programmen zur Entwicklungsförderung geht es um eine nachhaltige Verhaltensänderung und die Verstärkung funktionaler Verhaltensweisen. Therapeutisch ausgerichtete erlebnispädagogische Angebote zielen auf die Veränderung von Fehlverhalten und streben eine Verminderung disfunktionaler Verhaltensweisen an. Gesundheitsförderung von Typ 2 Diabetikern ist schwerpunktmäßig dem Typus „Entwicklungsförderung" zuzuordnen, da es in erster Linie um eine dauerhafte Veränderung gewohnter Verhaltensweisen geht. Es liegt aber auch auf der Hand, daß Spaß, Genuß, neue Ideen, Bewußtseins- und Einstellungsänderungen in der Gesundheitsförderung von Typ 2 Diabetikern eine wichtige Rolle spielen. Damit ist klar, daß eine Unterscheidung der Angebote je nach Ziel- bzw. Schwerpunktsetzung zwar sinnvoll ist; ein fließender Übergang der unterschiedlichen Angebotstypen ist jedoch durch seine bereichernde Wirkung nicht zu unterschätzen. Allen erlebnispädagogischen Angeboten ist gemeinsam, daß sie stets zielgerichtet angelegt sind und auf die Bedürfnisse und Wünsche der Teilnehmer abgestimmt werden. Damit die gewünschten Ziele erreicht werden, müssen die Programme der Lebensumgebung der Teilnehmer angepaßt sein und außerdem ein positiver Lebensbezug zum Alltag der Klienten geschaffen werden. Sämtlichen Maßnahmen sind wesentliche methodische Prinzipien gemeinsam, die je nach Zielgruppe und Problemstellung eine bestimmte Schwerpunktsetzung erfahren. Zu diesen übergeordneten Leitlinien zählen Aktion und Reflexion, Herausforderung und Grenzerfahrung, Ganzheitlichkeit und Ressourcenaktivierung, Authentizität und Gegenwartsbezug, schließlich auch Strukturierung und Prozeßorientierung. Bekannt sind außerdem drei verschiedene Wirkungsmodelle: Dem „The Mountains speak for

Themselves" – Modell geht davon aus, daß der Transfer erlebnispädagogischer Maßnahmen automatisch, nach dem Motto „die Berge sind stille Meister", erfolgt. Das „Outward Bound Plus" – Modell liegt dagegen als wesentliche Bedingung der Transfersicherung, eine kognitive Verarbeitung des Erlebten mittels Reflexion zugrunde, um das Erlebte im Bewußtsein zu verankern. Das „metaphorische Modell" bildet seit den 80-er Jahren eine Weiterentwicklung des „Outward Bound Plus" – Modells. Hier wird die Akzentuierung wieder mehr auf die pädagogisch begleitete, erlebnisreiche Situation bzw. Aktion verlagert; solche Situationen dürfen allerdings nicht nur angeboten werden, sondern haben einen Anspruch auf isomorphe, d. h. strukturähnliche Gegebenheiten, die mit der ursprünglichen Problemsituation vergleichbar sind. Die Frage ist nun, auf welche Weise sich Erlebnispädagogik in der Schulungspraxis realisieren läßt. Es geht vor allem darum, einen Erlebnisrahmen zu schaffen, der es erlaubt, viele wichtige Themen einer strukturierten Diabetesschulung aufzugreifen, auszuprobieren und zu erleben.

Bei erlebnispädagogischen Aktivitäten darf jedoch nicht darüber hinweg gesehen werden, daß Erlebnisse niemals für sich allein stehen sollten. Hier ist der Erlebnispädagoge gefordert, der den Erlebnisrahmen nicht nur initiiert, sondern vor allem begleitet, auswertet, dokumentiert, reflektiert und nachbereitet. Jedes Programm, jede Aktion ist immer nur so gut wie die Menschen, die es vertreten, die jeweilige Ausarbeitung, Durchführung und Nachbetreuung gestalten. Erlebnispädagogen haben zahlreichen Kompetenzanforderungen gerecht zu werden, die Persönlichkeitseigenschaften, Hauptqualifikationen und Teilqualifikationen betreffen.

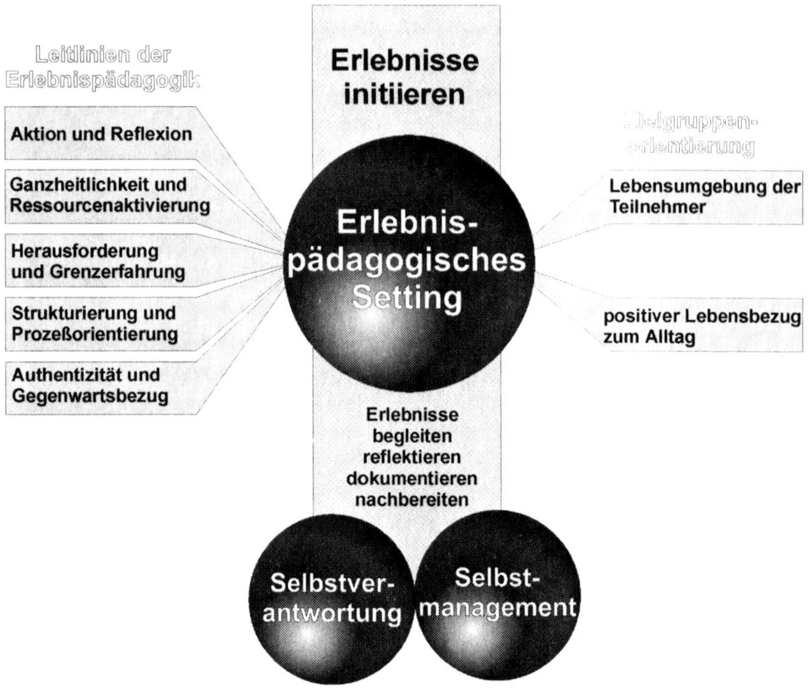

Abb. 34: Anforderungen an die Erlebnispädagogik

6. Kapitel

Konzept einer erlebnisorientierten Gesundheitsförderung für Typ 2 Diabetiker

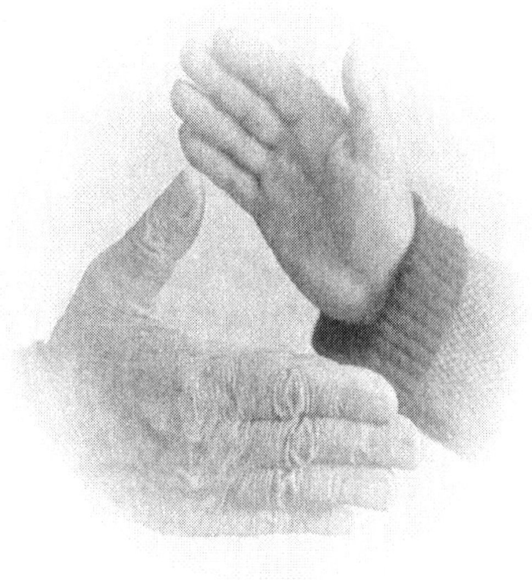

Die Praxisperspektive

6. Konzept einer erlebnisorientierten Gesundheitsförderung für Typ 2 Diabetiker

6.1 Ausgangsbedingungen

Auf welche Weise kann die Erlebnispädagogik dazu beitragen, die Lücken der klassischen Patientenschulung von Typ 2 Diabetikern zu schließen?

Nach eingehender Klärung des Begriffs „Erlebnispädagogik", deren geschichtlicher Entwicklung und einer Darstellung der aktuellen Situation erlebnispädagogischer Ansätze in Deutschland ist es nun an der Zeit zu meiner ursprünglichen Themenstellung zurückzukehren: Erlebnispädagogische Ansätze in der Gesundheitsförderung von Typ 2 Diabetespatienten. Erste Versuche, die Erlebnispädagogik als unterstützende Maßnahme in der Gesundheitsförderung von Erwachsenen einzusetzen, werden bereits gemacht. Noch allzu sind die Visionen, solche Erfahrungen auf bestimmte Zielgruppen, wie z. B. Typ 2 Diabetiker, zu übertragen. Dennoch existieren einige Erkenntnisse grundsätzlicher Natur, auf die ich mich im folgenden beziehen werde, bevor ich meine Zielgruppe wieder ins Blickfeld rücke.
Um eine Brücke von der Erlebnispädagogik im allgemeinen bis hin zur konkreten Problematik meiner Zielgruppe zu spannen, werde ich mich nun zunächst auf einige grundlegende Gedanken stützen, wie sie als Beispiel für Erlebnispädagogik als allgemeine Prävention in der Gesundheitsförderung mit Erwachsenen aktuell diskutiert werden.
Zur Sinnhaftigkeit gesundheitsfördernder, erlebnispädagogischer Maßnahmen äußert Jagenlauf: „Vor allem aber fehlen psychologisch gesehen, Motivation und Antrieb zur Überwindung der Diskrepanz einerseits „gesund sein zu wollen" und andererseits „für die Gesundheit etwas zu tun". Gesundheit muß deshalb erlebt werden, denn Erlebnisse motivieren und aktivieren beträchtlich - wie jeder auch aus seiner eigenen Biographie weiß" (Jagenlauf, M., 1995, S. 214). Eine wichtige Bedingung für die wirksame Förderung von gesundheitsre-

levantem Verhalten im allgemeinen besteht laut Jagenlauf in einer gelungenen Verknüpfung von Gesundheitsverhalten und individuell-gesamtgesellschaftlichem Lebenszusammenhang durch den Einzelnen. Dies ist meiner Meinung nach eine überaus wichtige Bemerkung im Hinblick auf den Aufbau meiner Arbeit. Damit ist nochmals die Notwendigkeit meiner so komplexen Verknüpfung verschiedener Motivations- und Erklärungsansätze zu menschlichen Verhaltensweisen unter besondere Berücksichtigung meiner Zielgruppe, nämlich Typ 2 Diabetiker, begründet. Ohne die genauen Zusammenhänge und Zielsetzungen der Problemsituation mit ihren Möglichkeiten und Grenzen zu kennen, könnte die Anwendung erlebnispädagogischer Maßnahmen nicht sinnvoll geplant werden.

Eine weitere wichtige Bedingung ist, daß die erlebnispädagogische Förderung von Gesundheitsverhalten grundsätzlich durch einen prozessualen Vorgang gekennzeichnet ist. „... Hierfür können zwar dem Subjekt Orientierungshilfen gegeben, aber keine Entscheidungen für individuelles Handeln abgenommen werden. Diese sind nur aus dem jeweiligen sozialen Lebenszusammenhang (Lebenswelt) heraus zu treffen, auf der Basis von Reflexionen über die Veränderbarkeit von Einstellungen, die mit Gesundheit und Krankheit verbunden sind" (Jagenlauf, M., 1995, S. 215).

Auch in diesem Punkt finde ich Bestätigung, insofern als ich die Ergänzung durch die Selbstmanagementtherapie als notwendigen ergänzenden Wegweiser für die erlebnispädagogische Maßnahmengestaltung vorgenommen habe. Erstens handelt es sich um ein Konzept, daß nach dem Prinzip der „therapeutischen Allianz" dem Patienten Orientierungsmöglichkeiten zu geben vermag, zweitens hat es sich zum Ziel gesetzt den Patienten zum Selbstmanagement zu befähigen. Es wird demnach angestrebt, daß der Patient bei Beendigung der Maßnahme in der Lage ist, z. B. auch auf durch Reflexionen, eigenständig einen verantwortungsvollen Umgang mit seiner Erkrankung zu organisieren.

Des weiteren nennt Jagenlauf, auf Grund des engen Zusammenhangs zwischen individuellem Verhalten und Lebenskontext, als Bedingung für eine Änderung von Gesundheitsverhalten, den bisherigen Lebenszusammenhang zumindest zeitweise aufzubrechen und zumindest partiell zu ändern, um in dem veränderten Lebenszusammenhang ein verändertes Gesundheitsverhalten praktizieren, d. h. erproben und trainieren zu können.

Dasselbe betone ich für die erlebnispädagogische Gesundheitsförderung von Typ 2 Diabetikern, wenn ich mit meinem Konzept für neue Wege plädiere, um die allzu einseitige, zu kognitiv ausgerichtete Patientenschulung zu ergänzen, d. h. neuen Raum zu schaffen, um gewolltes Gesundheitsverhalten praktizieren, erproben und trainieren zu können.

Das Ziel der Verhaltensänderung ist laut Jagenlauf erst dann erreichbar, wenn die Teilnehmer ein Mindestmaß an Selbstvertrauen und Ich-Stärke haben, zu körperlichen Aktivitäten eine überwiegend positive Einstellung haben, in Situationen kommen, in denen Initiative, Rücksichtnahme, Toleranz und Teamfähigkeit gefordert sind, und gelernt haben, Aktion und Reflexion ständig aufeinander zu beziehen.

Alles Eigenschaften und Verhaltensweisen, die in der Selbstmanagementtherapie ihre Entsprechung finden, so daß sie, in hervorragender Weise, mit erlebnispädagogischen Bausteinen ergänzt, zum angestrebten Bildungsziel führen. Gerade solche Persönlichkeitseigenschaften lassen sich durch prozesshaftes Vorgehen, wie es auf verschiedene Weise organisiert werden kann, am besten verwirklichen.

Jagenlauf nennt in diesem Punkt in Anlehnung an Kurt Hahn vier verschiedene grundsätzliche Möglichkeiten:

- Körperliches Training, z. B. Bergsteigen, Klettern, Schlauchboot- und Kajakfahren, Skifahren, Wandern etc., um Vitalität, Fitness und Kondition zu fördern;
- Projekte zur Förderung von Informationsrecherche, Genauigkeit, außerdem Phantasie, Konzentration und Geduld;
- Verschiedene Dienste (auch Erste Hilfe), um Hilfsbereitschaft, Anteilnahme und Teamfähigkeit zu fördern;
- Touren und Expeditionen, z. B. Bergtouren, Skitouren, Segeltörns etc., zur Förderung von Initiative, Entscheidungsfähigkeit, Ausdauer und Anstrengungsbereitschaft (vgl. a.a.O., S. 216).

In Bezug auf meine Zielgruppe werde ich mich an der projektartigen Vorgehensweise des Selbstmanagementansatzes (vgl. Kap. 4) orientieren, da dieser der schulungsergänzenden Planung einer Gesundheitsförderung mit Typ 2

Diabetikern mit Hilfe erlebnispädagogischer Ansätze die nötige Struktur verleiht.
Eine letzte Bedingung, die Jagenlauf für gesundheitsfördernde Bildungsarbeit in diesem Zusammenhang stellt, ist als konstitutives Prinzip die Bildung von homogenen Zielgruppen. Die Wichtigkeit der Gruppenzusammensetzung begründet er aus der Tatsache, daß teilnehmerorientierte Bildungsarbeit von Zusammenhängen ausgeht, die gemeinsam mit den Teilnehmern erarbeitet und näher bestimmt werden können: „Zusammenhänge, in die die „Gesundheit" der Teilnehmer in ihrer jeweiligen Lebenswelt verflochten ist, denn „Gesundheit" ist ohne ihre kulturellen, gesellschaftlichen und politischen Komponenten nicht begreifbar" (Jagenlauf, M., 1995, S. 217).
Wiederum eine Bedingung der meine Themenstellung gerecht wird. Dennoch muß betont werden, daß auch die Gruppe der Typ 2 Diabetiker Patienten im mittleren und höheren Erwachsenenalter umfaßt, die unter Umständen über recht unterschiedliche körperliche und geistige Voraussetzungen verfügen. Hier ist die Aufgabe der Organisatoren, bereits in der Planungsphase auf eine geeignete Patientenzusammensetzung, evtl. mit Hilfe von Vorgesprächen bzw. ärztlichen Untersuchungen zu Folgeschäden oder körperlicher Verfassung im allgemeinen zu achten.
Mit der Frage, auf welche Weise die Erlebnispädagogik nun die Lücken bisheriger klassischer Schulungsangebote, schließen kann, komme ich nun, zur konkreten Umsetzbarkeit erlebnispädagogischer Ansätze als neuen Weg der Gesundheitsförderung von Typ 2 Diabetikern. Die prozesshafte Struktur gibt die Selbstmanagementtherapie, die unter Kap. 4 eingehend beschrieben wurde, vor. Die einzelnen Prozeßschritte erfahren im weiteren Verlauf der Arbeit eine Zusammenführung von Inhalten der Gesundheitsförderung auf der einen Seite und erlebnispädagogischen Maßnahmen auf der anderen Seite, und ergeben insgesamt ein systematisch aufgearbeitetes, strukturiertes ganzheitliches Konzept als Lösungsansatz.
Das Basiskonzept des Selbstmanagement-Ansatzes besteht aus sieben Phasen.

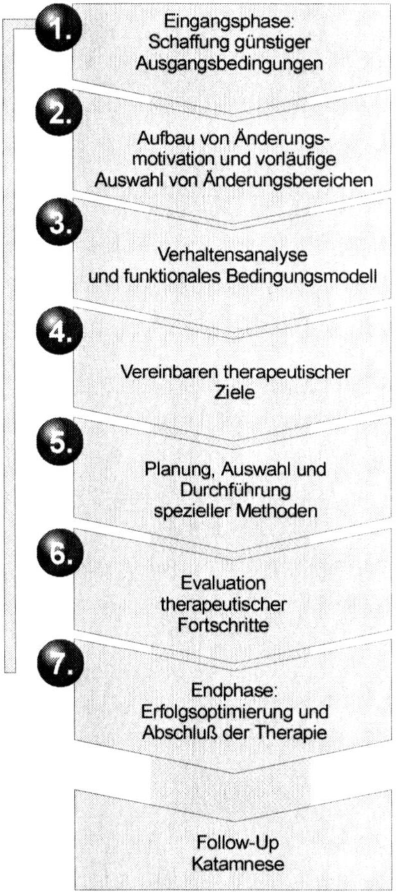

Abb. 35: Basiskonzept des Selbstmanagement - Ansatzes

Die Schwerpunktsetzung dieser Phasen ist dabei nicht starr festgelegt, sondern ergibt sich durch Ziele und Aufgaben der jeweiligen Problemstellung, in meinem Fall die Typ 2 Diabetesproblematik. Zwar werden im Idealfall die einzelnen Phasen von oben nach unten in der angegebenen Reihenfolge durchlaufen, allerdings verläuft dieser Prozeß in der Praxis kaum immer stromlinien-

förmig. Dieser Tatbestand stellt durchaus kein schwerwiegendes Problem dar, denn wie die Pfeile am linken Rand bereits andeuten, kann bei Nichterreichung der Phasenziele, falls die Notwendigkeit sich ergeben sollte, eine oder mehrere Stufen zurückgegangen werden. Es handelt sich also um ein in sich dynamisches Modell, daß sich individuell den Besonderheiten einer Problemstellung anpassen kann, ohne dabei an Struktur zu verlieren. Außerdem ist anzumerken, daß zunächst eine Reihe notwendiger Grundvoraussetzungen geschaffen und aufgebaut werden muß, bevor der eigentliche diagnostisch-therapeutische Prozeß der Verhaltensänderung, in meinem Fall unter Einbeziehung erlebnispädagogischer Elemente mit dem Ziel einer gesunden Lebensführung von Typ 2 Diabetikern, beginnen kann.
Die ersten Phasen bereiten den Patienten hauptsächlich auf die aktive Rolle, die er im Prozess der Verhaltensänderung einzunehmen hat, vor. Später vollzieht sich der zentrale Änderungsprozeß, in meinem Fall unter Einbeziehung erlebnispädagogischer Ansätze. Eine weitere Phase dient der Überprüfung der Effektivität und schließlich setzt sich die letzte Phase eine systematische Stabilisierung und Transformation positiver Erfahrungen auf künftige, in meinem Fall alltägliche Situationen, zum Ziel. Der Patient soll im konkreten Fall den Umgang mit seiner Typ 2 Diabeteserkrankung wieder ohne Assistenz des Experten bewältigen können.

6.2 Begründung zur Entwicklung der Vorgehensweise

Die Übersichtsgrafik zeigt eine systematische Zusammenschau vorangegangener theoretischer Ausführungen zur Begründung praktischer Perspektiven der Konzeptentwicklung eines erlebnisorientierten Trainings für Typ 2 Diabetiker. Der Aufbau der Grafik ist: Wesentliche Erkenntnisse aus sämtlichen vorangegangenen Kapiteln werden in drei Rubriken schrittweise zur Praxisperspektive geführt. Zunächst werden die Ausgangsbedingungen der verschiedenen Themenschwerpunkte im Kern umrissen. Daraus ergeben sich in der Folge wichtige grundsätzliche Anforderungen an die Praxisperspektive, aus denen sich schließlich wesentliche Aspekte zur Umsetzung der erlebnispädagogischen Maßnahmen ableiten lassen.

Zu Kapitel 1)

Die Ausgangssituation bildet die chronische Erkrankung Typ 2 Diabetes, mit der besonderen Schwierigkeit, daß der Patient auf Grund des schleichenden Krankheitsverlaufes ein gravierendes Krankheitserlebnis nicht unmittelbar wahrnimmt. Im Mittelpunkt aller Maßnahmen stehen die Steigerung der sportlichen Betätigung und die Reduzierung des Körpergewichts. Erst wenn diese Maßnahmen nicht mehr ausreichen, um eine normale Stoffwechseleinstellung zu gewährleisten, werden zusätzlich Tablettenbehandlung und schließlich Insulintherapie erforderlich.

Gewichtsreduktion und die Steigerung der sportlichen Betätigung bedeuten für die meisten Patienten eine drastische Veränderung gewohnter Verhaltensweisen. Wissensvermittlung alleine reicht bei diesem Krankheitsbild nicht aus, um eine dauerhafte Verhaltensänderung zu erreichen. Gesundheitsförderungsprogramme sollten nach Möglichkeit das soziale Umfeld des Patienten ebenso berücksichtigen wie bereits eine konkrete Entwicklung bzw. das Training gewünschter neuer Verhaltensweisen.

Eine so verstandene Gesundheitsförderung setzt es sich zur Aufgabe einen Situationsrahmen zu schaffen, innerhalb dessen diabetesadäquate Verhaltensweisen gefordert und gefördert werden können. Das bedeutet z. B. Lebenspartner bzw. Angehörige in möglichst viele Aktionen mit einzubeziehen, aber auch die Aktionen stets an Informationen zu binden und keine Aktion ohne Blutzuckermessung (vorher, nachher) durchzuführen. Diese Art von Gesundheitsförderung betrifft die physische und psychische Komponente gleichermaßen und stärkt den Patienten, den weiteren Krankheitsverlauf in entscheidender Weise selbst zu bestimmen.

Zu Kapitel 2)

Patientenorientierte Gesundheitsförderung basiert auf einem dynamischen, positiven, salutogenetischem Gesundheitsverständnis. Maßstab für Typ 2 Diabetes bildet die St. Vincent Deklaration mit den Kernzielen: Erhalt der Lebensqualität, Verlängerung der Lebenserwartung, Steigerung des Wohlbefindens und Vermeidung schwerwiegender Folgeschäden. Das bedeutet für die Bildungsarbeit einerseits die Entwicklung realistischer und individueller Ziele zur dauerhaften Verhaltensänderung, andererseits aber auch die aktive Einbindung der Patienten in den Lernprozeß, möglichst unter Berücksichtigung des Lebenskontextes.

Diese Art der Bildungsarbeit hat vor allem die Besonderheiten des Lernens im mittleren und höheren Erwachsenenalter zu berücksichtigen. Dazu gehören vor allem die Beachtung der Veränderung der Wahrnehmungsfähigkeit, der psychomotorischen Leistungsfähigkeit, der kognitiven Fähigkeiten und der Lernmotivation, um wesentliche Kriterien zu nennen. Außerdem ist es unabdinglich dem Patienten durch klar formulierte Zielsetzungen die Nutzen- und Anwendungsorientierung der Aktivitäten stets offenzulegen und darüber hinaus Anstöße zur aktiven Krankheitsverarbeitung zu geben.

Diese Anforderungen können durch eine ganzheitliche Erfassung des Patienten umgesetzt werden. Wichtig ist es aber auch einige grundlegende Prinzipien zu beachten. Beispielsweise sollte eine Blamage innerhalb der Gruppe ausgeschlossen, auch sollten klare Tagespläne formuliert sein, Zeiten zur freien Verfügung eingeräumt werden und störungsfreie bzw. konzentrierte Reflexionsarbeit erfolgen. Die Inhalte und notwendigen Informationen gilt es erfahrungsbezogen und anwendungsorientiert aufzugreifen, indem möglichst alle Sinne angesprochen werden. Außerdem sollte ein Rahmen geschaffen werden, den Umgang mit Angst und Abwehrmechanismen thematisieren können.

Zu Kapitel 3)

Der Aufbau einer dauerhaften Motivation zur Verhaltensveränderung ist das oberste Ziel sämtlicher Gesundheitsförderungsmaßnahmen. Um dies zu erreichen ist es für den Patienten notwendig, zunächst die allgemeine Gefährlichkeit seiner Erkrankung einschätzen zu können, in einem nächsten Schritt dann das persönliche Risiko und schließlich die Wahrscheinlichkeit der Umsetzung empfohlener Gesundheitsmaßnahmen. Voraussetzung für das Gelingen dieser Phasen ist ein ganzheitliches Menschenbild, damit Patienten sowohl mit ihren körperlichen und geistigen Fähigkeiten, aber auch eingebunden in ihr soziokulturelles Umfeld wahrgenommen werden können.

Gesundheitsförderung hat hier die Aufgabe, dem Patienten das Aufwand – Nutzen Verhältnis seiner Verhaltensänderung begreifbar zu vermitteln. Dazu gehört die Schaffung von Selbstvertrauen und Fremdvertrauen, vorhandene Erfahrungen und Wissen mit einzubeziehen und den Patienten in der aktuellen Situation „abzuholen". Dies erfordert auch die eingehende Beschäftigung mit Themen wie Angst und Freiheit, Ganzheit, Wahl und Entscheidung, Selbstverwirklichung sowie Hier und Jetzt, um die wichtigsten Leitgedanken der Humanistischen Psychologie aufzugreifen.
Umgesetzt werden können diese Anforderungen beispielsweise durch Gesprächsrunden, Erfahrungsaustausch, Ermutigung zur Verhaltensänderung durch die Gruppe. Dabei kommt alternativen Kommunikationsformen, wie z. B. Collage, Pantomime, Sketche, etc. oder Vertrauensübungen wie z. B. Blindenführen sowie Selbstvertrauensübungen auf künstlerisch kreativer Ebene eine wichtige Rolle zu.

Zu Kapitel 4)
Dauerhafte diabetesadäquate Verhaltensänderung zielt auf einen Umgang des Patienten mit seiner Erkrankung im Sinne von Selbstmanagement ab. Der Selbstmanagement – Ansatz nach Kanfer geht von einem ganzheitlichen Menschenbild aus, bezieht den soziokulturellen und lebensgeschichtlichen Kontext mit ein, setzt sich Teilziele wie Orientierungsfindung, Kreativität, Flexibilität sowie Dynamik der Person und Situation, aus denen sich dann wiederum bestimmte therapeutische Konsequenzen ergeben.
Trainingssituationen weisen demnach bestimmte Merkmale auf: charakteristisch sind Aktionen mit Prozeßcharakter, Situationen mit Problemlösungscharakter, Entwicklung von Entscheidungsfähigkeit, Schärfen des Problembewußtseins, Üben von Planen und Vorausdenken und die Bildung einer therapeutischen Allianz zwischen Betreuer und Patient. Verhaltensänderung in diesem Sinne wird stets durch einen stufenweisen, prozeßhaften Programmaufbau trainiert. Im Kern handelt es sich um folgende Phasen: Orientieren, Aufweichen, Verändern, Festigen und Verstärken.
Zum Trainieren von Selbstmanagement sind Übungen mit Expeditions- bzw. Projektcharakter geeignet, die die Fähigkeit zur Situationsanalyse und Entscheidungsfindung fördern. Dabei ist die aktive Einbindung der Patienten in

sämtliche Trainingsphasen wünschenswert. Wichtig ist auch eine klare Reflexion der individuellen Situation.
Da es sich bei dem Selbsmanagement-Ansatz um ein transtheoretisches, schulenübergreifendes, problem- und zielorientiertes methodenoffenes Konzept handelt, dem jede Methode zur Zielerreichung willkommen ist, ist nun der Rahmen dafür geöffnet, die Erlebnispädagogik in diesem motivationstheoretischen Kontext als pädagogischen Lösungsansatz der Typ 2 Diabetesproblematik einzubetten.

Zu Kapitel 5)
Die Leitlinien erlebnispädagogischer Ansätze lassen sich mit den folgenden Schlagworten treffend umreißen: Aktion und Reflexion, Herausforderung und Grenzerfahrung, Ganzheitlichkeit und Ressourcenaktivierung, Authentizität und Gegenwartsbezug und schließlich Strukturierung sowie Prozeßorientierung.
Bei einem erlebnisorientierten Training für Typ 2 Diabetiker sollte das setting zum einen Freizeitcharakter besitzen, jedoch die Alltagssituation nicht aus dem Auge verlieren. Es geht einerseits darum Situationen zu schaffen, in denen Patienten diabetesadäquate Verhaltensweisen (gesunde Ernährung, ausreichend Bewegung, Blutzuckerselbstkontrolle) trainieren können, die jedoch andererseits mit einem hohen Erlebniswert für die Teilnehmer verbunden sind. Um dies zu gewährleisten, ist ein definiertes abgestuftes Zielsystem als Grundlage der Programmgestaltung notwendig. Ausgehend von dem Leitziel einer gesunden Lebensführung, lassen sich für die Teilnehmer Richtziele ableiten, beispielsweise Selbstvertrauen zu stärken, Orientierung zu finden und Eigeninitiative zu entwickeln. Diese Schritte sollten phasenweise trainiert werden, damit gewohnte Verhaltensweisen von den Teilnehmern neu überdacht, „aufgeweicht", verändert werden und schließlich gefestigt und gestärkt werden können. In diesen einzelnen Phasen ist es zudem wichtig einen Wechsel zwischen erlebnisintensiven Aktionsphasen, reflexiven Dialogphasen und begleitenden Informationsphasen zu berücksichtigen. Aufgrund der Besonderheiten des Krankheitsbildes ist ein interdisziplinäres Trainerteam erforderlich, das sowohl die pädagogische als auch die medizinische Betreuung in kompetenter Weise gewährleistet.

Für die Praxis bedeuten diese Anforderungen eine Umsetzung durch physisch und psychisch herausfordernde Aktionen, beispielsweise sportliche Aktivitäten, Orientierungsspiele, Grenzerfahrungen im Hochseilgarten (immer teilnehmerangepaßt); aber auch Aktionen wie Blindenführen, Meditation und Kontemplation sind geeignet. Darüber hinaus spielen selbstgesteuerte Projekte und Expeditionen eine sehr wichtige Rolle sowie Naturerlebnisse in der Gruppe und „solo“. Sämtliche Maßnahmen sollten durch Mediziner, Diabetesberater und pädagogische Betreuer im Team begleitet werden.

Es folgt Abb. 36: Übersichtsgraphik zur theoretischen Begründung für die praktische Vorgehensweise bei einem erlebnisorientierten Diabetiker Typ 2 Training.

Konzept eines erlebnisorientierten Trainings für Typ 2 Diabetiker

Theoretische Begründung für die praktische Vorgehensweise bei einem erlebnisorientierten Diabetiker Typ 2 Training

	Ausgangssituation	Anforderungen	Umsetzungsaspekte
KAPITEL 1	• Die Erkrankung: kein gravierendes Krankheitserlebnis schleichender Krankheitsverlauf • Therapie: - Gewichtsreduktion - Bei fortschreitender Krankheit setzen Tablettenbehandlung und Insulintherapie ein • Herausforderung: Veränderung der Lebensführung hin zu einer gesunden Ernährung und vermehrter Bewegung	• Anforderung: - Fachliche Notwendigkeiten vermitteln - Soziale Eingebundenheit in Lernprozesse integrieren - Strategien der Verhaltensänderung entwickeln und trainieren	• Situationsrahmen schaffen, innerhalb dessen diabetesadäquate Verhaltensweisen gefordert und gefördert werden können • Das Leistungsangebot umfaßt die physische und psychische Komponente der Gesundheitsförderung von Typ 2 Diabetikern • Einbeziehen der Lebenspartner • Keine Aktion ohne Blutzuckermessung (vorher und nachher) • keine Aktion ohne Information
KAPITEL 2	• Der Maßstab: Die Sankt Vincent Deklaration (Lebensqualität, Lebenserwartung, Wohlbefinden, Folgeschäden) • Grundprinzip: - Die Entwicklung realistischer, individueller Ziele zur dauerhaften Verhaltensänderung - Aktive Beteiligung der Patienten unter Berücksichtigung des Lebenskontextes	• Focus: - Berücksichtigung altersspezifischer Determinanten der Lernfähigkeit im mittleren und höheren Erwachsenenalter - Nutzen- und Anwendungsorientung (klare Zielsetzungen) - Anstöße zur aktiven Krankheitsverarbeitung (Umgang mit Angst- und Abwehrmechanismen)	• Ganzheitliche Erfassung des Patienten • Grundlagen der Programmgestaltung: - Niemand kann und darf sich blamieren - Klare Tagespläne - Freie Zeiten zulassen - Störungsfreie, konzentrierte Reflexionsarbeit - Inhalte nur erfahrungsbezogen und anwendungsorientiert erarbeiten - Ansprechen aller Sinne - Dokumentation in Wort und Bild • Rahmen schaffen zur Thematisierung von Angst und Abwehrmechanismen
KAPITEL 3	• Health Belief: Einschätzung der allgemeinen Gefährlichkeit einer Erkrankung Einschätzung des persönlichen Risikos Wahrscheinlichkeit der Umsetzung empfohlener Gesundheitsmaßnahmen • Ganzheitliches Menschenbild	• Klären: Aufwand und Nutzen der Verhaltensänderung • Schaffen: Selbstvertrauen und Fremdvertrauen • Orientieren: Vorhandene Erfahrung und Information • Abholen: Angst und Freiheit, Ganzheit, Wahl und Entscheidung, Selbstverwirklichung, Hier und Jetzt	• Gesprächsrunden, Erfahrungsaustausch mit Selbsthilfegruppencharakter zum Thema: Mut zur Verhaltensänderung • Alternative Kommunikationsformen nutzen, z. B. Collage, Pantomime, Sketche etc. • Vertrauensübungen, z. B. Blindenführen • Selbstvertrauensübungen ("Ich kann ja noch mehr, als ich dachte!"), z. B. angemessene, körperliche Herausforderungen oder künstlerisch, kreative Elemente
KAPITEL 4	• Grundsäulen des Selbstmanagementgedankens - Verhaltensänderung - Ganzheitliches Menschenbild - Soziokultureller und Lebensgeschichtlicher Kontext - Orientierungsfindung - Kreativität, Flexibilität, Dynamik - Therapeutische Konsequenzen	• Charakteristik der Trainingssituationen: - Aktionen mit Prozeßcharakter - Situationen mit Problemlösungscharakter - Entwicklung von Entscheidungsfähigkeit - Schärfen des Problembewußtseins - Planung und Vorausdenken - Bildung einer therapeutischen Allianz • Stufenweiser, prozeßhafter Programmaufbau zur Verhaltensänderung (Orientieren, Aufweichen, Verändern, Festigen, Stärken)	• Übungen mit Expeditiones- bzw. Projektcharakter, die die Fähigkeit zur Situationsanalyse und Entscheidungsfindung fördern z.B.: Brückenbau, Bergwandern, Floßbau, -fahrt, Radtour • Aktive Beteiligung der Patienten bei der Entwicklung von Tagesplänen (z. B. Selbstversorgung, Zeitplanung, thematische Ausarbeitungen) • Klare Reflexion der individuellen Situation (Möglichkeit zu Einzelgesprächen geben)
KAPITEL 5	• Leitlinien erlebnispädagogischer Ansätze: - Aktion und Reflexion - Herausforderung und Grenzerfahrung - Ganzheitlichkeit und Ressourcenaktivierung - Authentizität und Gegenwartsbezug - Strukturierung und Prozeßorientierung	• Charakteristik des Erlebnis-Settings: - Freizeitorientierter Erlebnisrahmen - Alltagsorientierter Erlebnisrahmen - Situationen zur Vermittlung diabetesadäquater Verhaltensweisen (Ernährung, Bewegung Selbstkontrolle), jedoch mit hohem Erlebniswert für die Teilnehmer • Definiertes Zielsystem als Grundlage der Programmgestaltung • Interdisziplinäres Trainerteam	• Physisch und psychisch herausfordernde Aktionen, z. B. sportliche Aktivitäten, Orientierungsspiele, Abseilen, Grenzerfahrungen im Hochseilgarten (immer teilnehmerangepaßt), aber auch Aktionen wie Blindenführen, Meditation, Kontemplation • Personelle Anforderungen: Mediziner, Diabetesberater und päd. Betreuer • Selbstgesteuerte Projekte und Expeditionen • Naturerlebnisse (einfaches Leben, in der Gruppe und "solo")

6.3 Konzept eines erlebnisorientierten Trainings für Typ 2 Diabetiker

„Diejenigen, welche sich in Praxis ohne Wissenschaft verlieren, sind wie Schiffer, die ohne Steuerruder und ohne Kompaß zu Schiffe gehen. Die Praxis sollte stets auf gute Theorie aufgebaut sein."

Leonardo da Vinci (zitiert nach Küppers, 1988[5], S. 10)

Im Anschluß an vorangegangene allgemeine Ausführungen werden nun konkrete Vorschläge zur Umsetzung der Planung, Organisation und Durchführung einer erlebnispädagogisch orientierten Gesundheitsförderung für Typ 2 Diabetiker in einem beispielhaften Konzept systematisch zusammengestellt. Alle Umsetzungsvorschläge haben Empfehlungscharakter, d. h. je nach Gruppenzusammensetzung, Alter und Gesundheitszustand der Teilnehmer sind alternative Maßnahmen zu wählen bzw. die inhaltliche Schwerpunktsetzung auf spezielle Probleme auszurichten. Besonders berücksichtigt werden muß die Tatsache, daß die Entsprechung von Ziel- und Teilnehmergruppe häufig der Realität widerspricht. Eine Erreichung von Homogenität in dieser Hinsicht ist deshalb des öfteren mit Schwierigkeiten verbunden, da sie sich aus pädagogischer Sicht nicht allein auf Alter und Krankheitstyp, sondern auch auf Phasen der Krankheitsverarbeitung, Schulungserfahrung und persönliche Lebensumstände bezieht. Klassische Gruppendifferenzierungsmodelle im Bereich Diabetes greifen den Diabetestyp als minimale Forderung des Gruppenbildungsmodus auf. Im konkreten Beispiel handelt es sich um ein Gesundheitsförderungsprogramm für Typ 2 Diabetiker ohne Insulin. Das nachfolgende Konzept geht von einem Typ 2 Diabetespatienten im mittleren Erwachsenenalter aus, ohne schwerwiegende Folgeschäden.

Diabetes Typ 2

Ein 5-Tage-Programm: Erlebnispädagogisches Verhaltenstraining

KONZEPT

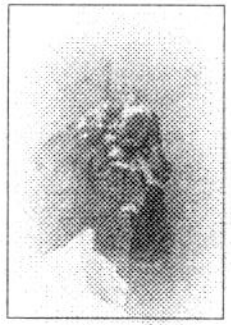

Mut zur Verhaltensänderung

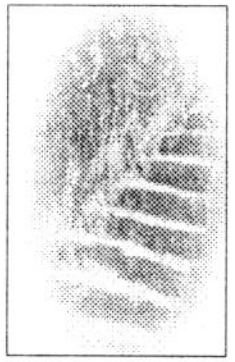

Sich selbst erfahren

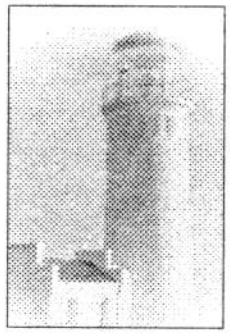

Selbstmanagement

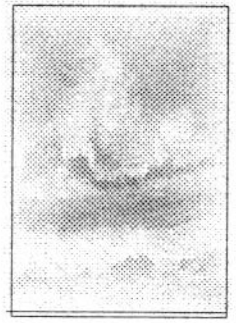

Selbstmotivation

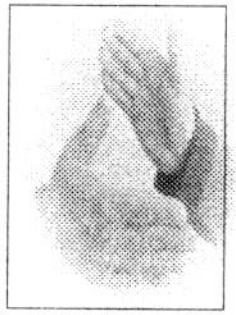

Vitalität und Lebensfreude

Das Leistungsangebot

Praxisperspektive

Die Leistung umfaßt die physische und die psychische Komponente der Gesundheitsförderung von Typ 2 Diabetikern.

Körpergewichtsreduktion und die Steigerung der körperlichen Bewegung führen bei 90 % der zumeist stark übergewichtigen Typ 2 Diabetespatienten zu einer maßgeblichen Verbesserung der Stoffwechselsituation. Um diese gesunde Lebensführung (richtige Ernährung; ausreichend Bewegung) praktizieren zu können, bedarf es einer dauerhaften Verhaltensänderung.

Die psychische Leistungskomponente greift die seit Jahrzehnten bewährten Prinzipien erlebnispädagogischer Ansätze auf. Im Mittelpunkt stehen konkrete Hilfen zur Selbstmotivation und zum Selbstmanagement, die in ein intensives, persönlichkeitsstärkenden Verhaltenstraining münden.

Damit vereint das vorliegende Konzept zwei erfolgreiche, aber bisher unabhängig voneinander bestehende Angebote. Der von Wissenschaft und Forschung immer wieder geforderte Schritt hin zu einem Programm, das die körperliche wie verhaltenspsychologische Komponente der Gesundheitsförderung integriert, wird getan.

Der vom Patienten zu erbringende Aufwand (Zeit, evtl. Kosten) ist zwar nicht unerheblich, doch stellt auch das Ziel - Vermeidung von Folgeschäden - einen großen Anspruch. Der ganzheitliche Ansatz des Konzepts bietet darüber hinaus jedoch einen Nutzen, der weit über die Diabetesthematik hinausreicht.

Diese Zusammenführung von physischer Ausgangssituation, erlebnisorientiertem Verhaltenstraining und persönlichkeits-bildenden Seminarinhalten beschreibt ein bis dato einzigartiges Konzept als Ergänzung der Patientenschulung.

Das grundlegende Menschenbild

Ganzheitlichkeit

Die Wurzeln des Trainingsansatzes, der den Menschen als ein untrennbares Ganzes beschreibt, reichen in der Geschichte der Pädagogik weit zurück. Ziel solcher ganzheitlichen Bildungsansätze des Menschen ist die Förderung von Kopf, Herz und Hand, "um über ausreichendes Wissen, einen geläuterten Willen und über das zur Lebensbewältigung erforderliche Können zu verfügen". Die etwas veraltet klingende Ausdrucksweise darf nicht darüber hinwegtäuschen, daß die Bedeutung dieser Kompetenzen im Bereich des Verhaltenstrainings ungebrochen ist.

Mit diesem ganzheitlichen Menschenbild grenzt sich das Trainingskonzept klar von jeder Form von Reparaturmentalität (Diabetes ist ein Defekt, für den wir den richtigen Schraubenschlüssel haben) oder Heilslehre (Vertrauen Sie uns, wir wissen, was für Sie der richtige Weg ist) ab. Jeder Mensch besitzt die Fähigkeit zur Veränderung. Es geht darum den Patienten Mut zu machen und Fertigkeiten an die Hand zu geben, um Ziele erreichen zu können.

Grundkonzept und Ziele wurzeln in den Traditionen der Psychologie, Soziologie und Pädagogik / Andragogik. Inhalte und Methoden fußen auf den Ansätzen der Humanistischen Psychologie, dem Health-Belief-Modell nach Becker und greifen auf Erfahrungen der Selbstmanagementtherapie nach Kanfer et al., sowie der Erlebnispädagogik nach Kurt Hahn zurück.

Die Grundlagen der Programmgestaltung

Das Zielsystem

Das Leitziel
Verhaltensveränderungen in Richtung einer diabetesadäquaten und insgesamt gesundheitsbewußteren Lebensführung initiieren

Die Richtziele
Selbstvertrauen stärken (Herzziel = Personal- und Sozialkompetenz)
Orientierung finden (Kopfziel = Sachkompetenz)
Eigeninitiative entwickeln (Handziel = Methodenkompetenz)

Das Grundgerüst
Orientieren - Aufweichen - Verändern - Festigen - Stärken

Die Didaktik
Wechsel zwischen
erlebnisintensiven Aktionsphasen
(Verhalten austesten, um Selbstvertrauen und Kompetenzen zu fördern)
reflexiven Dialogphasen
(Ruhe geben für intensive Selbst- und Verhaltensreflexion)
Begleitenden Informationsphasen
(Wissen vermitteln, um Entscheidungen zu treffen und zu stärken)

Dokumentation

Unter-
lagen

Anker und Verstärker setzen

Der Teilnehmer erhält zu Beginn des Trainings seine persönliche Arbeitsmappe.

Alle Aktionen, Reflexionen, Übungen, Einzelarbeiten sind in Form von Arbeitsblättern und Informationsbausteinen aufbereitet.

Photos aus den einzelnen Erlebnispädagogik-Bausteinen werden noch vor Abschluß des Trainings bereitgestellt und in die Mappe eingearbeitet.

Darüber hinaus enthält die Arbeitsmappe Hilfestellungen und Arbeitsempfehlungen für die Wochen nach dem Training (Trainingskalender, "Hausaufgaben" u. ä.).

Die individuellen Gestaltungsobjekte - Poster, Maske, Mnemokarten - werden selbstverständlich mit nach Hause gegeben.

Auf diese Weise sollen Schwung und Eindrücke des Trainings möglichst nahtlos und unmittelbar in den Alltag hineingetragen werden.

Das psychologische Grundkonzept

Der Selbstmanagement-Gedanke

In der konsequenten Fortführung des Ganzheitsgedankens gründet das Training auf Grundsätzen der Selbstmanagement-Therapie. Im Kern geht es dabei um die Ausgestaltung von Lernprozessen mit dem Ziel der dauerhaften Verhaltensänderung. Die Trainingsarbeit orientiert sich an effektiven Wirkfaktoren, die in zahlreichen empirischen Studien zum Nachweis der Effektivität unterschiedlicher Therapieschulen dokumentiert sind.

- **Aufbau einer kooperativen Trainer-Teilnehmer-Allianz:** Der Trainer ist weder Guru noch Behandlungsexperte, sondern Katalysator im Sinne von Impulsgeber und Wegbegleiter für eine begrenzte Zeit.

- **Arbeit mit den individuellen Wirklichkeiten der Teilnehmer:** Das Training leistet Klärungsarbeit, vor allem hinsichtlich der Motive, Ziele und Selbstbilder des Teilnehmers. Innerhalb dieses Rahmens wird der Grundstein für mehr Selbstverantwortung, Selbstbewußtsein und Selbststeuerung gelegt.

- **Aktive Hilfe zur Problembewältigung:** Ganz im Stile klassischer Problemlösungsstrategien wird das Konzept der Orientierung und Zielfindung sowie der Lösungssuche, Entscheidungsfindung und Umsetzung verfolgt.

- **Maximierung von Entscheidungsfreiheit und Eigenverantwortung:** Angestrebt wird die schrittweise Steigerung der Selbstverantwortungskompetenz, so daß der Teilnehmer am Ende des Trainings ohne Beratung und Experten sein Leben diabetesadäquat gestalten kann.

- **Minimierung der Intervention:** Angewendet werden die geringstmöglichen Mittel, um dem Teilnehmer zur Autonomie zu verhelfen.

- **Ressourcenaktivierung:** Erarbeitet werden vorhandene Kompetenzen statt Defizite.

- **Aufbau einer positiven Teilnehmererwartung:** Vermittelt werden Zuversicht, Selbstvertrauen und konkrete Perspektiven hinsichtlich der selbstgesetzten Ziele.

- **Reale Erfahrungen und aktives Handeln:** Modelllernen, Erfolgserlebnisse, Ermutigung, Verhaltensregulation, Feedback, kognitive und emotionale Erfahrungen werden durch das erlebnispädagogische Grundkonzept transportiert.

Das methodische Grundkonzept

Erlebnispädagogik

Es werden neue Wege in der Gesundheitsförderung von Typ 2 Diabetikern beschritten, indem auf erprobte und mit großem Erfolg praktizierte Strategien des Verhaltenstrainings aus der Erlebnispädagogik zurückgegriffen wird. Was verbirgt sich dahinter?

Wohl jeder von uns hat Erlebnisse im Hinterkopf, die unsere heutigen Einstellungen und Verhaltensweisen wesentlich mit geformt haben. Wenn Erlebnisse eine solch prägende Kraft besitzen, eröffnen sich interessante Wege zur Gestaltung von verhaltensorientierten Trainingsangeboten.
Erlebnisse als Auslöser für Lernprozesse sind dabei keine Fiktion, sie sind bereits Anfang dieses Jahrhunderts als Grundlage einer möglichen Schul(-ungs)form definiert worden. Vater dieser Idee ist Kurt Hahn. Seine Thesen lassen sich in wie folgt zusammenfassen: Erlebnisse erwachsen aus dem Tun, aus dem Tätigwerden und stärken uns für das Leben. Taten sind sichtbares Zeichen unseres Denkens, Fühlens, Entscheidens und Handelns - sich selbst als Mitverursacher begreifen für das, was mit uns und um uns herum passiert. Diese Einsicht schafft die notwendige Betroffenheit, um Veränderungsprozesse zu initiieren. Ohne ein "Sich betroffen fühlen", sind dauerhafte Verhaltensentwicklungen nicht zu erzielen.

An diesen Punkten setzt das vorliegende erlebnispädagogisch orientierte Trainingsprogramm an. Bisherige Erfahrungen mit erlebnisorientierten Trainingselementen zeigen deutlich, daß ein Erlebnisrahmen, einmal initiiert und dann begleitet, ausgewertet, dokumentiert und reflektiert eine hervorragende Basis bietet, Menschen zu "bewegen" (motivieren), gewünschte Veränderungen aktiv zu gestalten - zielstrebig, selbstbewußt, ausdauernd, konsequent.

Gesundheitsförderung von Typ 2 Diabetikern

Ein 5-Tages-Programm

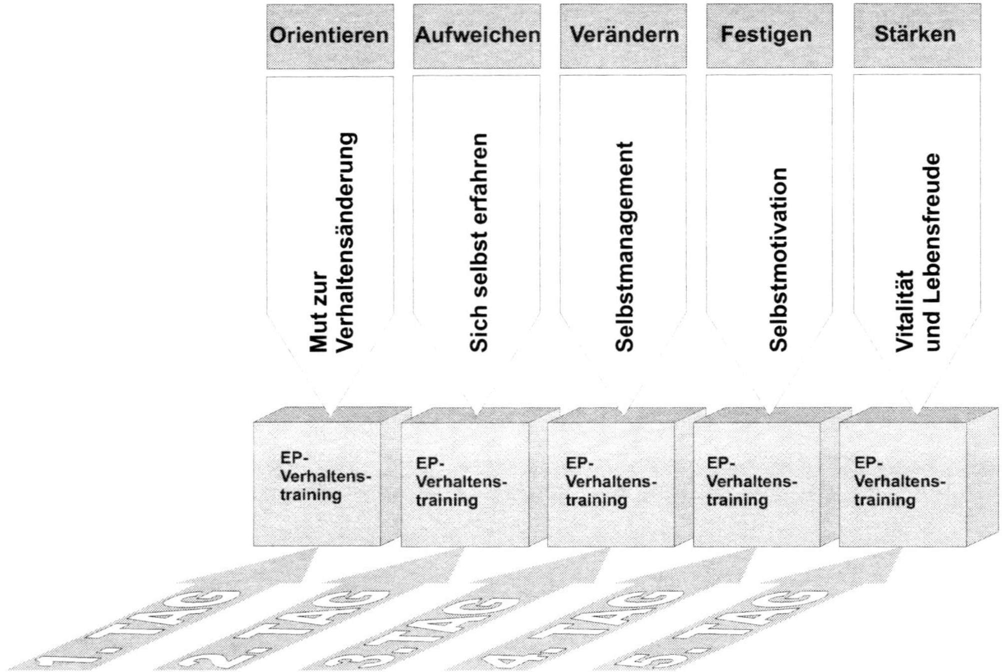

Klares Ja zu diabetesadäquatem Verhalten
Visualisierte Zielfindung

1. Tag Mut zur Verhaltensänderung

Begrüßung und Einführung:
Erlebnis als Trainingsphilosophie:
- Gesundes, schmackhaftes Essen und Trinken
- Gemeinschaft erleben
- Natur erleben - Sinne schärfen
- Erlebnisse gestalten
- Aktiv werden
- Bedürfnisse wahrnehmen
- Sich finden
- Entscheidungen herbeiführen und stärken
- Lebenskraft tanken

Themeneinstieg:
Zahlen, Daten, Fakten rund um das Thema Diabetes Typ 2 visualisieren und dokumentieren

Orientierung I: Übung zur Standortbestimmung:
Offener Gesprächskreis:
Was versteht der Teilnehmer unter gesunder Ernährung?
Was schmeckt ihm?
Worauf will er nicht verzichten?
Welche Erfahrung hat er mit Diäten?

Orientierung II: Konkrete Verhaltensziele besprechen:
(Szenariontechnik)
Arbeit mit der Metapher "Bergtour"
Jede Bergtour hat ein Ziel. Je höher, länger und extremer eine Bergtour, um so wichtiger werden Orientierung, Selbsteinschätzung, Kondition, Erfahrung und Ausrüstung. Unerwartete Zwischenfälle und Schwierigkeiten lassen sich nicht vermeiden, doch bestimmte Verhaltensgrundsätze minimieren mögliche Gefahren.

Einzelarbeit in Form eines Arbeitsblattes:
Selbsteinschätzung des Patienten: meine größten Stärken, meine größten Schwächen.
Ausrüstung: was hilft mir zum Ziel zu kommen?
Schwierige Situationen: Welche Hindernisse müssen überwunden werden?

EP-Aktion:
Wanderung mit Einkehr: sinnvoller Umgang mit Essen und Trinken in gesellschaftlichen Situationen

Reflexion:
Training im Rahmen des gemeinsamen Essen
- Verhalten und Verhaltensänderung
- Entscheidung treffen: ja - nein

Tagesabschluß:Visualisierter Transfer
Entwurf eines persönlichen Mut-Mach-Abnehm-Posters (Text und Bild)
- klare Entscheidung: Verhaltensänderung
- Mut-Mach-Slogan
- Zielvorstellung

Betroffenheit aufbauen - es geht um mich
Bereitschaft zur Veränderung wecken

2. Tag Sich selbst erfahren

Morgenaktion:
Arbeit mit suggestiven Formeln auf Basis der am Vortag geschaffenen Mut-Mach-Poster.

Thema: Persönlichkeit und Verhaltensänderung
- Sinn und Nutzen der Arbeit mit der eigenen Person Selbsterfahrung fordert von uns die Bereitschaft zu fragen: "Wie erlebe ich mich selbst in unterschiedlichen Situationen"?
- Selbsterfahrung heißt, dem eigenen Denken, Fühlen und Handeln besondere Aufmerksamkeit schenken, ohne sofort eine Bewertung nach gut oder schlecht bzw. richtig oder falsch zu treffen.

Übung:
Textmeditation: Wünsche, Ziele und Werte der Teilnehmer herausarbeiten.

Reflexion:
Offener Gesprächskreis: Welche Rolle spielt der Diabetes in diesem Zusammenhang?

Überleitung:
Umgang mit der eigenen Person
Vorbereitung auf Maskenübung

Übung:
Anfertigen von Gesichtsmasken mit Hilfe von Gipsbinden

Reflexion:
Offener Gesprächskreis:
Wie gehe ich mit mir und anderen Menschen um?
Was bedeutet Vertrauen?
Übung:
Blindenführen

Reflexion:
Offener Gesprächskreis:
Vertrauen bedeutet Gewohntes bewahren.
Neues Verhalten bedeutet Veränderungen wagen.
Veränderung der Eßgewohnheiten in gewohnten sozialen Gefügen wirft die Frage auf: Wie reagiert meine Umwelt?

Abendaktion:
Projektaufgabe: gemeinsames Kochen

Tagesausklang:
Transfer: Vertrautes, Gewohntes bewahren - Veränderungen, Neues wagen.
Nachtwanderung mit Solo (Einzelaktion), vorbereitete Plätze, der Patient sieht, er kann Dinge, die er vorher noch nie gemacht hat.

Stärkung der Fähigkeit zur bewußteren Lebensgestaltung
Zielorientiertes Handeln

3. Tag

Selbstmanagement

Morgenaktion:
Mentalübung: Mut, Kraft, Ausdauer, Lebensfreude

Informationsblock: Grundregeln einer gesunden Ernährung

Themeneröffnung:
Grundregeln des Selbstmanagementgedankens kennenlernen
Problemlösungsprozeß als Lösungsstrategie thematisieren:
- Entwicklung von Problemsensitivität
- Festlegen von Zielen und Bedürfnissen

EP-Aktion: gemeinsames Suchen von Lösungen
Bauaktion in Kleingruppen: z. B. Brücke über einen Bach

Reflexion: Basis bildet die Standortbestimmung von Tag 1
Fallbearbeitung:
- Vorstellen der einzelnen Arbeiten durch die Teilnehmer
- Aufgreifen der Probleme und Besprechung im Sinne des Selbstmanagements

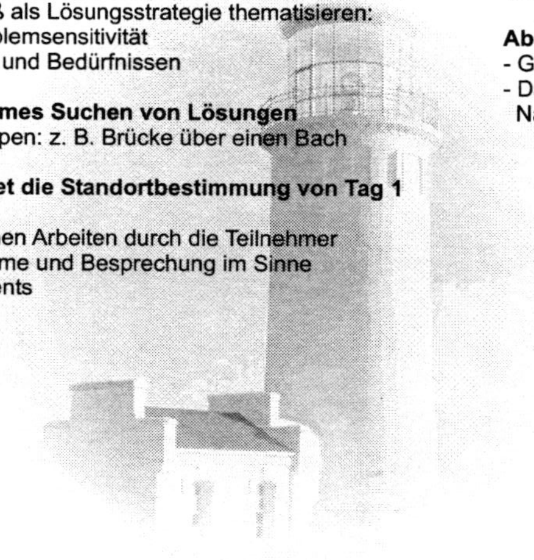

Abschluß:
Jeder einzelne Teilnehmer muß für sich einen Maßnahmenplan definieren.

Visualisierung:
Gestaltung persönlicher Ziel- und Mnemokarten: jeder Teilnehmer formuliert seinen Plan in drei Stichworten.

Abendaktion: gemeinsames Essen
- Grillen mit Lagerfeuer
- Dabei stets auf einen diabetesadäquaten Umgang mit Nahrungsmitteln achten.

TAGESZIEL

Schwierige Situationen erkennen - richtig reagieren
Körperwahrnehmung und Naturerlebnis

4. Tag Selbstmotivation

Morgenaktion:
- Spazierengehen, Morgenwanderung
- Gemeinsames Erleben des Sonnenaufgangs (früher Start)

Reflexion:
Kleine Gedankenreise:
- Den Morgen bewußt erleben (= Symbol für Aufbruch, Erneuerungen, neue Chancen, neue Herausforderungen)
- Nutze den Tag

Thema: Diabetes und Bewegung
Informationsblock: Bewegung beeinflußt den Stoffwechsel positiv

Überleitung: Selbstmotivation
- Aktivierung von Wille und Vorstellungskraft
- Ziele motivieren

EP-Aktion:
Fahrradtour mit Aufgabenstationen;
Das Ziel ist den Teilnehmern bekannt.
Fachaufgaben: Quizfragen zu diabetesbezogenen Themen.
Sozialaufgaben: in Form von Sketchen, Liedern, Gedichten, o.ä. Zu Kernthemen der vergangenen drei Tage
(Gleichzeitig dienen diese Aktionen der Vorbereitung eines geselligen Abends).

Reflexion:
in Form von Einzelgesprächen:
Was will der Teilnehmer konkret tun, um die nächsten 14 Tage diabetesadäquat zu gestalten?

Abendaktion:
Vorbereitung des gemeinsamen Bunten Abends

Positive Eigenerwartungen stärken
Den Erfolg visualisieren

5. Tag Vitalität und Lebensfreude

Morgenaktion:
Mentaltraining - Trainer visualisiert den gewünschten Erfolg
Auswertung der Quizfragen vom Vortag: damit werden diabetesrelevante Inhalte wiederholt, korrigiert und verstärkt

Übung:
Gestaltung der am ersten Tag gebastelten Maske durch Bemalen, Beschreiben, etc..
Motto: "Freudig und stolz das Verhalten ändern"

Abschließende Reflexion:
Selbstverpflichtung, z. B. Vertrag des Patienten mit sich selber, wie er diabetesadäquate Verhaltensänderungen zu Hause umsetzen will

Soloübung: eine Stunde verbringt jeder für sich
Gesprächskreis: Positivrunde

Gemeinsames Abschlußessen/Abschlußfeier

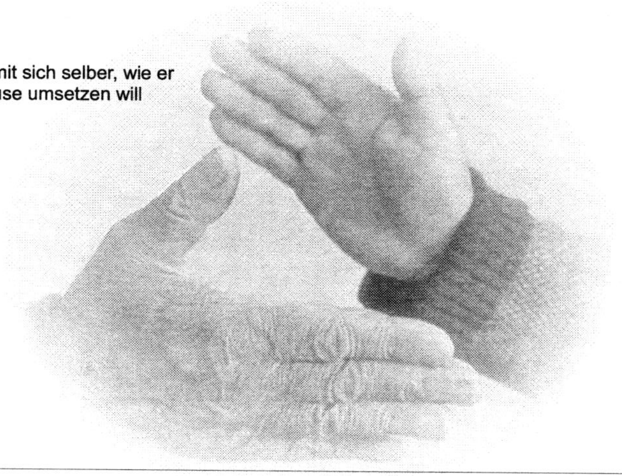

Nachbetrachtung

7. Nachbetrachtung

Im Rückblick auf meine Arbeit möchte ich noch einmal an das Zitat von Leonardo da Vinci erinnern, der sagt: "Diejenigen, welche sich in Praxis ohne Wissenschaft verlieren, sind wie Schiffer, die ohne Steuerruder und ohne Kompaß zu Schiffe gehen. Die Praxis sollte stets auf gute Theorie aufgebaut sein" (zit. Nach Küppers, H., 1988[5], S. 10).
Und eben dies war das Anliegen meiner Arbeit: in einem ersten Schritt das theoretische Fundament zu schaffen, das als Steuerruder und Kompaß notwendig ist, um davon ausgehend Perspektiven für die Praxis zu entwickeln. Mein Ziel war es, ausgehend von gemachten Erfahrungen im Bereich der klassischen Diabetes Typ 2 Patientenschulung einen neuen, diese klassischen wissensorientierten Angebote ergänzenden Weg der Gesundheitsförderung aufzuzeigen. Konkret ging es darum, interdisziplinäre Erkenntnisse aus den Bereichen der Psychologie und Pädagogik bzw. Andragogik zusammenzuführen und in ein exemplarisches Umsetzungskonzept münden zu lassen.
Sehe ich mein Ziel erreicht? Diese Frage ist sicherlich mit keinem einfachen Ja oder Nein zu beantworten. Dafür ist meines Erachtens der Themenrahmen zu komplex, sind die Inhalte zu umfangreich. Aus diesem Grund will ich im Rückblick auf die vorliegende Arbeit zum Abschluß die einzelnen Kapitel Revue passieren lassen, um mich mit der Frage der Zielerreichung etwas differenzierter auseinanderzusetzen.
Das erste Kapitel beschäftigt sich hauptsächlich mit dem Krankheitsbild des Typ 2 Diabetes und Therapieformen. Aus Sicht der Medizin werden die Grundsätze moderner Diabetesbehandlung klar formuliert: richtiger Umgang mit Diät, Bewegung und Selbstkontrolle versprechen ein Höchstmaß an möglicher Lebensqualität. Wie eingehend erörtert wurde, gestaltet sich jedoch die Realität sowie die Schulung von Typ 2 Diabetespatienten längst nicht so unkompliziert, wie hier aus medizinischer Sicht dargestellt wird. Alle therapeutischen Maßnahmen im Bereich der Diabetes Typ 2 Versorgung gehen im Kern auf verhaltensverändernde Interventionen (Ernährung, Bewegung) zurück. Klassische wissensorientierte Schulungsangebote sind ein erster Schritt, bedürfen jedoch notwendigerweise einer Ergänzung durch

verhaltensorientierte Ansätze, möglicherweise der Erlebnispädagogik, wie B. Kulzer (Diabeteszentrum Bad Mergentheim) auf dem Diabeteskongreß 2000, in München verlauten ließ. Diese Position ist der zentrale Bezugspunkt für die Gestaltung und Weiterentwicklung neuer Formen der Gesundheitsförderung und als solches in Kapitel 1 ausgeführt.

Ausgehend von dieser Position werden in Kapitel 2 grundsätzliche Aspekte der Gesundheitsförderung diskutiert. Von besonderem Interesse für weitere Ausführungen sind vor allem Aspekte der Gesundheitsförderung aus Sicht der Zielgruppe, Typ 2 Diabetiker. Auch hier weisen die Ausführungen in Richtung des zentralen Themas: „Motivation zur Verhaltensänderung". Allerdings erfährt das Thema in Weiterentwicklung zum vorherigen Kapitel, durch die Orientierung an einem salutogenetischen Gesundheitsverständnis, eine ergänzende Komponente. Legt die physiologische Betrachtung den Schluß nahe „gesunde Ernährung und Bewegung sind Therapie", so mündet die umfassende Perspektive der Gesundheitsförderung eher in dem Slogen: „Gesundheitsbewußtsein ist Therapie". Nach diesem Verständnis sollte ein verhaltensorientiertes Basiskonzept ressourcenorientiert angelegt sein. Die (subjektiv wahrgenommen) Lebenswirklichkeit der Betroffenen sollte in den Mittelpunkt therapeutische Ansätze rücken. Die Bedeutung gerontologischer Erkenntnisse zum Thema „Lernen im Alter" kann kaum hoch genug eingeschätzt werden. Und nicht zuletzt geben die psychologischen Modelle im Umgang mit Ängsten, Defiziten und potentiellen Abwehrmechanismen wertvolle Hinweise, gerade im Umgang mit chronischen, also nicht heilbaren Erkrankungen.

Diese vier Stichworte eröffnen weite Themenfelder, die natürlich nur sehr pointiert behandelt wurden und auf keinen Fall die Bandbreite der aktuellen Forschung und Diskussion wiedergeben können. In diesem Teil der Arbeit wird sicherlich der Breite der Themendarstellung der Vorzug gegenüber der Tiefe der Themenerörterung gegeben, was an einigen Passagen (Copingstrategien, Krankheitsverarbeitung, Lehr- und Lernstrategien im mittleren und höheren Erwachsenalter) fast ideenflüchtig anmuten mag.

Aber für den weiteren Verlauf der Arbeit ist diese gewählte Form der Themenbreite statt Thementiefe in soweit von tragender Bedeutung, als daß deutlich wird, daß innovative Konzepte zur Gesundheitsförderung den Weg klassischer Informationsarbeit verlassen müssen. Die formulierten Ansprüche

der Sankt Vincent Deklaration und die realisierten Ergebnisse der Gegenwart sprechen eine deutliche Sprache. Fast ist man geneigt die Forderung nach ganzheitlichen Konzepten der Gesundheitsförderung durch die Forderung nach ganzheitlichen, im Sinne von interdisziplinären Gesundheitsförderern zu ergänzen, denn gefragt ist nicht nur der Mediziner, die Ernährungsberaterin, der Psychologe oder der Pädagoge. Ein zugegebenermaßen sehr hoher Anspruch, der, wie sich gezeigt hat nicht mit einem einzigen Modell aus der Psychologie oder Pädagogik zu bewältigen ist. Aber alle andiskutierten Perspektiven weisen vor allem in eine Richtung - die Motivation.
Kapitel 3 widmet sich diesem Themenbereich. Aus der Fülle an Forschungsansätzen und Veröffentlichungen konzentriert sich dieser Abschnitt insbesondere auf die Ansätze der Humanistischen Psychologie. Natürlich setzt sich dieses Vorgehen der Konzentration auf einen theoretischen Motivationsansatz dem Vorwurf aus, wesentliche Aspekte anderer Motivationsansätze außer Acht zu lassen. Doch sprechen auch gewichtige Gründe für diese Entscheidung. Zum einen definiert sich die Humanistische Psychologie aus ihrem Selbstverständnis heraus als dritter Weg (neben den zwei großen Säulen Kognitivismus und Behaviorismus) und versucht damit gewissermaßen deren Erkenntnisse zu verschmelzen. Zum anderen besteht eine unübersehbare Wesensverwandtschaft zwischen der Wurzel der Humanistischen Psychologie und den reformpädagigoschen Bestrebungen der Erlebnispädagogik. Diese äußert sich unter anderem in einem sehr ähnlichen Begriffsrahmen (Ganzheit, Freiheit, Selbstverantwortung, u. ä.), der wiederum im weiteren Verlauf der Arbeit zur Grundlage der Ableitung theoretischer Kriterien der erlebnispädagogischen Gestaltung von Maßnahmen zur Gesundheitsförderung wird. In diesem Sinne ist weniger wirklich mehr, da Begriffe die Grundlage von theoretischen Erklärungsmodellen bilden. Ohne Zweifel jedoch wäre eine explizite Diskussion gerade der Motivationsthematik aus Sicht biologisch-behavioristischer und kognitivistisch-kybernetischer Vertreter ein weiterer wichtiger Schritt, erlebnispädagogische Ansätze zu reflektieren und zu fundieren.

Im Rahmen der begrifflichen Erörterung der Ansätze zur Humanistischen Psychologie konzentriere ich mich auf die Arbeit von Quitmann. Quitmann hat die Humanistische Psychologie aus einer Metaperspektive betrachtet und bildet eine Art Schnittmenge bzw. kleinster gemeinsamer Nenner der unterschiedlichsten Strömungen. In diesem Zusammenhang leitet Quitmann meiner Meinung nach in treffender Weise die Kerngedanken menschlicher Verhaltensweisen ab, die wiederum gerade im begrifflichen Spektrum erstaunliche Parallelen zur Begriffswelt der Erlebnispädagogen aufweisen (siehe auch Kap. 6, 6.2). Um einen direkten Zusammenhang zum anschließend vorgestellten Health Belief Modell herstellen zu können, stütze ich mich auf Maslows Gedankengut. Das hat verschiedene Gründe. Zum einen, da er die allgemeinen Grundsätze der Humanistischen Psychologie differenzierter als Quitmann erläutert und in einem holistisch-dynamischen Modell, der Bedürfnispyramide, erklärt. Dies eröffnet die Möglichkeit einer Bereicherung durch andere Ansätze, beispielsweise bei speziellen Problemlagen, wie Typ 2 Diabetes. Zum anderen da er im Gegensatz zu seinen Zeitgenossen ein Modell entwickelt hat, das sich am psychisch gesunden Menschen orientiert, was für weitere Betrachtungen der Typ 2 Diabetesproblematik sehr wichtig ist, da es sich in erster Linie um eine physische Erkrankung handelt, die allenfalls psychische Belastungen mit sich bringt, jedoch niemals mit einer psychischen Erkrankung in Verbindung gebracht werden darf. Insbesondere wegen des Grundverständnisses, eine holistisch-dynamische Theorie schaffen zu wollen, war es mir wichtig Maslows Gedankengut als Vorläufermodell neuerer systemischer Ansätze wie beispielsweise dem Selbstmanagement Ansatz, der sich ebenfalls als schulenübergreifendes, methodenoffenes Konzept versteht, mit in die Diskussion aufzunehmen. Dies jedoch wohlwissend um die berechtigte Kritik aus neuester Sicht der Forschung, wie sie in Kap. 3, 3.2.3 auch ausführlich dargestellt wurde.

Da Maslow wie eben beschrieben, eine holistisch-dynamische Theorie entwickeln wollte, ist es ganz in seinem Interesse, sozusagen das Verbindungsstück zwischen Grundsätzen der Humanistischen Psychologie und der Gesundheitspsychologie zu sein.

Im Anschluß an die Ausführungen der Humanistischen Psychologie rückt das Health Belief Modell in den Blickpunkt meiner Betrachtungen. Und dies nicht nur, weil es wohl das meist zitierte gesundheitspsychologische Modell zur Erklärung von menschlichen Verhaltensweisen bei Typ 2 Diabetes sein dürfte. Dieses Modell stellt den Zusammenhang von menschlichen Verhaltensweisen und Krankheitssituation sehr gut dar und findet außerdem seine Entsprechung in den Erklärungsgrundsätzen der Humanistischen Psychologie, sowohl allgemein nach Quitmann, als auch in der Bedürfnispyramide nach Maslow (vgl. Kap. 3, 3.4). Es ist jedoch kognistivistisch orientiert und nicht genügend differenziert, um konkrete verhaltensorientierte Maßnahmen für die praktische Umsetzung ableiten zu können. Durch die beschriebene Zusammenführung der Humanistischen Psychologie und dem Health Belief Modell zeigt sich der Ergänzungsbedarf der vorgestellten Ansätze in deutlicher Weise.

Die noch notwendige Ergänzung an differenzierterer aber gleichzeitig auch krankheitsbezogener Darstellung liefert der Selbstmanagement Ansatz, wie in Kapitel 4 ausführlich beschrieben wird. Selbstmangementtherapie basiert auf einem ganzheitlichen Menschenbild, berücksichtigt den soziokulturellen und lebensgeschichtlichen Kontext, hilft bei der Orientierungsfindung und fördert Kreativität, Flexibilität und Dynamik der Betroffenen. Zusammen mit den in Kapitel 3 vorgestellten Ansätzen der Motivationspsychologie weist dieser Ansatz eine deutliche Wesensverwandschaft zum Begriffsrepertoire des erlebnispädagoischen Selbstverständnisses auf.

Beide Richtungen, die der Humanistischen Psychologie und der systemischen Selbstmanagementtherapie liefern einen theoretisch begründeten Begriffs- und Erklärungsrahmen, der die eher pragmatischen Ansätze der Erlebnispädagogik, wie sie in Kapitel 5 beschrieben werden, synergistisch untermauert. Damit ist meines Erachtens der Rahmen dafür geöffnet, erlebnispädagogische Ansätze als Lösungsangebot spezieller Probleme von Diabetes Typ 2 wissenschaftlich begründet zu formulieren. Die zentralen Themen sind in diesem Zusammenhang ein ganzheitliches Menschenbild und der Selbstmanagementgedanke.

Das Kapitel 5 ist sicherlich von der historischen Perspektive erlebnispädagogischer Strömungen geprägt. Diese individualisierende, Inhalte an einzelnen Persönlichkeiten festmachende Erörterung der Thematik ist unumgänglich, da personenunabhängige, übergreifende Modelle bis in jüngste Zeit nicht bzw. kaum greifbar sind. Allenfalls definieren sich Methoden und Möglichkeiten über unterschiedliche Ansätze und Überzeugungen aus verschiedenen Strömungen der Pädagogik, wie der namhaftester Vertreter, Kurt Hahn (Vater der Erlebnispädagogik) immer wieder betont. Wer Erlebnispädagogik und deren Anliegen verstehen will, hat keine Alternative zur historischen Perspektive. Wissenschaftliche Konzepte und empirische Studien sind bis in die Gegenwart hinein kaum bzw. nur andeutungsweise zu finden. Eine rühmliche Ausnahme bildet hier zurecht der Vater der Erlebnispädagogik, Kurt Hahn. Zwar mahnen seine Kritiker immer wieder an, daß auch er keine einzige wissenschaftliche Veröffentlichung zur Thematik beitragen kann, doch bilden seine eher apologetisch geprägten Veröffentlichungen die Quellen derer, die sich theoretisch wie praktisch der Erlebnispädagogik gewidmet haben.

Aus diesem Grund konzentriert sich meine Arbeit auch auf diese originäre Quelle und dies umso begründeter, als daß die Gesamtheit aktueller erlebnispädagogischer Konzepte, Ansätze und Angebote ein amorphes Gebilde abgeben, welches kaum zu überschauen, geschweige denn systematisch abzuleiten wäre. In den Kernaussagen jedoch finden sich stets die Prämissen der Hahnschen Erlebnistherapie.

Die Erkenntnisse der ersten fünf Kapitel stellen sozusagen Steuerruder und Kompaß dar, um auf eingangs erwähntes Zitat zurückzugreifen.

Kapitel 6 mündet in ein exemplarisches Umsetzungskonzept für ein erlebnisorientiertes Training von Typ 2 Diabetikern. In diesem Abschnitt geht es weniger um die Vollständigkeit einer curricularen Ausarbeitung als vielmehr um die methodenorientierte (Erlebnis als Methode) Ausarbeitung eines Konzeptes zum Diabetes Typ 2 Training. Dieses Konzept wurzelt nicht im „luftleeren Raum“ oder in den persönlichen Vorlieben für ein bestimmtes methodisches Vorgehen der Autorin, sondern in den zuvor erarbeiteten Prämissen der dargestellten wissenschaftlichen Ansätze. In diesem Sinne versteht sich das vorgelegte Konzept nicht als empirisch evaluiertes Programm. Dies wäre sicherlich eine interessante und wünschenswerte Arbeit für die Zukunft der Gesundheitsförderung. Das Konzept verläßt aber auch eindeutig den Weg charismatischer Erlebnispädagogen, die in „einsamen, kaum nachvollziehbaren Entscheidungsprozessen“ den einzig richtigen Weg postulieren. Das Konzept ist, bei allen dargestellten Einschränkungen der Arbeit, theoriegeleitet (vgl. Übersicht 6.2). Und dies war nicht nur erklärtes Ziel der Arbeit, sondern ermöglicht eine weitere systematische Diskussion der

Chancen und Grenzen von erlebnispädagogischen Ansätzen; Ansätze zur Gesundheitsförderung von Typ 2 Diabetes im speziellen ebenso, wie Ansätze der erlebnispädagogischen Gesundheitsförderung im allgemeinen.

Gerade im Zuge der theoriegestützten Konzeptentwicklung, tauchte eine Fragestellung auf, die nach meiner Einschätzung für die Realisierung zukünftiger Projekte von großer Bedeutung sein wird, nämlich die Bedeutung des Erlebnispädagogen bzw. der Aufbau eines interdisziplinären Trainerteams (Mediziner, Pädagogen, Sportlehrer, Ernährungsberater, etc.). Eine Fragestellung, die in dieser Arbeit nur oberflächlich aufgegriffen und zu Gunsten konzeptioneller Überlegungen eindeutig zurückgestellt wurde.

Aber Abgrenzungen und Schwerpunktsetzungen, wie ich sie angesprochen habe, sind notwendig und zeigen deutlich, wie groß der Forschungsbedarf noch ist. Doch sehe ich in meinem Forschungsvorhaben einen ersten Schritt zur Verwirklichung erlebnispädagogischer Ansätze im Schulungsalltag von Typ 2 Diabetikern - Praxisperspektiven eröffnend, theoretisch begründet.

ABELE, A. u.a.: Gesundheitsverhalten: Sportliche Aktivität als gesundheitsbezogenes Handeln. In: Gesundheitspsychologie: Ein Lehrbuch. Göttingen/Bern/Toronto/Seattle: Hogrefe 1997², S. 117-149

ABELE, A.: Zum Zusammenhang zwischen Stimmung, Gesundheitswahrnehmung und selbstberichtetem Gesundheitsverhalten. In: Zeitschrift für Gesundheitspsychologie, 1/1993, S. 105-122

ABELE, A./BREHM, W.: Zur Konzeptualisierung und Messung von Befindlichkeit. In: Diagnostica, 3/1986, S. 209-228

ADAM, E.: August Aichhorn – Ein Wegbereiter der modernen Erlebnispädagogik. Lüneburg: Neubauer 1989

ALTENBERGER, H./NEUMANN, P.: Sportpädagogische Konzepte zwischen Fun – Anstrengung – Leistung – Wettbewerb. In: Zu neuen Ufern, Paffrath, F. H. (Hgg.), Alling: Dr. Sandmann 1998, S. 172-179

ALTENBERGER, H./PAFFRATH, F. H. u.a. (Hg.): Erleben lernen – Erleben lehren: I. Hochschulforum Erlebnispädagogik. Augsburg: Wißner 1998

ALTENBERGER, H.: Lehrkompetenzen: Was ein Erlebnispädagoge können sollte. In: Erleben lernen – Erleben lehren: I. Hochschulforum Erlebnispädagogik, Altenberger, H./Paffrath, F. H. u.a. (Hgg.), Augsburg: Wißner 1998, S. 9-24

ALTENTHAN, S. u.a./HOBMAIR, H. (Hg.): Pädagogik. Köln/München: Stam 1994

ALTENTHAN, S. u.a./HOBMAIR, H. (Hg.): Psychologie. Köln/München: Stam 1994

AMANN, G./WIPPLINGER R.: Die Relevanz subjektiver Krankheitstheorien in der Gesundheitsförderung. In: Gesundheitsförderung: Ein multidimensionales Tätigkeitsfeld, Amann, G./Wipplinger, R. (Hgg.), Tübingen: dgvt 1998, S. 153-174

AMANN, G./WIPPLINGER, R. (Hg.): Gesundheitsförderung: Ein multidimensionales Tätigkeitsfeld. Tübingen: dgvt 1998

AMESBERGER, G./SCHÖRGHUBER, K.: Curricula und Studiengänge: Curriculum zum Gruppentrainer für Integrative Outdoor-Aktivitäten. In: Erleben lernen – Erleben lehren: I. Hochschulforum Erlebnispädagogik, Altenberger, H./Paffrath, F. H. u.a. (Hgg.), Augsburg: Wißner 1998, S. 27-41

ARENDT, S./WALTER, H.: Diabetesschulung - wichtiger Bestandteil der Therapie. In: Forschung und Praxis, 14. Jg., Nr. 200, 8/1995, S. 16-18

ASSAL, J.-Ph.: Educating the diabetic patient: difficulties encountered by patients and health care providers who have to teach NIDDM and IDDM patients. In: Concepts for the Ideal Diabetes Clinic, Diabetes Forum Series, Volum 4, Mogensen, C. E./ Standl, E. (Hgg.), Berlin/New York: Walter de Gruyter 1992, S. 73-87

ASSAL, J.-Ph.: Educating the diabetic patient: which programme is specific to IDDM and to NIDDM? In: Concepts for the Ideal Diabetes Clinic, Diabetes Forum Series, Volum 4, Mogensen, C. E./ Standl, E. (Hgg.), Berlin/New York: Walter de Gruyter 1992, S. 89-104

ASVALL, J. E./MAYES, W./KRANS, H. M. J.: Consensus Guidelines For The Management Of Insulin-Dependent (TYPE I) Diabetes. European Policy Group, Brussels, 1993

BAUER, H.-G.: Erlebnis- und Abenteuerpädagogik: Eine Literaturstudie. Großhessellohe: Hampp 1984

BAUER, H.-G.: Zwischen Alltag und Alaska: Erlebnispädagogik in der öffentlichen Diskussion. In: Zu neuen Ufern, Paffrath, F. H. (Hgg.), Alling: Dr. Sandmann 1998, S. 102-105

BECKER, M. H. u.a.: Wahrnehmungen des Patienten und Compliance: Neuere Untersuchungen zum "Health Belief Model". In: Compliance Handbuch, Haynes, R. B./Taylor, D. L./ Sackett D. L. (Hgg.), München: VAW 1986², S. 94-131

BECKER, P.: Theoretische Grundlagen. In: Wohlbefinden, Abele, A./Becker, P. (Hgg.), Weinheim: Juventa 1991, S. 13-49

BECKER, P.: Prävention und Evaluation: Prävention und Gesundheitsförderung. In: Gesundheitspsychologie: Ein Lehrbuch. Göttingen/Bern/Toronto/Seattle: Hogrefe 1997², S. 517-534

BECKER, S./ RUDOLPH, W.: Handlungsorientierte Seniorenbildung: Modellprojekte: Konzeptionelle Überlegungen - praktische Beispiele. Opladen: Leske+Budrich 1994

BENGEL, J./BELZ-MERK, M.: Gesundheitskognitionen und Gesundheitsverhaltenstheorie: Subjektive Gesundheitsvorstellungen. In: Gesundheitspsychologie: Ein Lehrbuch. Göttingen/Bern/Toronto/Seattle: Hogrefe 1997², S. 23-41

BERGER, M. (Hg): Diabetes mellitus. München/Jena: Urban & Fischer 2000²

BERGER, M. (Hg): Diabetes mellitus. München/Wien/Baltimore: Urban & Schwarzenberg 1995

BERGER, M./ JÖRGENS, V.: Praxis der Insulintherapie. Berlin u. a.: Springer 1995⁵

BERGER, M.: Diabetes mellitus: Selbsttherapie bei Typ-II-Diabetes mellitus. In: Compliance und Selbstmanagement, Petermann, F. (Hgg.), Göttingen/Bern/Toronto/Seattle: Hogrefe 1998, S. 161-186

BERGIS, K.: Diabetes-Schulung: eine neue Aufgabe für Arzt in der Praxis: Schriftenreihe der Diabetes Akademie Bad Mergentheim e.V.; Bd. 3. Frankfurt/M.: Boerner 1983

BERLIN-CHEMIE AG: Stoffwechsel- und Dosierungstabellen, Stand 1996. Broschüre zu beziehen über: Berlin-Chemie AG, Glienicker Weg 125, 12489 Berlin

BLÄTTNER, B.: Theorie und Praxis der Erwachsenenbildung: Gesundheit lässt sich nicht lehren. Bad Heilbrunn: Klinkhardt 1998

BÖHM, W.: Wörterbuch der Pädagogik. Stuttgart: Kröner 1988[13]

BORCHERT, P.: Ganzheitlichkeit auf dem Weg zu einer neuen Unternehmensperspektive: Eine umfassende Unternehmensperspektive. Univ. P'ecs 1990

BOTT, U.: Psychosoziale Aspekte und Krankheitsbewältigung. In: Diabetes mellitus, Berger, M. (Hg.), München/Wien/Baltimore: Urban & Schwarzenberg 1995, S. 622-630

BRANDER, S./KOMPA, A./PELTZER, U.: Denken und Problemlösen: Einführung in die kognitive Psychologie: WV-Studium; Bd. 131. Opladen: Westdeutscher Verlag 1985

BREß, H.: Erlebnispädagogik in der betrieblichen Ausbildung: Ein Praxisbericht zu Wirkungen und Transfer. In: Grundlagen der Weiterbildung: Erlebnis Erwachsenenbildung: Zur Aktualität handlungsorientierter Pädagogik, Cuvry, A. de u.a. (Hgg.), Neuwied: Luchterhand 1999, S. 264-278

BREUER-SCHÜDER, R.: Gesundheit & Sport: Sport–Ratgeber für Diabetiker: Eine praktische Orientierungshilfe. Oberhaching: sportinform Verlag 1988

BRODA, M./MUTHNY, F.A.: Umgang mit chronisch Kranken: Ein Lehr- und Handbuch der psychologischen Fortbildung. Stuttgart/New York: Thieme 1990

CASPERS, A./FÜLGRAFF, B.: Lehren lernen als Suchbewegung - Didaktische Denkanstöße für alltagsorientierte Bildung. In: Neue Wege in der Bildung Älterer: Praktische Modelle und Projekte; Bd. 2, Dettbarn-Reggentin, J./Reggentin H. (Hgg.), Freiburg im Breisgau: Lambertus 1992, S. 76-89

CUVRY, A. de/ HAEBERLIN, F./MICHL, W./BREß, H. (Hg.): Grundlagen der Weiterbildung: Erlebnis Erwachsenenbildung: Zur Aktualität handlungsorientierter Pädagogik. Neuwied: Luchterhand 1999

DAVIDSON, J.K. u.a.: Assessment of program effectiveness at Grady Memorial Hospital. In: Educating diabetic patients, Steiner, G./Lawrence, P., New York: Springer 1981, S. 329-346

DER REDEN-BERATER: Handbuch für erfolgreiche Reden im Betrieb, in der Öffentlichkeit und im Privatleben. Norman Rentrop, Theodor-Heuss-Str. 4, 53177 Bonn

DETTBARN-REGGENTIN, J./REGGENTIN, H. (Hg.): Neue Wege in der Bildung Älterer: Praktische Modelle und Projekte; Bd. 2. Freiburg im Breisgau: Lambertus 1992

DETTBARN-REGGENTIN, J./REGGENTIN, H. (Hg.): Neue Wege in der Bildung Älterer: Theoretische Grundlagen und Konzepte; Bd. 1. Freiburg im Breisgau: Lambertus 1992

DETTBARN-REGGENTIN, J.: Zeitstrukturierung und Zeitwahrnehmung: Bildung von Eigenzeit und Entwicklung temporaler Kompetenz im Alter. In: Neue Wege in der Bildung Älterer: Theoretische Grundlagen und Konzepte; Bd. 1, Dettbarn-Reggentin, J./Reggentin H. (Hgg.), Freiburg im Breisgau: Lambertus 1992, S. 24-35

DEUSINGER, I. M.: Identität und Persönlichkeit im Alter. In: Entwicklungsprozesse im Alter, Mayring, Ph./Saup, W. (Hgg.), Stuttgart/Berlin/Köln: Kohlhammer 1990, S. 201-216

DEUTSCHE DIABETES-GESELLSCHAFT – DER VORSTAND: Empfehlungen zur Schulung von Patienten mit Typ-2-Diabetes im mittleren Lebensalter: Empfehlungen der Deutschen Diabetes-Gesellschaft. In: Diabetologie Informationen: Mitteilungsblatt der Deutschen Diabetes-Gesellschaft, 22. Jg., 1/2000, S. 27-32

DEUTSCHE DIABETES-GESELLSCHAFT: Qualitätsrichtlinien für die Schulung von Typ-II-Diabetikern im mittleren Lebensalter: Richtlinien der Deutschen Diabetes-Gesellschaft. In: Diabetologie Informationen: Mitteilungsblatt der Deutschen Diabetes-Gesellschaft, 19. Jg., 2/1997, 134-136

DEUTSCHE DIABETES-GESELLSCHAFT: Qualitätsrichtlinien und Qualitätskontrolle von Behandlungseinrichtungen für Typ-II-Diabetiker. In: Diabetologie Informationen: Mitteilungsblatt der Deutschen Diabetes-Gesellschaft, 19. Jg., 1/1997, S. 38-40

DEUTSCHE DIABETES-UNION (Hg.): Diabetes heute: Erkennung, Behandlung, Folgeschäden: Was man über die Zuckerkrankheit wissen sollte? Quakenbrück: Gerhards GmbH & Co. 1998[4]

DEUTSCHE DIABETES-UNION e.V. (Hg.): Diabetes heute: Erkennung-Behandlung-Folgeschäden. Lautertal-Beedenkirchen: Gerhards Verlag 1995

DEUTSCHE GESELLSCHAFT FÜR ERNÄHRUNG e.V. (Hg.): Richtig Essen: Vollwertig genießen nach den Richtlinien der Deutschen Gesellschaft für Ernährung. Heidelberg: Umschau/Braus 1998

DIEDRICHSEN, I.: Zur Verhaltensmodifikation in der ernährungsmedizinischen Beratung. In: Aktuelle Ernährungsmedizin: Zeitschrift für Stoffwechselforschung, klinische Ernährung und Diätetik, 22. Jg., 4/97, S. 202-205

DIETERICH, R.: Erlebnispädagogische Didaktik und psychologiesch Instruktionstheorie: Konvergierende Entwicklungen in einem interdisziplinären Forschungsfeld. In: Grundlagen der Weiterbildung: Erlebnis Erwachsenenbildung: Zur Aktualität handlungsorientierter Pädagogik, Cuvry, A. de u.a. (Hgg.), Neuwied: Luchterhand 1999, S. 244-255

DITTRICH, A.: Gesundheitsförderung von Übergewichtigen: Überlegungen zu einem kooperativen Ernährungsberatungsmodell. Lage: Hans Jacobs 1998

DLUGOSCH, G. E.: Modelle der Gesundheitspsychologie. In: Lehrbuch der Gesundheitspsychologie, Schwenkmezger, P./Schmidt, L. R. (Hgg.), Stuttgart: Ferdinand Enke Verlag 1994, S. 101-117

DOMKE, H./WEBER, E. (Hg.): Erziehungsmethoden: R. Pädagogik: Eine Einführung; Bd. 2. Donauwörth: Auer 1976[5]

DÖRING, K.: Lehren in der Weiterbildung: ein Dozentenleitfaden. Weinheim: Deutscher Studienverlag 1990[3]

DÖRR, F./STÄHLER, W.: Erlebnis, Erlebnispädagogik. In: Lexikon der Pädagogik, Rombach, H. (Hgg.), Freiburg/Basel/Wien: Herder 1960[2], S. 982-987

DROSDOWSKI, G. u.a. (Hg.): Duden: Das Fremdwörterbuch, Bd. 5. Mannheim/Leipzig/Wien/Zürich: Meyers 1990[5]

DROSDOWSKI, G. u.a. (Hg.): Duden: Das Herkunftswörterbuch: Etymologie der deutschen Sprache, Bd. 7. Mannheim/Leipzig/Wien/Zürich: Meyers 1998[2]

EGGERS, Ph. B.: Systemtheoretische Aspekte der Erwachsenenbildung. In: Soziologie der Erwachenenbildung: Handbuch der Erwachsenenbildung, Bd. 6, Eggers, Ph. B./Steinbacher , F. J. (Hgg.), Stuttgart: Kohlhammer 1977, S. 66-74

FALTERMAIER, T. u. a., SELG, H./ULICH, D. (Hgg.): Entwicklungspsychologie des Erwachsenenalters: R. Grundriß der Psychologie; Bd. 21. Stuttgart u. a.: Kohlhammer 1992

FALTERMAIER, T.: Gesundheitsbewußtsein und Gesundheitshandeln: Über den Umgang mit Gesundheit im Alltag. Weinheim: Beltz 1994

FELL, M.: Dialogische Bildungsmethoden in ihrer anthropologischen, gesellschaftspolitischen und lernpsychologischen Relevanz für Erwachsene. In: Erwachsenenbildung, 30. Jg., 1/1984, S. 28-32

FELL, M.: Praxis der betrieblichen Weiterbildung. Köln: Dt.-Inst.-Verl. 1981

FELL, M.: Raumdidaktische Übungen zum praktischen Umgang mit Bildungsräumen. In: Erwachsenenbildung, 38. Jg., 1/1992, S. 37-39

FELL, M.: Räume in der Erwachsenenbildung: Überlegungen zur Wirkung von Bildungsräumen. In: Erwachsenenbildung, 35. Jg., 4/1989, S. 192-199

FERSTL, A.: Erlebnispädagogik: Bilder – Diagramme – Übersichten – Modelle. Univ. Augsburg 1998

FEUCHTHOFEN, J. E.: Lernen unter freiem Himmel. In: erleben und lernen: Internationale Zeitschrift für handlungsorientiertes Lernen, 6. Jg., Sonderdruck 1998, S. 6-7

FILIPP, S.-H./AYMANNS, P.: Gesundheitskognitionen und Gesundheitsverhaltenstheorie: Subjektive Krankheitstheorien. In: Gesundheitspsychologie: Ein Lehrbuch. Göttingen/Bern/Toronto/Seattle: Hogrefe 1997[2], S. 3-21

FISCH, R. u.a.: Diabetes in der Geriatrie: Grundwissen in der Altenpflege: Diabetes im Alter. Hamburg: Hoechst 1995

FISCHER, T.: Diskussionsbeiträge: Zur curricularen Begründung einer erlebnispädagogischen Grundausbildung. In: Erleben lernen – Erleben lehren: I. Hochschulforum Erlebnispädagogik, Altenberger, H./Paffrath, F. H. u.a. (Hgg.), Augsburg: Wißner 1998, S. 83-89

FLEISCHMANN, U. M./GUNZELMANN, T.: Die Entwicklung der Intelligenz - Grundlage eines Alterns in Kompetenz? In: Neue Wege in der Bildung Älterer: Theoretische Grundlagen und Konzepte; Bd. 1, Dettbarn-Reggentin, J./Reggentin H. (Hgg.), Freiburg im Breisgau: Lambertus 1992, S. 36-52

FLEISCHMANN, U. M.: Intelligenz im Alter. In: Entwicklungsprozesse im Alter, Mayring, Ph./Saup, W. (Hgg.), Stuttgart/Berlin/Köln: Kohlhammer 1990, S. 105-123

FLEISCHMANN, U. M.: Intelligenz im Alter. In: Entwicklungsprozesse im Alter, Mayring, P./Saup, W. (Hgg.), Stuttgart/Berlin/Köln: Kohlhammer 1990, S. 105-120

FLEISCHMANN, U. M.: Leistungspsychologische Aspekte des höheren Lebensalters. In: Gerontologie: Psychologie des alten Menschen, Oswald, W. D./Fleischmann, U. M. (Hgg.), Stuttgart u. a: Kohlhammer 1983, S. 69-102

FLICK, U. (Hg.): Alltagswissen über Gesundheit und Krankheit: Subjektive Theorien und soziale Repräsentationen. Heidelberg: Asanger 1991

FOOKEN, I.: Gesundheitsförderung im Alter. In: Gesundheitsförderung: Ein multidimensionales Tätigkeitsfeld, Amann, G./Wipplinger, R. (Hgg.), Tübingen: dgvt 1998, S. 283-302

FRANK, J. D.: Persuasion and healing. Baltimore: John Hopkins University Press 1961

FRANKE, R./MÜHLHAUSER, I.: Ernährung ist die beste Medizin: Bluthochdruck. Reinbek bei Hamburg: Rowohlt 1998

FRANKENSTEIN, G.: Bildungsarbeit für ältere Menschen in der Industrie- und Dienstleistungsgesellschaft. Pfaffenweiler, Centaurus 1990

FRANZKOVIAK, P./SABO, P. (Hg.): Dokumente der Gesundheitsförderung. Mainz: Peter Sabo 1993

FRICKE, K.: Adolf Reichwein: Ein Wegbereiter der modernen Erlebnispädagogik? Lüneburg: Neubauer 1988

FREY, K.: Die Projektmethode. Weinheim/Basel: Beltz 1996[7]

FÜRSTENBERG, F.: Bildungsprobleme der "jungen Alten". In: Bildung für das Alter - Bildung im Alter, Geißler, E. E. (Hg.), Bonn: Bouvier 1990, S. 41-49

GEIßLER, E. E. (Hg.): Bildung für das Alter - Bildung im Alter. Bonn: Bouvier 1990

GERGELY, S. M.: Diät - aber wie?: Von der Atkins-Diät bis zur Zen-Makrobiotik. Der kritische Wegweiser für Ernährungsbewußte. München: Piper 1984

GEUE, B.: Individuelle Patientenführung: Erfolgsorientierte Kommunikationsstrategien für die tägliche Praxis. Stuttgart: Enke 1993

GRAM, B.: Geschichtlicher Überblick – die Wurzeln der Erlebnispädagogik. In: Jugend des Deutschen Alpenvereins, 1/1995

GRAUMANN, C. F.: Einführung in die Psychologie: Motivation; Bd. 1. Frankfurt: Akademische Verlagsgesellschaft 1974

GRAWE, K./BRAUN, U.: Qualitätskontrolle in der Psychotherapiepraxis. In: Zeitschrift für Klinische Psychologie, 23/1994, S. 242-267

GRAWE, K./DONATI, R./BERNAUER, F.: Psychotherapie im Wandel: Von der Konfession zur Profession. Göttingen: Hogrefe 1994

GRAWE, K.: Psychotherapie ohne Grenzen. Von den Therapieschulen zur Allgemeinen Psychotherapie. In: Verhaltenstherapie und psychosoziale Praxis, 26/1994, S. 357-370

GRENCAVAGE, L. M./NORCROSS, J. C.: Where are the commonalities among the therapeutic common factors? In: Professional Psychology: Research and Practice, 21/1990, S. 372-378

GREVE, W.: Formen der Bewältigung: Bewältigungsforschung zwischen Praxis und Erkenntnis: Wozu suchen wir nach welcher Art von Einsicht? In: Psychologie der Bewältigung, Tesch-Römer, C. u.a. (Hgg.), Weinheim: Belz 1997, S. 67-71

GRIES, F. A. u. a. (Hgg.): Leitfaden für die Betreuung des nicht-insulinabhängigen Diabetes mellitus (NIDDM, Typ II): Ein Beitrag zur praktischen Umsetzung der St. Vincent-Deklaration. Mainz: Kirchheim 1994

GRIES, F. A./PIWERNETZ, K. (Hgg.): St.-Vincent-Register 1994: Beiträge zur Umsetzung der St.-Vincent-Deklaration in Deutschland. Mainz: Kirchheim 1994

GRUNERT, S.: Essen und Emotionen: Die Selbstregulierung von Emotionen durch das Eßverhalten. Weinheim: Psychologie-Verl.-Union 1993

GRÜßER, M. u. a.: Evaluation of a structured treatment and teaching program for non-insulin-treated type II diabetic outpatients in Germany after the nationwide introduction of reimbursement policy for physicians. In: Diabetes Care, Volume 16, Nr. 9, 9/1993, S. 1268-1275

GRÜßER, M. u. a.: Schulung nicht insulinpflichtiger Typ-II-Diabetiker in der Praxis des niedergelassenen Arztes. In: Diabetes und Stoffwechsel, 1/1992, S. 229-234

GUDAT, U./WÖLLNER, W.: Psychiatrische und psychosomatische Aspekte bei Diabetes mellitus. In: Diabetes mellitus, Berger, M. (Hg.), München/Wien/Baltimore: Urban & Schwarzenberg 1995, S. 615-621

GUDJONS, H.: Pädagogisches Grundwissen. Bad Heilbrunn: Klinkhardt 1994[2]

GUDJONS, H.: Handlungsorientiert lehren und lernen: Schüleraktivierung, Selbsttätigkeit, Projektarbeit. Bad Heilbrunn: Klinkhardt 1997[5]

HAHN, K.: Erziehung zur Verantwortung: Aus den deutschen Landerziehungsheimen. Stuttgart: Klett 1958

HAISCH, J.: Diabetes mellitus: Längerfristige Compliance bei der ambulanten Diabetikerbetreuung. In: Compliance und Selbstmanagement, Petermann, F. (Hgg.), Göttingen/Bern/Toronto/Seattle: Hogrefe 1998, S. 217-228

HAMPEL, P./PETERMANN, F.: Patientenschulung und Patientenberatung – Zur Bedeutung der Streßkonzepte. In: Patientenschulung und Patientenberatung: Ein Lehrbuch, Petermann, F. (Hgg.), Göttingen/Bern/Toronto/Seattle: Hogrefe 1997[2], S. 53-99

HASSELKUS, W.: Diätprobleme mit und von Typ-II-Diabetikern in der Allgemeinpraxis. In: Diabetes-Journal Schulungs-Profi, 3/1994, S. 1-3

HASSLACHER, CHR.: Der hypertensive Typ-II-Diabetiker: Pathophysiologie, Diagnostik, Komplikationen und Differentialtherapie. Berlin/New York: Walter de Gruyter 1994

HAUBL, R. u.a.: Struktur und Dynamik der Person: Einführung in die Persönlichkeitspsychologie. Opladen: Westdeutscher Verlag 1986

HECKMAIR, B./MICHL, W.: Erleben und Lernen: Einstieg in die Erlebnispädagogik. Neuwied/Kriftel/Berlin: Luchterhand 1998[3]

HECKMAIR, B./MICHL, W.: Erleben und Lernen: Einstieg in die Erlebnispädagogik. Neuwied/Kriftel/Berlin: Luchterhand 1994[2]

HECKMAIR, B./MICHL, W.: Die Wiederentdeckung der Wirklichkeit: Erlebnis im gesellschaftlichen Diskurs und in der pädagogischen Praxis: Praktische Erlebnispädagogik. München: Luchterhand 1995

HEINRICH, R. (Hg.): Rationales Management des Typ-II-Diabetes: Therapie zwischen Resignation und Renitenz. Bochum: Ponte Press 1995

HELLIGRATH, H./KASSENÄRZTLICHE VEREINIGUNG BAYERNS (Hg.): Entwurf in der mit dem Diabetesarbeitskreis abgestimmten Fassung: Vereinbarung zur Durchführung ambulanter Gesundheitsförderung. 1995

HEPP, K. D. u. a. (Hgg.): Diabetes in Deutschland: Eine Denkschrift zur Lage der Diabetologie in der Bundesrepublik. Bochum: DDG 1995

HERMANNS, N./KULZER, B.: Verhaltensmedizinische Ansätze zur Gewichtsreduktion bei Typ-II-Diabetes. In: Diabetes mellitus, Petermann, F. (Hgg.), Göttingen: Hogrefe 1995, S. 141-185

HEROLD, G. u. a. (Hgg.): Innere Medizin: Eine Vorlesungsorientierte Darstellung. Köln: Gerd Herold 1991

HERSCHBACH, P.: Dimensionen der „Lebensqualität" und deren Erfassung. In: Aktuelle Ernährungsmedizin: Zeitschrift für Stoffwechselforschung, Klinische Ernährung und Diätetik, 25. Jg., 2/2000, S. 70-73

HIEN, P.: Diabetes Handbuch: Eine Anleitung für Praxis und Klinik. Berlin/Heidelberg: Springer-Verlag 1995

HIERDEIS, H.: Pädagogik: Eine Einführung: Erziehungsinstitutionen. Donauwörth: Auer 1983[5]

HILDEBRANDT, H. (Hg.): Pschyrembel: Klinisches Wörterbuch. Berlin/New York: de Gruyter 1994[257]

HILGARD, E. R./BOWER, G. H.: Theorien des Lernens (Übersetzung aus dem Amerikanischen). Stuttgart: Klett 1975[4]

HIRSCH, A.: Mit Diabetes leben lernen: Wege zur seelischen Bewältigung des Diabetes. Mannheim: PAL Verlagsgesellschaft 1992

HIRSCH, A.: Trotz Diabetes sinnvoll leben: Wege zu einem neuen Selbstverständnis. Düsseldorf: ECON 1986

HORNUNG, W. P.: Kooperative Pharmakotherapie. In: Deutsches Ärzteblatt - Ärztliche Mitteilungen, Sonderdruck, 93. Jg., 5/1996, S. 1-5

HÜLSHOFF, TH.: Lernen im MCSL als Prozeß der ganzheitlichen Persönlichkeitsentwicklung, unveröffentlichtes Manuskript; Theo Hülshoff, am Querenberg 5, 76829 Landau-Blaukenborn

HURRELMANN, K./LAASER, U. (Hgg.): Gesundheitswissenschaften: Handbuch für Lehre, Forschung und Praxis. Weinheim/Basel: Beltz 1993

INSTITUT FÜR BERATUNG, TRAINING, CONTROLLING - DR. SCHMIDBAUER (Hg.): Auswertung des Fragebogens für die Schulungsteilnehmer des Patienten-Workshops an der Diabetes-Klinik Bad Lauterberg. Friedberg: 1991

INSTITUT FÜR BERATUNG, TRAINING, CONTROLLING - DR. SCHMIDBAUER (Hg.): Workshop: Was ist die ideale Diabetikerschulung?. Friedberg: 1991

JENDROWIAK, H.-W.: Benötigt die Pädagogik ein Weltbild? Reihe: Eichstätter Hochschulreden, Nr. 45. München: Minerva-Publ. 1985

JENSEN, S.: Systemtheorie. Stuttgart: Kohlhammer 1983

KANFER, F. H./ Hagerman, S.: Behavior therapy and the information – processing paradigm. In: Theoretical issues in behavior therapy, Reiss, S./Bootzin, R. R. (Hgg.), New York: Academic Press 1985, S. 3-33

KANFER, F. H./Hagerman, S.: The role of self-regulation. In: Behavior therapy for depression: Present status and future directions, Rehm, L. P. (Hgg.), New York: Academic Press 1981, S. 659-686

KANFER, F. H./REINECKER, H./SCHMELZER, D.: Selbstmanagement-therapie: Ein Lehrbuch für die klinische Praxis. Berlin/Heidelberg/New York: Springer 2000[3]

KARSTEN, A.: Motivation und affektives Geschehen. In: Lehrbuch der experimentellen Psychologie, Meili, R./Rohracher, H. (Hgg.), Bern: Huber 1972[3], S. 281-326

KATZENBERGER, I. F.: Gedächtnis. In: Experimentelles Praktikum: Psychologisches Praktikum; Bd. 1, Arnold, W. (Hg.), Stuttgart: Fischer 1972, S. 270-299

KICKBUSCH, I.: Öffentliche Gesundheit. In: Kommunale Gesundheitsförderung – aktuelle Entwicklungen, Konzepte, Perspektiven, Labisch, A. (Hgg.), Frankfurt: Dt. Zentrale für Volksgesundheitspflege e.V. 1998, S. 147-159

KLINGSPON-MÄRZ, I.: Der Pyramidenbauer. In: Management Wissen: 11/1984, S. 98-102

KNICK, B./KNICK, J.: Diabetologie. Stuttgart u. a.: Kohlhammer 1985

KNOLL DEUTSCHLAND GmbH: Ein Weg zu mehr Lebensqualität: Abnehmen mit Vernunft, Stand 1998. Broschüre zu beziehen über: Knoll Deutschland GmbH, Rathausplatz 10-12, 67059 Ludwigshafen

KNOLL, J.: Kleingruppenmethoden: Effektive Gruppenarbeit in Kursen, Seminaren, Trainings und Tagungen.Weinheim/Basel: Beltz 1993

KNOLL, J.: Kurs- und Seminarmethoden: Ein Trainingsbuch zur Gestaltung von Kursen und Seminaren, Arbeits- und Gesprächskreisen. Weinheim/Basel: Beltz 1995[6]

KOHLMANN, C.-W./KULZER, B. (Hgg.): Diabetes und Psychologie: Diagnostische Ansätze. Bern u. a.: Huber 1995

KÖLSCH, H. (Hg.): Wege Moderner Erlebnispädagogik. München: Dr. Sandmann 1995

KÖLSCH, H.: DIN-Erlebnispädagogik: Was muß der Erlebnispädagoge / die Erlebnispädagogin können? In: Zu neuen Ufern, Paffrath, F. H. (Hgg.), Alling: Dr. Sandmann 1998, S. 106-109

KONRAD, F.-M.: Schule, Angst, Gewalt. Bad Boll: Verlag Evangelische Akademie 1993

KRAUSNICK-HORST, R.: Weiterbildung auch im Alter? In: Altern als Chance und Herausforderung: Aktives Altern; Bd. 1. Stuttgart u. a.: Aktuell 1990, S. 165-177

KRÖNER-HERWIG, B.: Gesundheitsförderung bei chronischem Schmerz. In: Gesundheitsförderung: Ein multidimensionales Tätigkeitsfeld, Amann, G./Wipplinger, R. (Hgg.), Tübingen: dgvt 1998, S. 515-535

KRONSBEIN, P. u. a.: Evaluation of a structured treatment and teaching programme on non-insulin-dependent diabetes. In: The Lancet, 17.12.1988, S. 1407-1411

KRUSE, A./Lehr, U.: Intelligenz, Lernen und Gedächtnis im Alter. In: Handbuch der Gerontologie: Neurologie, Psychiatrie, Bd. 5. Platt, D./Oesterreich, K. (Hgg.), Stuttgart/New York: Fischer 1989, S. 391-409

KRYSPIN-EXNER, I.: Von der Verhaltensmedizin zur Gesundheitspsychologie. In: Gesundheitsförderung: Ein multidimensionales Tätigkeitsfeld, Amann, G./Wipplinger, R. (Hgg.), Tübingen: dgvt 1998, S. 109-125

KUGEMANN, W. F. u. a.: Lerntechniken für Erwachsene. Reinbek bei Hamburg: Rowohlt 1978

KUHLMANN, H.: Die Zauberstoffe in Wampenbries: Die Geschichte der Erforschung des exokrinen Pankreas und des Wirkstoffes Pankreatin. Hannover: Solvay 1999

KULZER, B./NEUMEYER, T.: Bewältigungsverhalten (Coping) von Typ-II-Diabetikern - eine empirische Untersuchung. In: Verhaltensmedizin und Diabetes mellitus: Psychobiologische und verhaltenspsychologische Ansätze in Diagnostik und Therapie, Strian, F./Hölzl, R./Haslbeck, M. (Hgg.), Berlin u. a.: Springer-Verlag 1988, S. 326-361

KULZER, B.: Evaluation von Rehabilitationsmaßnahmen am Beispiel der Diabetiker-Schulung. In: Präv.-Rehab., 4. Jg., 4/1992, S. 167-175

KÜPPERS, H.: Das Grundgesetz der Farbenlehre. Köln: dumont 1988[5]

LAASER, U. u.a.: Prävention, Gesundheitsförderung und Gesundheitserziehung. In: Gesundheitswissenschaften: Handbuch für Lehre, Forschung und Praxis, Hurrelmann, K./LAASER, U. (Hgg.), Weinheim: Beltz 1993, S. 176-206

LAMBERT, M. J./BERGIN, A. E.: The effectiveness of psychotherapy. In: Handbook of psychotherapy and behavior change, Bergin, A. E./Garfield, S. L. (Hgg.), New York: Wiley 1994[4], S. 143-189

LAUBE, H.: Diabetestherapie bei Metabolischem Syndrom. Bremen: UNI-MED 1999

LAURITZEN, T./de Fine Olivarius, N.: The diabetes team in general practice. In: Concepts for the Ideal Diabetes Clinic, Diabetes Forum Series, Volum 4, Mogensen, C. E./Standl, E. (Hgg.), Berlin/New York: Walter de Gruyter 1992, S. 53-63

LEPPIN, A./SCHWARZER, R: Stress, Emotionen und Bewältigung: Sozialer Rückhalt, Krankheit und Gesundheitsverhalten. In: Gesundheitspsychologie: Ein Lehrbuch. Göttingen/Bern/Toronto/Seattle: Hogrefe 1997[2], S. 349-373

LEPPIN, A.: Bedingungen des Gesundheitsverhaltens: Risikowahrnehmung und persönliche Ressourcen. Weinheim/München: Juventa 1994

LIFESCAN: Lebensqualität mit Diabetes: Eine umfassende Informationsbroschüre für Menschen mit Diabetes mellitus. Broschüre zu beziehen über: Ortho-Clinical Diagnostics GmbH, Geschäftsbereich LifeScan, Postfach 1340, 69141 Neckargemünd

LISTER, J. G.: Emotionale Intelligenz und ihre Verbindung zum Erfahrungslernen. In: erleben und lernen: Internationale Zeitschrift für handlungsorientiertes Lernen, 6. Jg., 2/98, S. 19-20

LORENZ, K.: Abbau der Menschlichkeit. München: Piper 1989[5]

LORENZ, K.: Die acht Todsünden der zivilisierten Menschheit. München: Piper 1989[21]

LOTZ-RAMBALDI, W./KOCH, U.: Diabetes mellitus: Typ-II-Diabetes im Alter: ein Compliance-Problem? In: Compliance und Selbstmanagement, Petermann, F. (Hgg.), Göttingen/Bern/Toronto/Seattle: Hogrefe 1998, S. 187-200

LUHMANN, N.: Ökologische Kommunikation: Kann die moderne Gesellschaft sich auf ökologische Gefährdungen einstellen? Opladen: Westdeutscher Verlag 1986

LUHMANN, N.: Soziale Systeme. Frankfurt/M.: Suhrkamp 1988[2]

LUHMANN, N.: Soziologische Aufklärung. Opladen: Westdeutscher Verlag 1975

LUTZ, B. (Hg.): Philosophenlexikon. Stuttgart/Weimar: Metzler 1995[2]

MÄRZ, F.: Pädagogenprofile: Miniaturen großer Erzieher und bedeutender pädagogischer Denker. Donauwörth 1982

MAKUCH, A./RESCHKE, K.: Gesundheitsverhalten: Orales Gesundheitsverhalten. In: Gesundheitspsychologie: Ein Lehrbuch. Göttingen/Bern/Toronto/Seattle: Hogrefe 1997[2], S. 175-187

MANN, R.: Das ganzheitliche Unternehmen. Bern/München/Wien: Scherz 1988[2]

MANTLER, R.: Schule zwischen Erziehung, Erlebnis und Entertainment. In: Zu neuen Ufern, Paffrath, F. H. (Hgg.), Alling: Dr. Sandmann 1998, S. 154-157

MARTIN, D. u.a.: Handbuch der Trainingslehre. Schorndorf: Hofmann 1993

MASLOW, A. H.: Motivation und Persönlichkeit. Olten/Freiburg im Breisgau: Walter-Verlag 1978[2]

MASLOW, A. H.: Psychologie des Seins. Frankfurt a. M. 1988[3]

MATTHAEI, S.: Diabetes mellitus Typ II - von der Pathogenese zur rationellen Therapie. In: medwelt, 46. Jg., 1995, S. 564-571

MAYRING, P./SAUP, W. (Hgg.): Entwicklungsprozesse im Alter. Stuttgart/Berlin/Köln: Kohlhammer 1990

MEHNERT, H./STANDL, E.: Ärztlicher Rat für Diabetiker. Stuttgart/New York: Thieme 1987[4]

MEHNERT, H.: Metabolisches Syndrom und Typ-II-Diabetes. Diagnostik und Therapie. In: tägliche praxis: Zeitschrift für Ärzte in Allgemeinmedizin und Praxis, 39. Jg., 3/1998, S. 509-519

MEHNERT, H.: Typ-2-Diabetes: Pathogenese – Diagnostik – Therapie – Folgeschäden. München: Medikon 1998

MEUELER, E.: Erwachsene lernen: Beschreibung-Anstöße-Erfahrungen. Stuttgart: Klett-Cotta 1991[3]

MIDDEKE, M./FISCHER, M./KUSCHE, H.: Eine Schulungsbroschüre für Patienten: Diabetes mellitus. Burg: Berlin-Chemie 1995

MILLER, L.V./GOLDSTEIN, J.: More efficient care of diabetic patients in a county-hospital setting. In: N. Engl. J. Med., Nr. 286, 1972, S. 1388-1391

MITTAG, O.: Gesundheitliche Schutzfaktoren. In: Gesundheitsförderung: Ein multidimensionales Tätigkeitsfeld, Amann, G./Wipplinger, R. (Hgg.), Tübingen: dgvt 1998, S. 177-192

MÜHLHAUSER, I./SPRAUL, M./BERGER, M.: Insulinsubstitutionstherapie incl. Insulinpumpentherapie. In: Diabetes mellitus, Berger, M. (Hg.), München/Wien/Baltimore: Urban & Schwarzenberg 1995, S. 248-285

MUTHNY, F. A.: Formen der Bewältigung: Coping am Beispiel der Krankheitsverarbeitung: Hohe Erwartungen, tiefe Enttäuschungen und der Morgen danach. In: Psychologie der Bewältigung, Tesch-Römer, C. u.a. (Hgg.), Weinheim: Belz 1997, S. 58-66

NEUBERGER, O./CONRADI, W./MAIER, W.: Individuelles Handeln und sozialer Einfluß: Einführung in die Sozialpsychologie. Opladen: Westdeutscher Verlag 1985

NUBER, G., St.-Vincent-Deklaration: Forderungen nicht erfüllt. In Diabetes Journal, 3/1995, S. 11-19

NEUBERT, W.: Das Erlebnis in der Pädagogik. Göttingen: Vandenhoeck & Rupprecht 1990

NOEKER, M.: Diabetes mellitus: Selbstmanagement, Compliance und glykämische Kontrolle beim Typ-I-Diabetes. In: Compliance und Selbstmanagement, Petermann, F. (Hgg.), Göttingen/Bern/Toronto/Seattle: Hogrefe 1998, S. 201-215

NORDDEUTSCHE DIABETES-GESELLSCHAFT (Hg.): Langfristige Versorgung von Diabetikern: Konzept der Norddeutschen Diabetes-Gesellschaft. 1995

NOVO NORDISK PHARMA GmbH: Novonorm: Produktmonographie, Stand 1998. Broschüre zu beziehen über: Novo Nordisk Pharma GmbH, Brucknerstr. 1, 55127 Mainz

OELKERS, J.: Erlebnis als Erziehung oder Erziehung als Erlebnis? Paradoxe Fragen im Umkreis der Erlebnispädagogik. In: Zu neuen Ufern, Paffrath, F. H. (Hgg.), Alling: Dr. Sandmann 1998, S. 16-37

OELKERS, J.: Schulfreform – Schulversuche. In: Praxls Pädagogik. Grundschule von A bis Z, Heckt, D. H./Sandfuchs, U. (Hgg.), Braunschweig: Westermann 1993, S. 232-234

OELKERS, J.: Kann „Erleben" erziehen? In: Zeitschrift für Erlebnispädagogik, 2/92

OELKERS, J.: Unmittelbarkeit als Programm. Zur Aktualität der Reformpädagogik. In: Erlebnispädagogik: Mode, Methode oder mehr?, Bedacht, A. u. a. (Hgg.), München: Dr. Sandmann 1992, S. 96-116

OPPER, E.: Sport – ein Instrument zur Gesundheitsförderung für alle? Aachen: Meyer und Meyer 1998

ORTWEIN, I.: Kleines Lexikon des deutschen Gesundheitswesens. München: Piper 1992

PAFFRATH, F. H. (Hg.): Zu neuen Ufern. Alling: Dr. Sandmann 1998

PAFFRATH, F. H. u.a. (Hg.): Wissenschaftliche Forschung in der Erlebnispädagogik: Erleben, Forschen, Evaluieren: Hochschulforum Erlebnispädagogik. Augsburg: Ziel 1999

PAFFRATH, F. H.: Diskussionsbeiträge: Verdorrte Zweige in erstarrten Armen? In: Erleben lernen – Erleben lehren: I. Hochschulforum Erlebnispädagogik, Altenberger, H./Paffrath, F. H. u.a. (Hgg.), Augsburg: Wißner 1998, S. 91-94

PAHMEIER, I.: Die Bedeutung des Sports für die Gesundheitsförderung. In: Gesundheitsförderung: Ein multidimensionales Tätigkeitsfeld, Amann, G./Wipplinger, R. (Hgg.), Tübingen: dgvt 1998, S. 329-364

PETERMANN, F. (Hg.): Diabetes mellitus. Göttingen: Hogrefe 1995

PETERMANN, F. (Hg.): Patientenschulung und Patientenberatung: Ein Lehrbuch. Göttingen/Bern/Toronto/Seattle: Hogrefe 1997[2]

PETERMANN, F./MÜHLIG S.: Grundlagen der Compliance: Konzepte und Ergebnisse: Grundlagen und Möglichkeiten der Compliance-Verbesserung. In: Compliance und Selbstmanagement, Petermann, F. (Hgg.), Göttingen/Bern/Toronto/Seattle: Hogrefe 1998, S. 73-102

PETERMANN, F./WARSCHBURGER, P.: Krankheitsbewältigung: Asthma und Allergie: Belastungen, Krankheitsbewältigung und Compliance. In: Gesundheitspsychologie: Ein Lehrbuch. Göttingen/Bern/Toronto/Seattle: Hogrefe 1997[2], S. 431-454

PETERMANN, F./WENDT, A.: Verhaltensmedizinische Ansätze bei Diabetes mellitus – eine Übersicht. In: Diabetes mellitus, Petermann, F. (Hgg.), Göttingen: Hogrefe 1995, S. 67-108

PETERMANN, F.: Compliance und Selbstmanagement. Göttingen/Bern/Toronto/Seattle: Hogrefe 1998

PETERMANN, F.: Patientenschulung und Patientenberatung – Ziele, Grundlagen und Perspektiven. In: Patientenschulung und Patientenberatung: Ein Lehrbuch, Petermann, F. (Hgg.), Göttingen/Bern/Toronto/Seattle: Hogrefe 1997[2], S. 3-21

PETRY, J.: Behandlungsmotivation: Grundlagen und Anwendungen in der Suchttherapie. Weinheim: Belz 1993

PETZOLDT, R.: Sprechstunde: Diabetes: Rat und Hilfe bei Typ-I- und Typ-II-Diabetes. München: GU 1987[4]

PFEIFFER, W. M.: Psychologie des kranken Menschen. Stuttgart u. a.: Kohlhammer 1986

PIELORZ, A.: Werte und Wege der Erlebnispädagogik: Schule Schloß Salem. Schriften zur Erlebnis- und Reformpädagogik, Bd. 1. Neuwied/Berlin/Kriftel: Luchterhand 1991

PIPER, H. C./PIPER, I.: Schwestern reden mit Patienten: Ein Arbeitsbuch für Pflegeberufe im Krankenhaus. Göttingen/Zürich: Vandenhoeck & Ruprecht 1985[4]

PRIEST, S./GASS, M. A.: Effective Leadership in Adventure Programming. New Hampshire: Human Kinetics 1997

PRIEST, S.: Experiencial Education: Foundations and future Directions. In: Zu neuen Ufern, Paffrath, F. H. (Hgg.), Alling: Dr. Sandmann 1998, S. 58-91

PROKOP, E./GEIßLER, K. A.: Erwachsenenbildung: Modelle und Methoden. München/Basel: Reinhardt 1974

PUDEL, V./WESTENHÖFER, J.: Ernährungspsychologie: Eine Einführung. Göttingen: Hogrefe 1998[2]

PUDEL, V.: Gesundheitsverhalten: Ernährung. In: Gesundheitspsychologie: Ein Lehrbuch. Göttingen/Bern/Toronto/Seattle: Hogrefe 1997[2], S. 151-174

QUITMANN, H.: Humanistische Psychologie. Göttingen: Hogrefe 1985

RANDAK, O./RANDAK, CH.: Objektive Veränderung – in der Beratung. In: Hilfe vom Bildschirm: Computer in der sozialen Arbeit, Meyer, B. (Hgg.), Freiburg im Breisgau: Lambertus 1991, S. 118-130

RANDAK, O.: Hilfen für Menschen auf dem Weg, Arbeitskonzeption und Manual, Stand Nov. 2000. Unveröffentlichtes Manuskript, zu beziehen über: Oskar Randak, Birkenallee 21, 86911 Dießen

REBLE, A.: Geschichte der Pädagogik. Stuttgart: Kett-Cotta 1993[17]

REIBNITZ von, U.: Szenario-Technik: Instrumente für die unternehmerische und persönliche Erfolgsplanung. Wiesbaden: Gabler 1991

REINECKER, H.: Selbstmanagement bei Diabetes mellitus. In: Diabetes mellitus, Petermann, F. (Hgg.), Göttingen: Hogrefe 1995, S. 109-122

REINERS, A.: Erlebnis und Pädagogik: Praktische Erlebnispädagogik. München: Dr. Sandmann 1995

REINERS, A.: Praktische Erlebnispädagogik: Neue Sammlung motivierender Interaktionsspiele. Augsburg: Ziel 2000[5]

RENNER, H.-G.: Diskussionsbeiträge: Fähigkeiten und Fertigkeiten von Leitungspersonen. In: Erleben lernen – Erleben lehren: I. Hochschulforum Erlebnispädagogik, Altenberger, H./Paffrath, F. H. u.a. (Hgg.), Augsburg: Wißner 1998, S. 98-101

RENNER, R.: Die Sankt Vincent-Deklaration: Als Schuß in den Ofen ein Volltreffer? In: Diabetologie Informationen: Mitteilungsblatt der Deutschen Diabetes-Gesellschaft, 22. Jg., 2/2000, S. 82-83

RENNER, R.: Insulin - aktuell und wichtig wie seit 70 Jahren. In: : Diabetes heute: Erkennung-Behandlung-Folgeschäden. Deutsche Diabetes-Union e.V. (Hg.), Lautertal-Beedenkirchen: Gerhards Verlag 1995, S. 28-31

RIPKE, Th.: Patient und Arzt im Dialog: Praxis der ärztlichen Gesprächsführung. Stuttgart/New York: Thieme 1994

RÖHRS, H.: Bildung als Wagnis und Bewährung: Eine darstellung des Lebenswerkes von Kurt Hahn. Heidelberg: Quelle & Meyer 1966

ROETHER, D.: Leben mit Beeinträchtigungen: Kognitive Aspekte der Rehabilitation im Alter. In: Altern in unserer Zeit: Beiträge der IV. und V. Gerontologischen Wochen, Niederfranke, A. u. a. (Hgg.), Heidelberg/ Wiesbaden: Quelle und Meyer 1992, S. 204-213

ROGERS, C. : Die Kraft des Guten. Frankfurt a. M. 1977

ROGERS, C. R.: Entwicklung der Persönlichkeit. Stuttgart: Klett-Cotta 1988[6]

ROGGE, K. E. (Hg.): Steckbrief der Psychologie. Heidelberg: Quelle & Meyer 1971

RÖLVER, K.-M./BALI, Ch.: Compliance bei Diabetes. In: Verhaltensmedizin und Diabetes mellitus: Psychobiologische und verhaltenspsychologische Ansätze in Diagnostik und Therapie, Strian, F./Hölzl, R./Haslbeck, M. (Hgg.), Berlin u. a.: Springer-Verlag 1988; S. 95-115

ROPOHL, G.: Einführung in die allgemeine Systemtheorie. In: Systemtheorie als Wissenschaftsprogramm, Lenk, H./Ropohl, G. (Hgg.), Königstein/Ts.: Athenäum 1978, S. 9-49

ROSENSTIEL von, L./ZWICK, J. (Hg.): Motivation im Betrieb. München: Goldmann 1972

RUMPF, H.: Bewegtsein: Über die Erlebnisunterströmung menschlichen Lernens. In: Zu neuen Ufern, Paffrath, F. H. (Hgg.), Alling: Dr. Sandmann 1998, S. 38-57

RÜTTINGER, B./ROSENSTIEL von, L./MOLT, W./BOLTE, K. (Hg.) u. a.: Motivation des wirtschaftlichen Verhaltens. Stuttgart u. a.: Kohlhammer 1974

SACHER, A.: Gesundheitsförderung zwischen Utopie und Wirklichkeiten – Zur Entwicklung der WHO-Programmatik. In: Gesundheitsförderung: Ein multidimensionales Tätigkeitsfeld, Amann, G./Wipplinger, R. (Hgg.), Tübingen: dgvt 1998, S. 53-71

SALEWSKI, CH.: Formen der Bewältigung: Formen der Krankheitsverarbeitung. In: Psychologie der Bewältigung, Tesch-Römer, C. u.a. (Hgg.), Weinheim: Belz 1997, S. 42-57

SARGENT, S. S.: Humanistic methodology in personality and social psychology. New York: Mc Graw-Hill 1967, S. 127-133

SAUP, W.: Formen der Lebensbewältigung im Alter. In: Entwicklungsprozesse im Alter, Mayring, Ph./Saup, W. (Hgg.), Stuttgart/Berlin/Köln: Kohlhammer 1990, S. 185-200

SCANLAN, B. K.: Erfolgreiche Mitarbeitermotivierung. München: mi 1973

SCHAAL, M.: Sozialmedizinischer Ratgeber zum Thema Alter. Köln: WPV 1996

SCHAD, G.: Diskussionsbeiträge: Zur „Essenz" der Erlebnispädagogik. In: Erleben lernen – Erleben lehren: I. Hochschulforum Erlebnispädagogik, Altenberger, H./Paffrath, F. H. u.a. (Hgg.), Augsburg: Wißner 1998, S. 102-105

SCHÄFER, E.: Wissenschaftliche Weiterbildung als Transformationsprozess: Theoretische, konzeptionelle und empirische Aspekte. Opladen: Leske und Budrich 1988

SCHEIBE, W.: Die reformpädagogische Bewegung 1900-1932: Eine einführende Darstellung. Weinheim/Basel: Beltz 1994[10]

SCHENK-DANZINGER, L.: Pädagogische Psychologie. Wien: ÖBV 1972

SCHIEPEK, G.: Systemische Diagnostik in der klinischen Psychologie. Weinheim/München: Belz 1986

SCHIPPERGES, H.: Gesundheitsförderung – Modetrend oder Rückbesinnung? In: Gesundheitsförderung in der Gemeinde, Bös, K./Woll, A./Bösing, L./Huber, G., Schorndorf: dtv 1994, 31-38

SCHLEGEL, L.: Grundriß der Tiefenpsychologie: Die Transaktionale Analyse nach Eric Berne und seinen Schülern; Bd. 5. München: Francke 1979

SCHLEHUFER, A.: Stille und Schweigen, Dämmerung und Nacht: Metamorphosen und Metaphern vernachlässigter Erfahrungen. In: Zu neuen Ufern, Paffrath, F. H. (Hgg.), Alling: Dr. Sandmann 1998, S. 134-145

SCHLICHT, W./SCHWENKMEZGER, P.: Gesundheitsverhalten und Bewegung. Schorndorf: Hofmann 1995

SCHMIDBAUER, H.: Qualitätsmanagement in der Diabetesschulung. Neckargemünd 1995

SCHMIDT, H. L.: Theorien der Sozialpädagogik: Kritische Bestandsaufnahme vorliegender Entwürfe und Konturen eines handlungstheoretischen Neuansatzes. Rheinstetten: Schindele 1981

SCHMIDT, L. R./DLUGOSCH, G. E.: Psychologische Grundlagen der Patientenschulung und Patientenberatung. In: Patientenschulung und Patientenberatung: Ein Lehrbuch, Petermann, F. (Hgg.), Göttingen/Bern/Toronto/Seattle: Hogrefe 1997[2], S. 23-51

SCHMIDT, L. R.: Prävention und Evaluation: Gesundheitssystemforschung aus psychologischer Perspektive. In: Gesundheitspsychologie: Ein Lehrbuch. Göttingen/Bern/Toronto/Seattle: Hogrefe 1997[2], S. 613-630

SCHÖDLBAUER, C.: Transatlantische Ausblicke. Was sagen Erlebnispädagog/innen, wenn sie „Metapher" sagen? In: Grundlagen der Weiterbildung: Erlebnis Erwachenenbildung: Zur Aktualität handlungsorientierter Pädagogik, Cuvry, A. de u.a. (Hgg.), Neuwied: Luchterhand 1999, S. 229-243

SCHOLZ, M.: Curriculum und Studiengänge: Zu außenuniversitären Aus- und Weiterbildungsangeboten im Bereich Erlebnispädagogik. In: Erleben lernen – Erleben lehren: I. Hochschulforum Erlebnispädagogik, Altenberger, H./Paffrath, F. H. u.a. (Hgg.), Augsburg: Wißner 1998, S. 77-79

SCHOLZ, M.: Diskussionsbeiträge: Bausteine eines Curriculums Erlebnispädagogik. In: Erleben lernen – Erleben lehren: I. Hochschulforum Erlebnispädagogik, Altenberger, H./Paffrath, F. H. u.a. (Hgg.), Augsburg: Wißner 1998, S. 106-110

SCHRÖDER, K. E. E./SCHWARZER, R.: Bewältigungsressourcen. In: Psychologie der Bewältigung, Tesch-Römer, C. u.a. (Hgg.), Weinheim: Belz 1997, S. 174-195

SCHRÖDER, K.: Stress, Emotionen und Bewältigung: Persönlichkeit, Ressourcen und Bewältigung. In: Gesundheitspsychologie: Ein Lehrbuch. Göttingen/Bern/Toronto/Seattle: Hogrefe 1997^2, S. 319-347

SCHUMACHER, W./TOELLER, M./GRIES, F. A.: KH-Tabelle: Schätzhilfen für Kohlenhydratportionen. Mainz: Kirchheim 1995^2

SCHUSTER, M.: Gedächtnisentwicklung im Alter. In: Entwicklungsprozesse im Alter, Mayring, Ph./Saup, W. (Hgg.), Stuttgart/Berlin/Köln: Kohlhammer 1990, S. 125-144

SCHUSTER, M.: Gedächtnisentwicklung im Alter. In: Entwicklungsprozesse im Alter, Mayring, P./Saup, W. (Hgg.), Stuttgart/Berlin/Köln: Kohlhammer 1990, S. 125-140

SCHWARTZ, F. W. u.a. (Hg.): Das Public Health Buch: Gesundheit und Gesundheitswesen. München/Wien/Baltimore: Urban & Schwarzenberg 1998

SCHWARZ, G. u.a.: Einleitung: Psychologie der Bewältigung – Variationen über ein altbekanntes Thema? In: Psychologie der Bewältigung, Tesch-Römer, C. u.a. (Hgg.), Weinheim: Belz 1997, S. 1-6

SCHWARZ, K.: Die Kurzschulen Kurt Hahns. Ihre pädagogische Theorie und Praxis. Raitingen bei Düsseldorf: Henn 1968

SCHWARZER, R. (Hg.): Gesundheitspsychologie: Ein Lehrbuch. Göttingen/Bern/Toronto/Seattle: Hogrefe 1997^2

SCHWARZER, R./RENNER, B.: Gesundheitskognitionen und Gesundheitsverhaltenstheorie: Risikoeinschätzung und Optimismus. In: Gesundheitspsychologie: Ein Lehrbuch. Göttingen/Bern/Toronto/Seattle: Hogrefe 1997^2, S. 43-66

SCHWARZER, R.: Psychologie des Gesundheitsverhaltens. Göttingen/Bern/Toronto/Seattle: Hogrefe 1996^2

SCHWENKMEZGER, P./SCHMIDT, L. R. (Hg.): Lehrbuch der Gesundheitspsychologie. Stuttgart: Ferdinand Enke Verlag 1994

SCHWINDT, M.: Das Hildesheimer Pyramidenmodell – Ein Begleitverfahren zur Qualitätssicherung bei Aufgabenübertragungen auf die Gruppe in Erlebnispädagogischen Unternehmungen. In: Grundlagen der Weiterbildung: Erlebnis Erwachsenenbildung: Zur Aktualität handlungsorientierter Pädagogik, Cuvry, A. de u.a. (Hgg.), Neuwied: Luchterhand 1999, S. 279-289

SEIDL, B.: Curricula und Studiengänge: Basisqualifikation Erlebnispädagogik (BQE). In: Erleben lernen – Erleben lehren: I. Hochschulforum Erlebnispädagogik, Altenberger, H./Paffrath, F. H. u.a. (Hgg.), Augsburg: Wißner 1998, S. 53-65

SEIWERT, L. J.: Selbstmanagement: Erfolgreiche Arbeitstechniken für Führungskräfte. Speyer: Gabal 1992[4]

SHAZER, S. de: Wege der erfolgreichen Kurztherapie. Stuttgart: Klett-Cotta 1989

SIEBERT, H.: Erleben und Erzählen – Zur Theorie der Erlebnispädagogik. Über Erlebnisse sprechen... . In: Grundlagen der Weiterbildung: Erlebnis Erwachsenenbildung: Zur Aktualität handlungsorientierter Pädagogik, Cuvry, A. de u.a. (Hgg.), Neuwied: Luchterhand 1999, S. 256-263

SKINDELSKY, R.: Schulen von gestern für morgen. Fortschrittliche Erziehung in englischen Privatschulen: Gordenstoun, Summerhill, Abbotsholme. Hamburg 1975

STANDL, E./MOGENSEN, C. E.: The diabetes team. In: Concepts for the Ideal Diabetes Clinic, Diabetes Forum Series, Volum 4, Mogensen, C. E./Standl, E. (Hgg.), Berlin/New York: Walter de Gruyter 1992, S. 41-51

STANDL, E.: Diabetikerschulung: Defizite und Perspektiven. In: Diabetes-Journal/Schulungsprofi 1/1992, S. 2

STATISTISCHES BUNDESAMT (Hg.): Gesundheitsbericht für Deutschland: Gesundheitsberichterstattung des Bundes. Stuttgart: Metzler-Poeschel 1998

STIEGLER, H. u. a.: Die wesentliche Rolle spielt die Prävention. In: Deutsches Ärzteblatt - Ärztliche Mitteilungen, Sonderdruck, 92. Jh., 5/1995, S. 1-5

STRIAN, F./HÖLZL, R./HASLBECK, M. (Hgg.): Verhaltensmedizin und Diabetes mellitus: Psychobiologische und verhaltenspsychologische Ansätze in Diagnostik und Therapie. Berlin u. a.: Springer 1988

TESCH-RÖMER, C./SALEWSKI, Ch./SCHWARZ, G. (Hg.): Psychologie der Bewältigung. Weinheim: Belz 1997
Theoretische Grundlagen und Konzepte; Bd. 1. Freiburg im Breisgau: Lambertus 1992

THOMAE, H.: Die Bedeutungen des Motivationsbegriffes. In: Handbuch der Psychologie, Gottschaldt, K., u. a. (Hgg.); Bd. 2. Göttingen: Hogrefe 1965[2], S. 3-40

THOREAU, D. H.: Walden oder das Leben in den Wäldern. Zürich: Manesse 1971

TIETGENS, H.: Lernen mit Erwachsenen: Von den Arbeitsweisen der Erwachsenenbildung. Braunschweig: Westermann 1967

TIPPELT, R.: Weiterbildung in Institutionen am Beispiel "Technikbildung". In: Neue Wege in der Bildung Älterer: Praktische Modelle und Projekte; Bd. 2, Dettbarn-Reggentin, J./Reggentin H. (Hgg.), Freiburg im Breisgau: Lambertus 1992, S. 106-118

TORNUß, B.: Initiativgruppe „Diabetes und Sport". In: Diabetologie Informationen: Mitteilungsblatt der Deutschen Diabetes-Gesellschaft, 22. Jg., 4/2000, S. 276

TRAUTNER, Ch.: Public Health-Aspekte des Diabetes mellitus - gesundheitspolitische Bedeutung des Diabetes mellitus - Bedeutung des Diabetes mellitus für die Gesellschaft. In: Diabetes mellitus, Berger, M. (Hg.), München/Wien/Baltimore: Urban & Schwarzenberg 1995, S. 23-27

USE, G.: Diabetes-Therapie heute: Ein praktischer Leitfaden in Tabellen. Frankfurt/M.: Hoechst

VEELKEN, L.: Gerontologie und Erziehungswissenschaft - Sozialisationstheoretische Aspekte des Lernens im Alter. In: Neue Wege in der Bildung Älterer: Theoretische Grundlagen und Konzepte; Bd. 1, Dettbarn-Reggentin, J./Reggentin H. (Hgg.), Freiburg im Breisgau: Lambertus 1992, S. 156-170

VEELKEN, L.: Neues Lernen im Alter: Bildungs- und Kulturarbeit mit "Jungen Alten". Heidelberg: Sauer 1990

VESTER, F.: Denken, Lernen, Vergessen: Was geht in unserem Kopf vor, wie lernt das Gehirn, und wann läßt es uns im Stich? Stuttgart: dva 1975

VOGEL, H./KULZER, B.: Patientenschulung bei Diabetes mellitus: Konzepte und empirische Befunde. In: Patientenschulung und Patientenberatung: Ein Lehrbuch, Petermann, F. (Hgg.), Göttingen/Bern/Toronto/Seattle: Hogrefe 1997[2], S. 262-279

VOLMER, T./KIELHORN, A.: Grundlagen der Compliance: Konzepte und Ergebnisse: Compliance und Gesundheitsökonomie. In: Compliance und Selbstmanagement, Petermann, F. (Hgg.), Göttingen/Bern/Toronto/Seattle: Hogrefe 1998, S. 45-72

WAADT, S./DURAN, G./STRIAN, F.: Psychosocial problems in diabetes mellitus. In: Concepts for the Ideal Diabetes Clinic, Diabetes Forum Series, Volum 4, Mogensen, C. E./Standl, E. (Hgg.), Berlin/New York: Walter de Gruyter 1992, S. 361-374

WALLNER, F.: Sieben Prinzipien. In: Vernetzung und Widerspruch. Zur Neuorganisation von Wissenschaft, Pellert, A. (Hg.), München: Profil 1991, S. 37-48

WARSCHBURGER, P.: Grundlagen der Compliance: Konzepte und Ergebnisse: Lebensqualität und Compliance – Die Sichtweise des Patienten. In: Compliance und Selbstmanagement, Petermann, F. (Hgg.), Göttingen/Bern/Toronto/Seattle: Hogrefe 1998, S. 103-138

WEBER, E. (Hg.): Grundfragen und Grundbegriffe: R. Pädagogik: Eine Einführung; Bd. 1. Donauwörth: Auer 1976[7]

WEBER, H.: Einleitung: Zur Nützlichkeit des Bewältigungskonzeptes. In: Psychologie der Bewältigung, Tesch-Römer, C. u.a. (Hgg.), Weinheim: Belz 1997, S. 7-16

WEBER, H.: Stress, Emotionen und Bewältigung: Emotionsbewältigung. In: Gesundheitspsychologie: Ein Lehrbuch. Göttingen/Bern/Toronto/Seattle: Hogrefe 1997[2], S. 285-297

WEBER, R.: Wenn Kinder und Jugendliche zuckerkrank sind. In: PTA, 8. Jg., 8/1994, S. 675-686

WEBER, H./Ziegenspeck, J.: Die deutschen Kurzschulen: Historischer Rückblick – Gegenwärtige Situation – Perspektiven. Weinheim/Basel: Beltz 1983

WEHNER, E. G.: Einführung in die empirische Psychologie. Stuttgart u. a.: Kohlhammer 1980

WEINECK, J.: Sportbiologie. Erlangen: Perimed 1990

WHO UND IDF, EUROPA: Die St. Vincent-Deklaration: Ein Modell für Sorge und Selbsthilfe. St. Vincent (Italien) 1989

WILLIG, F. (Hg.): Ernährungsmedizin und Diätetik für Pankreasoperierte. Holzminden: Verlag Jörg Mitzkat 1996

WILLMS, B.: Praktische Hinweise zur Diabetes-Behandlung. Frankfurt/M.: Hoechst 1986[5]

WILLMS, B.: Qualitätsrichtlinien und Qualitätskontrolle von Therapie- und Schulungseinrichtungen für Typ-I-Diabetiker. In: Diabetologie Informationen, 4/1991, S. 185-195

WILLMS, B.: Was ein Diabetiker alles wissen muß: Themen einer Diabetiker-Schulung. Mainz: Kirchheim 1986[5]

WILLMS, B.: Was ein Diabetiker alles wissen muß: Themen einer Diabetiker-Schulung. Mainz: Kirchheim 1989[6]

WIPPLINGER, R./AMANN, G.: Gesundheit und Gesundheitsförderung – Modelle, Ziele und Bereiche. In: Gesundheitsförderung: Ein multidimensionales Tätigkeitsfeld, Amann, G./Wipplinger, R. (Hgg.), Tübingen: dgvt 1998, S. 17-51

WITTMANN, G./BOSS, J.: Zwischen Utopie und Ideologie: Zur Transferproblematik. In: Zu neuen Ufern, Paffrath, F. H. (Hgg.), Alling: Dr. Sandmann 1998, S. 146-153

WÖLLER, W./Gudat, U.: Psychiatrische und psychosomatische Aspekte bei Diabetes mellitus. In: Diabetes mellitus. Berger, M. (Hg), München/Wien/Baltimore: Urban & Schwarzenberg 1995, S. 615-621

WÖMPNER, H.-B./KINZLER, E.: Schwierige Patienten: Grundriß des Medizinrechts für Ärzte und Heilberufe mit besonderer Berücksichtigung des psychisch auffälligen Patienten. Erlangen: perimed 1987

WYDRA, G.: Gesundheitsförderung durch sportliches Handeln: Sportpädagogische Analysen einer modernen Facette des Sports. Schorndorf: Hofmann 1996

ZANK, S. u.a.: Gesundheitsverhalten: Gesundheit und Alter. In: Gesundheitspsychologie: Ein Lehrbuch. Göttingen/Bern/Toronto/Seattle: Hogrefe 1997[2], S. 245-263

ZELLMANN, J.: Das ärztliche Gespräch: Der Dialog mit den Patienten im therapeutischen Arbeitsbündnis. Essen: VWA 1995

ZIEGENSPECK, J.: Diskussionsbeiträge: Erlebnispädagogik – Eine stürmische Bewegung von „unten" nach „oben". In: Erleben lernen – Erleben lehren: I. Hochschulforum Erlebnispädagogik, Altenberger, H./Paffrath, F. H. u.a. (Hgg.), Augsburg: Wißner 1998, S. 114-120

ZIMBARDO, P. G./ANGERMEIER, W. F. (Hg.) u.a.: Psychologie. Berlin u.a.: Springer 1983[4]

Ottawa-Charta der WHO zur Gesundheitsförderung

Die erste Internationale Konferenz zur Gesundheitsförderung hat am 21.11.1986 in Ottawa die folgende Charta verabschiedet. Sie ruft damit auf zu aktivem Handeln für das Ziel „Gesundheit für alle“ bis zum Jahr 2000 und darüber hinaus.
Die Konferenz verstand sich in erster Linie als eine Antwort auf die wachsenden Erwartungen an eine neue öffentliche Gesundheitsbewegung. Die Diskussion befaßte sich vorrangig mit Erfordernissen in Industrieländern, es wurden aber auch Probleme aller anderen Regionen erörtert. Ausgangspunkt waren die auf der Grundlage der Deklaration von Alma-Ata über gesundheitliche Grundbetreuung erzielten Fortschritte, das WHO-Dokument „Gesundheit für alle“ sowie die während der letzten Weltgesundheitsversammlung geführte Diskussion zum intersektoriellen Zusammenwirken für die Gesundheit.

Gesundheitsförderung

Gesundheitsförderung zielt auf einen Prozeß, allen Menschen ein höheres Maß an Selbstbestimmung über ihre Gesundheit zu ermöglichen und sie damit zur Stärkung ihrer Gesundheit zu befähigen. Um ein umfassendes körperliches, seelisches und soziales Wohlbefinden zu erlangen, ist es notwendig, daß sowohl einzelne Personen als auch Gruppen ihre Bedürfnisse befriedigen, ihre Wünsche und Hoffnungen wahrnehmen und verwirklichen sowie ihre Umwelt meistern beziehungsweise verändern können. In diesem Sinne ist die Gesundheit als ein wesentlicher Bestandteil des alltäglichen Lebens zu verstehen und nicht als vorrangiges Lebensziel. Gesundheit steht für ein positives Konzept, das in gleicher Weise die Bedeutung sozialer und individueller Ressourcen für die Gesundheit betont wie die körperlichen Fähigkeiten. Die Verantwortung für Gesundheitsförderung liegt deshalb nicht nur bei dem Gesundheitssektor, sondern bei allen Politikbereichen und zielt über die Entwicklung gesünderer Lebensweisen hinaus auf die Förderung von umfassendem Wohlbefinden hin.

Voraussetzungen für die Gesundheit

Grundlegende Bedingungen und konstituierende Momente von Gesundheit sind Frieden, angemessene Wohnbedingungen, Bildung, Ernährung, Einkommen, ein stabiles Öko-System, eine sorgfältige Verwendung vorhandener Naturressourcen, soziale Gerechtigkeit und Chancengleichheit. Jede Verbesserung des Gesundheitszustandes ist zwangsläufig fest an diese Grundvoraussetzungen gebunden.

Interessen vertreten

Ein guter Gesundheitszustand ist eine wesentliche Bedingung für soziale, ökonomische und persönliche Entwicklung und entscheidender Bestandteil der Lebensqualität. Politische, ökonomische, soziale, kulturelle, biologische sowie Umwelt- und Verhaltensfaktoren können alle entweder der Gesundheit zuträglich sein oder auch sie schädigen. Gesundheitsförderndes Handeln zielt darauf ab, durch aktives anwaltschaftliches Eintreten diese Faktoren positiv zu beeinflussen und der Gesundheit zuträglich zu machen.

Befähigen und ermöglichen

Gesundheitsförderung ist auf Chancengleichheit auf dem Gebiet der Gesundheit gerichtet. Gesundheitsförderndes Handeln bemüht sich darum, bestehende soziale Unterschiede des Gesundheitszustandes zu verringern sowie gleiche Möglichkeiten und Voraussetzungen zu schaffen, damit alle Menschen befähigt werden, ihr größtmöglichstes Gesundheitspotential zu verwirklichen. Dies umfaßt sowohl Geborgenheit und Verwurzelung in einer unterstützenden sozialen Umwelt, den Zugang zu allen wesentlichen Informationen, die Entfaltung von praktischen Fertigkeiten, als auch die Möglichkeit, selber Entscheidungen in Bezug auf ihre persönliche Gesundheit treffen zu können. Menschen können ihr Gesundheitspotential nur dann weitestgehend entfalten, wenn sie auf die Faktoren, die ihre Gesundheit beeinflussen, auch Einfluß nehmen können. Dies gilt für Frauen ebenso wie für Männer.

Vermitteln und vernetzen

Der Gesundheitssektor allein ist nicht in der Lage, die Voraussetzungen und guten Perspektiven für die Gesundheit zu garantieren. Gesundheitsförderung verlangt vielmehr ein koordiniertes Zusammenwirken unter Beteiligung der

Verantwortlichen in Regierungen, im Gesundheits-, Sozial- und Wirtschaftssektor, in nichtstaatlichen und selbstorganisierten Verbänden und Initiativen sowie in lokalen Institutionen, in der Industrie und den Medien. Menschen in allen Lebensbereichen sind daran zu beteiligen als einzelne, als Familien und Gemeinschaften. Die Berufsgruppen und sozialen Gruppierungen sowie die Mitarbeiter des Gesundheitswesens tragen große Verantwortung für eine gesundheitsorientierte Vermittlung zwischen den unterschiedlichen Interessen in der Gesellschaft. Die Programme und Strategien zur Gesundheitsförderung sollten den örtlichen Bedürfnissen und Möglichkeiten der Länder und Regionen angepaßt sein und die unterschiedlichen Gesellschafts- und Wirtschaftssysteme sowie die kulturellen Gegebenheiten berücksichtigen.

Aktives, gesundheitsförderndes Handeln erfordert:

Eine gesundheitsfördernde Gesamtpolitik entwickeln

Gesundheitsförderung beinhaltet weit mehr als medizinische und soziale Versorgung. Gesundheit muß auf allen Ebenen und in allen Politiksektoren auf die politische Tagesordnung gesetzt werden. Politikern müssen dabei die gesundheitlichen Konsequenzen ihrer Entscheidungen und ihre Verantwortung für Gesundheit verdeutlicht werden. Dazu wendet eine Politik der Gesundheitsförderung verschiedene, sich gegenseitig ergänzende Ansätze an, u.a. Gesetzesinitiativen, steuerliche Maßnahmen und organisatorisch strukturelle Veränderungen. Nur koordiniertes, verbündetes Handeln kann zu einer größeren Chancengleichheit im Bereich der Gesundheits-, Einkommens- und Sozialpolitik führen. Ein solches gemeinsames Handeln führt dazu, ungefährlichere Produkte, gesündere Konsumgüter und gesundheitsförderlichere soziale Dienste zu entwickeln sowie sauberere und erholsamere Umgebungen zu schaffen.

Eine Politik der Gesundheitsförderung muß Hindernisse identifizieren, die einer gesundheitsgerechteren Gestaltung politischer Entscheidungen und Programme entgegenstehen. Sie muß Möglichkeiten einer Überwindung dieser Hemmnisse und Interessensgegensätze bereitstellen. Ziel muß es sein, auch politischen Entscheidungsträgern die gesundheitsgerechtere Entscheidung zur leichteren Entscheidung zu machen.

Gesundheitsförderliche Lebenswelten schaffen

Unsere Gesellschaften sind durch Komplexität und enge Verknüpfung geprägt; Gesundheit kann nicht von anderen Zielen getrennt werden. Die enge Bindung zwischen Mensch und Umwelt bildet die Grundlage für einen sozio-ökologischen Weg zur Gesundheit. Oberstes Leitprinzip für die Welt, die Länder, Regionen und Gemeinschaften ist das Bedürfnis, die gegenseitige Unterstützung zu fördern – sich um den anderen, um unsere Gemeinschaften und unsere natürliche Umwelt zu sorgen. Besondere Aufmerksamkeit verdient die Erhaltung der natürlichen Ressourcen als globale Aufgabe.

Die sich verändernden Lebens-, Arbeits- und Freizeitbedingungen haben entscheidenden Einfluß auf die Gesundheit. Die Art und Weise, wie eine Gesellschaft die Arbeit, die Arbeitsbedingungen und die Freizeit organisiert, sollte eine Quelle der Gesundheit und nicht der Krankheit sein. Gesundheitsförderung schafft sichere, anregende, befriedigende und angenehme Arbeits- und Lebensbedingungen. Eine systematische Erfassung der gesundheitlichen Folgen unserer sich rasch wandelnden Umwelt - insbesondere in den Bereichen Technologie, Arbeitswelt, Energieproduktion und Stadtentwicklung – ist von essentieller Bedeutung und erfordert aktives Handeln zugunsten der Sicherstellung eines positiven Einflusses auf die Gesundheit der Öffentlichkeit. Jede Strategie zur Gesundheitsförderung muß den Schutz der natürlichen und der sozialen Umwelt sowie die Erhaltung der vorhandenen natürlichen Ressourcen mit zu ihrem Thema machen.

Gesundheitsbezogene Gemeinschaftsaktionen unterstützen

Gesundheitsförderung wird realisiert im Rahmen konkreter und wirksamer Aktivitäten von Bürgern in ihrer Gemeinde: In der Erarbeitung von Prioritäten, der Herbeiführung von Entscheidungen sowie bei der Planung und Umsetzung von Strategien. Die Unterstützung von Nachbarschaften und Gemeinden im Sinne einer vermehrten Selbstbestimmung ist ein zentraler Angelpunkt der Gesundheitsförderung: ihre Autonomie und Kontrolle über die eigenen Gesundheitsbelange ist zu stärken.

Die Stärkung von Nachbarschaften und Gemeinden baut auf den vorhandenen menschlichen und materiellen Möglichkeiten auf. Selbsthilfe und soziale Unterstützung sowie flexible Möglichkeiten der größeren öffentlichen Teilnahme und Mitbestimmung für Gesundheitsbelange sind dabei zu unterstützen beziehungsweise neu zu entwickeln. Kontinuierlicher Zugang zu allen Informationen, die Schaffung von gesundheitsorientierten Lernmöglichkeiten sowie angemessene finanzielle Unterstützung gemeinschaftlicher Initiativen sind dazu notwendige Voraussetzungen.

Persönliche Kompetenzen entwickeln

Gesundheitsförderung unterstützt die Entwicklung von Persönlichkeit und sozialen Fähigkeiten durch Information, gesundheitsbezogene Bildung sowie die Verbesserung sozialer Kompetenzen und lebenspraktischer Fertigkeiten.
Sie will dadurch den Menschen helfen, mehr Einfluß auf ihre eigene Gesundheit und ihre Lebenswelt auszuüben, und will ihnen zugleich ermöglichen, Veränderungen in ihrem Lebensalltag zu treffen, die ihrer Gesundheit zu gute kommen.
Es gilt dabei, Menschen zu lebenslangem Lernen zu befähigen und ihnen zu helfen, mit den verschiedenen Phasen ihres Lebens sowie eventuellen chronischen Erkrankungen und Behinderungen umgehen zu können. Dieser Lernprozeß muß sowohl in Schulen wie auch zu Hause, am Arbeitsplatz und innerhalb der Gemeinde erleichtert werden. Erziehungsverbände, die öffentlichen Körperschaften, Wirtschaftsgremien und gemeinnützige Organisationen sind hier ebenso zum Handeln aufgerufen wie die Bildungs- und Gesundheitsinstitutionen selbst.

Die Gesundheitsdienste neu orientieren

Die Verantwortung für die Gesundheitsförderung wird in den Gesundheitsdiensten von Einzelpersonen, Gruppen, den Ärzten und anderen Mitarbeitern des Gesundheitswesens, den Gesundheitseinrichtungen und dem Staat geteilt. Sie müssen gemeinsam darauf hinarbeiten, ein Versorgungssystem zu entwickeln, das auf die stärkere Förderung von Gesundheit ausgerichtet ist und weit über die medizinisch-kurativen Betreuungsleistungen hinausgeht.
Die Gesundheitsdienste müssen dabei eine Haltung einnehmen, die feinfühlig und respektvoll die unterschiedlichen kulturellen Bedürfnisse anerkennt. Sie sollten dabei die Wünsche von Individuen und sozialen Gruppen nach einem gesünderen Leben aufgreifen und unterstützen sowie Möglichkeiten der besseren Koordination zwischen dem Gesundheitssektor und anderen sozialen, politischen, ökonomischen Kräften eröffnen.

Eine solche Neuorientierung von Gesundheitsdiensten erfordert zugleich eine stärkere Aufmerksamkeit für gesundheitsbezogene Forschung wie auch für die notwendigen Veränderungen in der beruflichen Aus- und Weiterbildung. Ziel dieser Bemühungen soll ein Wandel der Einstellungen und der Organisationsformen sein, die eine Orientierung auf die Bedürfnisse des Menschen als ganzheitliche Persönlichkeit ermöglichen.

Auf dem Weg in die Zukunft

Gesundheit wird von Menschen in ihrer alltäglichen Umwelt geschaffen und gelebt: dort, wo sie spielen, lernen, arbeiten und lieben. Gesundheit entsteht dadurch, daß man sich um sich selbst und für andere sorgt, daß man in die Lage versetzt ist, selber Entscheidungen zu fällen und eine Kontrolle über die eigenen Lebensumstände auszuüben sowie dadurch, daß die Gesellschaft, in der man lebt, Bedingungen herstellt, die all ihren Bürgern Gesundheit ermöglichen.

Füreinander Sorge zu tragen, Ganzheitlichkeit und ökologisches Denken sind Kernelemente bei der Entwicklung von Strategien zur Gesundheitsförderung. Alle Beteiligten sollten als ein Leitprinzip anerkennen, daß in jeder Phase der Planung, Umsetzung und Auswertung von gesundheitsfördernden Handlungen Frauen und Männer gleichberechtigte Partner sind.

Gemeinsame Verpflichtung zur Gesundheitsförderung

Die Teilnehmer der Konferenz rufen dazu auf:

- an einer gesundheitsfördernden Gesamtpolitik mitzuwirken und sich dafür einzusetzen, daß ein eindeutiges politisches Engagement für Gesundheit und Chancengleichheit in allen Bereichen zustande kommt;
- allen Bestrebungen entgegenzuwirken, die auf die Herstellung gesundheitsgefährdender Produkte, auf die Erschöpfung von Ressourcen, auf ungesunde Umwelt- und Lebensbedingungen oder eine ungesunde Ernährung gerichtet sind. Es gilt dabei, Fragen des öffentlichen Gesundheitsschutzes wie Luftverschmutzung, Gefährdungen am Arbeitsplatz, Wohn- und Raumplanung in den Mittelpunkt der öffentlichen Aufmerksamkeit zu stellen;

- Die gesundheitlichen Unterschiede innerhalb der Gesellschaften und zwischen ihnen abzubauen und die von den Vorschriften und Gepflogenheiten dieser Gesellschaften geschaffenen Ungleichheiten im Gesundheitszustand zu bekämpfen;
- die Menschen selber als die Träger ihrer Gesundheit anzuerkennen und sie zu unterstützen und auch finanziell zu befähigen, sich selbst, ihre Familien und Freunde gesund zu erhalten. Soziale Organisationen und die Gemeinde sind dabei als enscheidende Partner im Hinblick auf Gesundheit, Lebensbedingungen und Wohlbefinden zu akzeptieren und zu unterstützen;
- die Gesundheitsdienste und ihre Mittel auf die Gesundheitsförderung hin umzuorientieren und auf das Zusammenwirken der Gesundheitsdienste mit anderen Sektoren, anderen Disziplinen und, was noch wichtiger ist, mit der Bevölkerung selbst hinzuwirken;
- die Gesundheit und ihre Erhaltung als eine wichtige gesellschaftliche Investition und Herausforderung zu betrachten und die globale ökologische Frage unserer Lebensweisen aufzuwerfen.

Die Konferenzteilnehmer rufen auf, sich in diesem Sinne zu einer starken Allianz zur Förderung der öffentlichen Gesundheit zusammenzuschließen.

Aufruf zu internationalem Handeln

Die Konferenz ersucht die Weltgesundheitsorganisation und alle anderen internationalen Organisationen, für die Förderung von Gesundheit Partei zu ergreifen und ihre einzelnen Mitgliedsländer dabei zu unterstützen, Strategien und Programme für die Gesundheitsförderung zu entwickeln.
Die Konferenz ist der festen Überzeugung, daß dann, wenn Menschen in allen Bereichen des Alltags, wenn soziale Verbände und Organisationen, wenn Regierungen, die Weltgesundheitsorganisation und alle anderen betroffenen Gruppen ihre Kräfte entsprechend den moralischen und sozialen Werten dieser Charta vereinigen und Strategien der Gesundheitsförderung entwickeln, daß dann „Gesundheit für alle“ im Jahre 2000 Wirklichkeit werden wird.
(zit. nach: Amann, G., Wipplinger, R., 1998, S. 555 ff)

Diabetesgerechte Kost:
Grundlage der Diabetesbehandlung

Die richtige Ernährung ist die Grundlage jeder erfolgreichen Diabetesbehandlung. Auch wenn mit Tabletten oder Insulin behandelt werden muß, kann auf Diabeteskost nicht verzichtet werden.
Das wichtigste Ziel: Konstanthaltung des Blutzuckers zur Entlastung des Stoffwechsels.
Für die Erhaltung bzw. Steigerung Ihrer Leistungsfähigkeit ist eine ausgewogene Kost, die den Organismus mit allen wichtigen Nährstoffen versorgt, von großer Bedeutung.
Außerdem steigern Sie damit Ihr Wohlbefinden und können den diabetischen Komplikationen vorbeugen.
Eine richtige eingehaltene Diabeteskost erfüllt diese Anforderungen. Bei dieser Ernährungsform können auch alle Familienangehörigen mitessen.
Dagegen verursachen Ernährungsfehler eine schlechte Stoffwechsellage.

Ernährung

1. Kontrollierte Energiezufuhr

Die Diabeteskost ist eine Ernährung nach Maß.
Es gibt keine Kostverordnung, die auf alle Diabetiker anwendbar ist.
Der persönliche Kostplan jedes Diabetikers sollte abgestimmt sein auf:
- den individuellen Energie- und Nährstoffbedarf
- den Schweregrad der Erkrankung
- die persönlichen Erfordernisse und Lebensgewohnheiten
- die berufliche Tätigkeit
- die sportliche Betätigung.

Bei Übergewicht ist eine Reduktionskost erforderlich.

2. Vermeidung aller schnellverwertbaren Kohlenhydrate

Auf Zucker (Rohr- und Rübenzucker), Traubenzucker, Malzzucker, Honig und alle Nahrungsmittel, Speisen und Getränke, die damit gesüßt sind, ist zu verzichten.

3. **Die Nahrungsmenge auf 5 bis 6 Mahlzeiten aufteilen**

Wer mit Tabletten oder Insulin behandelt wird, kann durch die häufigeren kleinen Mahlzeiten verhindern, daß der Blutzucker weder überschießend hoch ansteigt, noch zwischen den Mahlzeiten zu tief abfällt (Unterzucker).
Der Diabetiker, der noch körpereigenes Insulin hat, schont mit kleinen Mahlzeiten seine Bauchspeicheldrüse.

4. **Nahrungsmittelmengen abwiegen**

Jeder Diabetiker sollte zuerst seine empfohlenen Nahrungsmittel zu Hause abwiegen. Mit haushaltsüblichen Maßen (Teelöffel, Eßlöffel, Tasse, Glas) lassen sich die richtigen Mengen nach kurzem Training richtig abschätzen. Ein geschultes Augenmaß sollte von Zeit zu Zeit mit der Waage kontrolliert werden.

5. **Ausreichende Zufuhr von Vitaminen, Mineralstoffen und Ballaststoffen**

Diese Reglerstoffe benötigt der menschliche Organismus zum reibungslosen Funktionieren aller Stoffwechsel- und Verdauungsvorgänge.
Ballaststoffe täglich mindestens 30 bis 40 g.

6. **Vollwertige Ernährung durch die tägliche Zufuhr von Kohlenhydraten, Fett und Eiweiß im ausgewogenen Verhältnis**

Die 3 Hauptnährstoffe Kohlenhydrate, Fett und Eiweiß sind Energie- und Baustofflieferanten für den Körper. Sie liefern auch die Kalorien (= Energieträger).

Diabetesgerechte Kost:
Grundlage der Diabetesbehandlung

Die Gesamtkalorien eines Tages sollten folgendermaßen aufgeteilt werden:

Kohlenhydrate: 50-55 %
Eiweiß: 10-15 %
Fett: 30-35 %
Prozentualer Anteil der Hauptnährstoffe an täglicher Energiemenge

Das bedeutet:
- genügend Kohlenhydrate – vorzugsweise als ballaststoffreiche Nahrungsmittel (z.B. Kartoffeln, Hülsenfrüchte, Reis usw.)
- wenig Fett, da höchster Kalorienlieferant
- ausreichend Eiweiß (bei mehr als 15 % Eiweiß werden die Nieren stärker belastet)

Ernährung

Energiemenge und Körpergewicht

Jeder Mensch soll sich mit der täglichen Nahrung nur soviel an Energie (gemessen in Kilokalorien - kcal) zuführen, wie er durch seine körperliche Betätigung und seine Körperfunktionen (Atmung, Verdauung, Stoffwechsel) verbraucht. Die Energie bezieht der Organismus aus den 3 Hauptnährstoffen Kohlenhydraten, Fett und Eiweiß, die in den Nahrungsmitteln enthalten sind, die wir täglich essen.
Zu beachten ist der unterschiedliche Energiegehalt der Nährstoffe. Außerdem ist auch Alkohol ein Energielieferant.

Energiemenge und Körpergewicht

1g = 4 kcal (Kohlenhydrate)
4 kcal (Eiweiß)
9 kcal (Fett)
7 kcal (Alkohol)
0 kcal (Wasser)

Beachte den hohen Energiewert von Fett und Alkohol – besonders wichtig für alle, die nicht zunehmen wollen bzw. abnehmen wollen: Wasser hat 0 Kalorien!
Wird mehr Energie zugeführt, als der Körper am Tag verbraucht, kommt es zu einer Gewichtszunahme.
80 % aller Diabetiker sind übergewichtig. Das Übergewicht begünstigt die Entstehung des Diabetes.
Durch Gewichtsabnahme kann die Stoffwechsellage eines übergewichtigen Diabetikers gebessert oder sogar normalisiert werden, angestrebt wird das Normalgewicht.
Das Normalgewicht läßt sich anhand folgender Formel berechnen:

Körpergröße in cm – 100 = Normalgewicht in kg
Beispiel: Größe 172 cm – 100 = 72 kg

Würde ein tatsächliches Gewicht von 90 kg vorliegen, beträgt das Übergewicht 18 kg. Dies sollte mit einer Reduktionskost über einen längeren Zeitraum abgebaut werden.
Schon eine Gewichtsreduktion um 3 – 5 kg verbessert den Stoffwechsel.
Mit einer abwechslungsreichen und schmackhaften Mischkost, die täglich nur 1000 kcal oder 1200 kcal (bei Männern evtl. auch 1500 kcal) enthält, kann eine langsame und erträgliche Gewichtsreduktion erreicht werden. Dabei werden Sie trotzdem mit allen notwendigen Vitaminen, Mineralstoffen, Spurenelementen und Ballaststoffen versorgt, worauf auch bei einer Reduktionskost geachtet werden soll.
Mit zusätzlicher Bewegung z.B. sportlicher Betätigung, Gartenarbeit, Radfahren, schnellen Spaziergängen u.ä. läßt sich der Erfolg der Gewichtsabnahme unterstützen.
Gewichtsabnahme ist nur möglich durch täglich weniger Kalorien und täglich mehr Bewegung!
(Berlin-Chemie, 1995, S. 31 ff)